SUDOKU

PUZZLE BOOK FOR ADULTS

1000+

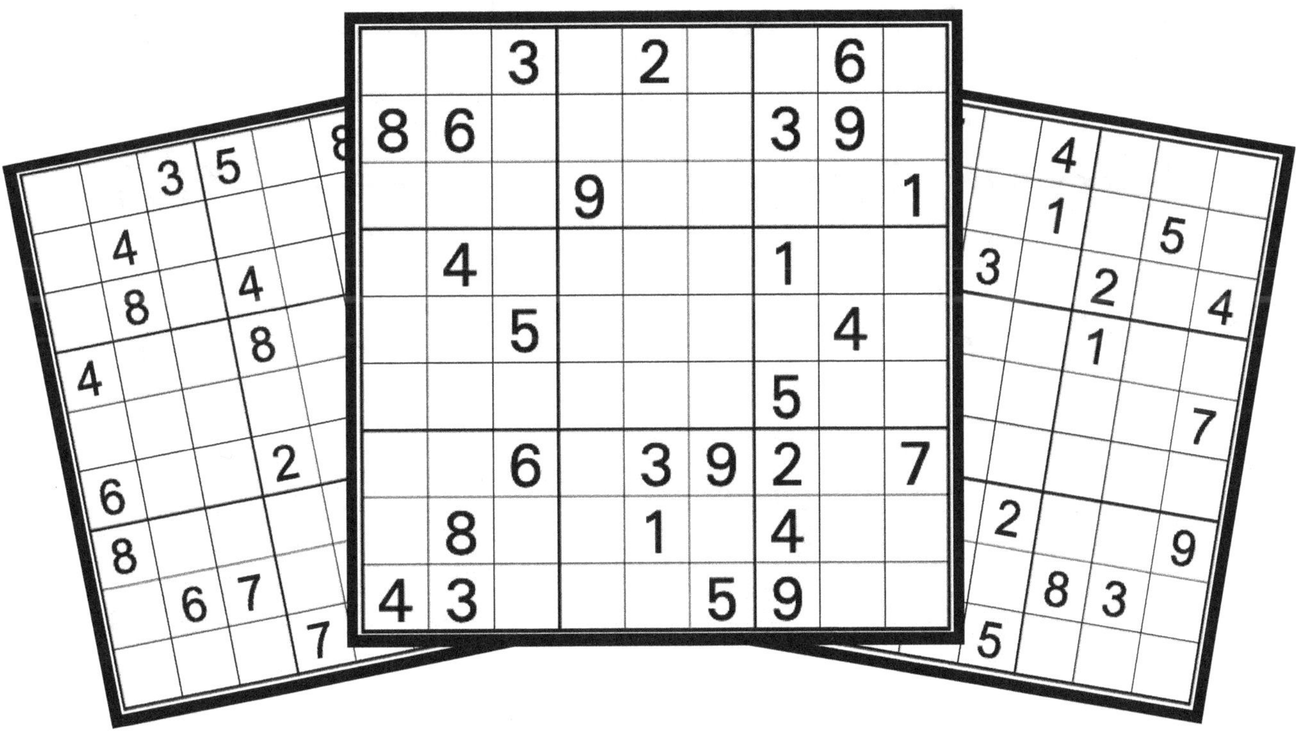

• Medium • Hard • Expert

CONTENTS

MEDIUM PUZZLES

M 1

					1		8	2
			5	6		1		7
6	3			7	2			
			7				1	
		3	4					
		2					4	
	1				3		7	
	2	5		1				
		6		5		3		

M 2

			6	5				
7						9	5	2
3								4
							4	5
2		7					9	
4			5		6		7	
	7				8	5		
		4				7	2	
	9				5		6	

M 3

	3		2		4	5		
		4	6		7			
		5			3			4
	2	1					4	
			9		2			
	6							
5			4					
6			3	1		7	5	
7							1	6

M 4

1			7	8	4			
8	2					9	3	
	6				2			
								7
		5		9			8	2
6	1							
					8	5		
9		6		5				
7						8	2	3

M 5

	5	9		8				
						2		7
			6	1				
	1	6	5				8	
			7					1
	9	8				6		
8					9		4	
2							1	8
9	6				5			2

M 6

					5	4		6
	6	2			9	1		
9								
	9							5
3				2				
		5			8	2	1	
8			7	6			2	
							4	7
1		7	4					

M7

2	5			7				
			5	9		1		
					3			7
							9	6
8	1	4						
			7					
4		2	1			6		
		8			6	3	1	
		1		3		8		9

M8

		8	2				1	5
2			3	6				
9		6					2	
								4
7		5			2			
			6		7		8	
	6	1						
			1	4	3	5		
	2					8	7	

M9

		6	8	9			5	3
		3	4			8		
		7		5			6	
								6
	5							8
	2		6		5			
			7	6	4	9		
8		9						
7						3		4

M10

3			4		2	8		
1			8				7	
		7						2
	8				6		3	9
6		5			1			
								7
		1		8	3			
7	6						8	
				9		5	2	

M11

			6				3	4
	6	2	8	9				
4			5					
		7			3		8	
							7	6
1		8						
			3	5		9		
9	3				8	1		
	1					8	5	

M12

	2						5	
9		5			8			
	1		6			9		
	9	4				7		1
			5			8		
8		1					2	3
4				8				7
3				7	2			4

M13

							3	7
6			5		2			
9	7				6			
	4				5	2		
	9				1			
	1	7	9				5	
4	3	8						1
				3				6
		1	2	9				

M14

	7					8		4
			9	6	3			
	3			8	4	2		
1				3				2
		6				1		5
7								
		4			2	6	9	
					9		5	8
	6		3					

M15

	1			6	8		2	
	3			1				
			4				6	
6		2		5				4
							8	
		4	1			5		
	2		3					8
7					2	4		
8		3						1

M16

2		3	5			9		
5	9		2					6
			6					5
					3	7	5	
		7		6			1	
					5			
	1						3	
8	4			1				9
	3			9		4		1

M17

5			6					
			4	5				
4	6					2		5
		2					8	
	8			3			1	2
6		7	8					3
						6		
1		5	9			3		
					7	5	9	

M18

	9				4			5
5		1			8			9
	4		1				6	2
4								
		2					9	
	3						8	4
				5			2	
6						4		1
8		4		6			5	

M19

8			3					6
								4
1							9	2
9				1				5
	5							
6			9			4	8	
5	8	9		7				
2				8		9		3
				9	1	7		

M20

7		8	6			2		
							1	
6				9	5	7		
	7	1	9				3	
			7					
			2			4		9
1					9		6	8
9	8	5		2		1	4	

M21

8		3		6				
9			3			1		
	1			2	9		8	3
	9					5	7	
2				8				
		8		1		4		2
5							9	
						7		
		9			7		4	1

M22

		5	1					
	2	8						3
9			5					
	5			8				
						1		
	7	6		1		2		
	9		8		1		3	6
5		4					7	
	1		9	7		5	2	

M23

8	7		3	5				
								3
	5		6			4		
		9						
5	8							
		1		7		2		5
			8	3				
9		8		1	4			2
2		5					3	1

M24

6		1					5	
							9	3
5		3	4			2		1
	1			5	2			
	3				4			
2		7				4		9
		8			5		4	6
				3	6			
1		5						

M25

	1		7		6		8	
		7						
		5					7	
			4		2			8
3	6	8				7		
						3	1	
1					8	5		4
8			2					7
7					5			

M26

5	1		8					
			5		4			
		3		9		2	7	
3		1			5			
								4
			7	8	6			3
1	7	5					3	
		4						
	3		4	1				8

M27

1		4		5	7		6	3
		9				7		4
9								
6						3	5	
	3		8		2	9		
	9	6					3	
2								
		7	3		5		2	9

M28

8			6		3	1	2	
				1	4			
4			5	8				
						6		1
				5				
1					6	3		5
2								8
	1					2	3	
		7	2					9

M29

	7	3		6	9			
	9				8			3
		8						9
	4		1					
3					6			4
8	2						1	
						3		
9			3	8		7		
7				9	1	2		

M30

2	4	9				8	7	5
		3						
				8		3	4	
		7			1			
1								
8					7	5		1
		5		1				
3	6					9		
		8	5			6		2

M31

	3		1	4	5			7
1								
			6			3	1	2
	7							
5				2				4
6						2	5	
			9		6			8
		1						
	6		3			4		5

M32

9	1	7	2					
	3				7			
				8	1			
			3					2
4						8	3	
	6		1		2			5
					5		6	
1								7
6		5	9		3		8	

M33

2		3	8		1			9
	1				3			
	5			2				
4		1	9				2	
								3
				5		1		
			2		4			
3	9	4		1		8		
		5					1	6

M34

8			9	1		5		
3	4		8					
					2	9		
	5							8
4		6						
		1					2	6
							5	2
5	1			9	8			
		2	1			8	4	

M35

			7			1		6
2	3							
			8		2			
3							9	
9	2		1			4	3	
5				8	3			
			4				8	7
				7		3		1
	6	9		1				

M36

		3			4		1	8
4						7		
2			3		9			
	8							
						3	6	1
		6			3			
8							2	4
				8			3	7
	3	9	2	4		6		

M37

			5			9	6	
7	3	1				5		
			8					
					7		4	
2	6							
	1		6		8		7	
1	5							7
6				4				1
	7	8		6				2

M38

4	6		3		5	8		
		8					3	
	9			1	2		7	
	8	4						
				9				8
					3			
1			2	5				
			6			1		2
3			1		8	6		

M39

9	5	7	4					
					3	4		
			1			6		2
							4	6
6	3		2		4		1	
1				7				
					1		8	7
5	2							
		6		3				

M40

		3			2	5		
		7		3				8
6		1			7			
	3							
4	7			1			3	
				7		8	1	5
	1		8			9		7
				6			5	3
3								

M41

		2		8				
	1				3	4	9	
		9		7				5
6	4							
					4	8		9
		5		2	7			4
	9						1	
			8	9	2			
			1	4			2	

M42

		5			7			
						9		2
7		1	2		9	6		
9	5					3		
	2							
		7			5		1	
			6				5	9
5	3			9				
			1	5		2	6	

M 43

			4			8		2
3		7			5			
		2				9		
9		3				1		
		1			7			8
			6		1			7
	3					2	4	
	4		3	5				
2	9						3	

M 44

	4		3					9
		7	6		5			
		2				5		1
1								2
8								
2					6	9	8	
	3	1	7					
	9			2				5
	2					1	9	4

M 45

6		4						
5				3				7
1					5		6	
	5	1	9			8		
	3							5
		7		6	3			
3						2		
				5	2			1
8	1					5		

M 46

3	7							2
			3		8		6	
1				9		3		
			7				3	6
					1			
5		7		6		2		
4		5		7			2	
9								3
	6	8			2			

M 47

			5	4			7	8
		6					3	
	9				3			
		7	4					3
	1							5
4			9	7				
					6		8	
	6		1		7			4
1		3				9	2	

M 48

		3			2			5
	7						4	6
1				4	5			
3								
7		4			3	5		1
								3
			2					
2		6	8		7		5	4
5					1	6	7	

M49

5			3		1			
				5	7		6	
1		4				9		
				9			5	
4							8	3
								1
	3		4					8
	4	8	5	2				
		5	7				4	2

M50

7		1						8
		3			4		7	
				5	7			1
					8			
3		4						5
	6		4			7		
	4		3				2	
1			8					3
2			5	4				

M51

5			9				8	4
9								
			8		1		6	
7		8						
			6					9
		3	2	1				
	7			3	6			
	4					1		3
	1				8			5

M52

	4	6						2
5					6	7		8
		2		7				
	9							
	6		3	4				
							1	3
			7	1				
4		5	8			2	7	
8	7			6			5	

M53

	4	5		9	6			
					5	4	9	
6	8				7		2	
			1		2	3		4
5		3				8		
		8		6			1	
			4	2				
9								
8	6							

M54

		4		1				
6				3		2		4
	1		9	5		8		
			3					
2		1						
	6			7		9		2
3			5		8			
							4	6
4		7			3		9	

M55

		7				2		8
	8	9		7	3			
					2		1	7
8							2	
			2				4	
6	4				9			
5			6					
	9		3	4				
4				2	7	3		

M56

			8					1
							4	2
1	4	9					5	
7	9	1						
					5		7	
	3				9	2		
			6		3			
6				1			2	
		2		4		1		3

M57

	4	2		3				7
						6		2
5	7							
6		3	4					
4			1					
			9		6		4	
		7			4		8	
						1		5
	1	9	7		5			

M58

	3			2			1	
	4		1	3	7		2	
7							8	
		8			3			9
4		7						
5			2	9				
6			5			2		4
1		2			8	6		

M59

	2			7		4		1
					4		5	2
8	4	9						
7					3	6		
			7					
9					5	2		
		2	3			5	7	
			8					4
		8		6			2	

M60

	5			4	7			
						2	6	5
3			6					1
8	2							
		5	9			6		
			2		3			
		7	3				2	
	4	2					1	
	8		4		1		9	

M61

				9			4	
4		5		3			2	7
	1				2			
6					4			
			6					
		3			1	9		
	3		4	2				8
	6	8	9					
			8			5		2

M62

			8			7		3
6			7	4	1			
4		9	2					
8								
1			3		4			
							1	7
			4			5		
	3	2	1		9			
	4				8		9	6

M63

1		8				5		
			1	3				
		5			8	6		
			9	6				5
8						3		
2	4		5					
	8		2	9	6			
6							4	7
	2		3	4				

M64

	2	1			8			6
7	8		2		4			
6								7
							6	
			5					
9		3				1	2	
2					6	8	1	
1	6					4		
			3	4				

M65

	8		2		7		3	
2						4		6
			6		9			
7		5						4
					1			
8								3
					3		4	
4		3		6		9		5
	6		5		4		7	

M66

4			3		7			5
	1	5				3	2	
2			1		8			6
	4	3					8	
					4			
1	7		6		2			
	8	4						
5			9	4	3			

M67

			4	9			5	
2	9		7				8	
6	1			8				
			1				2	6
						4	7	
1			9		4			
				7			6	
	6	9		4			1	
	2	3						

M68

	5	8				4	1	
			5		8			
	3		1			5		
3								6
		7				2		
4			7		6			
2	7			1			8	
8				5				4
		6				3		

M69

			6			8		
	7	4		8			6	
8			7		5		4	
	8	5						
2								6
4							2	
					3		1	7
	4		9	7		6	5	
		2		4	6			

M70

	8	9	4		1	7	3	
4								9
7	3		8		6		5	
8		3						1
2						9		3
1	2		7					
9		4						
	7	8				4		

M71

	7		4		9		1	
			3		5			
6								3
	6	7				9		
			5		6			
1		3					6	8
		5				4		
8	3		7					
4		9				2		7

M72

8			1		7			
	2							
6			3			1		8
		3				9		
2	4		7	1	8		6	
		8	5		2	6		
3								7
9	5						3	2

M73

7						1		9
6			3		2			8
8								2
	7				4			
	5		9				4	
5								3
4			1		3			6
9	3	2				7	1	4

M74

		7	1			9		
		9	4	3				
5					2			3
							2	
4	3							7
9	7				1	4		
7	6		2					
				9	6			
		3		4	5	6		

M75

1								9
	4		2		1		3	
	6			5			1	
		5	6					
					5		9	
		9		1		7		
			9	3	4			
4	8		5	7			6	
3								5

M76

3	2	1		5		9	4	7
7	8							5
			7			1		
5		9				7		
			9					
1		5		6		4		
	3		2				5	
2		7		4		8		

M77

	9	4				7	8	
					7	4		
			9		2			
		9	6					
		7	8	3	1	5		
	4		7		8		5	
7		6						8
	5	8				9	4	

M78

	2	4				1	8	
8				4				7
9		7	8		2	3		5
				5				
7								2
3		5	2		7			
1	7			9				
	9	6		8				

M79

	3				4			
		5	6		9			7
	9		1		2		8	
9	6	4				1		
					1		6	
		1		6				
	4							
1		9	3	4		6		
			9				1	

M80

6		1	2			7	4	8
5	7	4			8		3	
3								1
								7
		7	8					
8				7			9	
1	8							
								4
4	6	9				1		

M81

		4	1	2	5			
9		2						4
		8						7
5	2				6			
					7			
					4			6
						3		8
	7	3	9			6		
6	9			8	3		7	

M82

5			3					9
6	1	4				5	3	
			2			1		
2				5		9	8	1
1			6				7	
	5	3						
		6			7			
9	2		8					
		1						

M83

	9		6		3		1	
	4		2				3	
	7					2	9	
1			9		5	4		
6		5		3		9	2	
8		3						
		2	3				4	5
		4						

M84

8	1							9
			1		9			
	4					3		
		1			5			7
7	9				1	8		
		5				9		
1		4					8	
2		8						3
9			4	3		1		

M85

6		8	4					7
		4						9
		7		9				
	7				8		1	
							7	
8	1		2				6	
7				2		5		
3		6			1	4		
9				6	3		8	

M86

2		4				8		
			8			2		
				3				6
4		2						9
8	3							5
9								
1	2				3		6	
			1		2		8	
7		3	9	8	6		1	

M87

			4		3		9	8
4	6				8			
9	2		5		7			
	4						8	3
			8		6			
6			1					5
	3					1		
	1	2		9		4		
		4	6					

M88

				3		9	2	
9		7		1			4	3
	2							
6		8			1			9
						6		4
		1	4		5			
1			6					
8		2						
	6	4	7					1

M89

2		8						
		4						
				7	6		2	9
					5			
				1				
	1		6		7	2	8	
			7		2		1	6
8		3				5		
			3	5			7	4

M90

2			1					8
1	5			7	4		3	
			8			1		
			2		3	8	9	4
8	4							
3	9							2
	7			6	8			
9	2	4						

M91

	4		6		1		5	2
1		3						
			5	7	4	8		
	2					3		8
			7	4				
		8				4		5
			4		7			
6		4	2					
3						5	8	

M92

9		8	7					
3	2		5					9
			9			2		
					7	8		
						1		2
1	3				2			
5	4			7	9			
							2	4
2	9			6				5

M93

		5			9		4	7
				5	6			
3								6
	9	4						8
7								
	2				1		3	4
4			7		3	9		
		7	9			3	8	
2		9	6					

M94

3			5		8	2		
6							5	8
		9		1		3		6
2	9							7
		6			2			
		7	3		1		6	
	5	3						
	1		4					
		2	1					

M95

		1		6			4	
4		5	2					
	3		1			7		
2								5
					2			
			5		6		9	4
	6		7		5			3
	8			4		9		7
		3				4		

M96

	7	4			1		8	3
6		2						
			7					
	2	1					4	
								2
4		6	8	2		1		
3					6			
			4	7	2			
				8		4	1	5

M97

	6		8	1	5		4	
	4							
5		7	2					3
			4					
			1	7	8			
2		9			6			5
	3	6				9	2	
	5		9		3		7	

M98

8			5	6	4			2
		1				9		
5					9			7
	1		6		5		9	
	5			7				
2	6		3		8			
1	3	4	9		6		2	8

M99

4		1	8		5			2
								4
7			4					3
	1	7				4		
								7
		4				3		
3			7		1			
6		5						1
1		9	2			7		8

M100

	3		2		8		6	
2			5		4			3
						7		
6								
		3						1
4	2			8			9	
		2						
3			9		5			8
	5		4	3	6		2	

M101

		4	6		1	3		
7	9	8					4	1
1	5						6	9
8								5
2						9	5	6
		1			2	8		
		5	9		6	1		

M102

9								4
		4			5	9		
6					1			2
	6			5			7	
			1					
		1		3		2		
1	4		3		7		6	8
				1				
	7		8		2		4	

M103

		2	4		9			
5								2
6	7		2		8		1	4
8		4				1		
3		6		9				8
9	1		5		4			
4								1
		3	9			5		

M104

7		5	9		4	2		1
2			8		6			
	9							
		4			7	8		
			4		3			
	5	7				9	1	
9	3	8	7		1	6	2	4

M105

4			7	3	5		8	2
2								1
		3				6		
6								
			3		2			
3								5
						1		
1				2				7
9	4		1	8	3		2	6

M106

	6			3			8	
3			7		8			9
2								7
			3			4		
							1	
		8	5		2	9		
1	3				7			
5			8		9			1
	9			5			2	

M107

	2	9		1			8	
			9					
3	7				8		9	2
	9	2				5	7	
		5				3	2	
7	8		4	3	6			
			1					
	6	4					1	

M108

				3		2	5	
3		6						
5	9		7	8	2			
7								8
	5					7	1	
	7				1		2	
		2	3		6	1		5
	1	3		5				

M109

	9						8	
2		5	6			7		9
		8				1	6	
			4		7			
	5		9		3		1	
		2				5	7	
		4	7		6	9		1
	6						2	

M110

8			6		1			4
	2	1		4		7	3	
4			5		3			1
	3						8	
2								7
	1	6			8	3		
1								
	4	5		9				
	7							

M111

3			5					8
		5						
4				7				3
	9						1	
				8		5		
	7		9	5	1	3	4	
	1	4	6		8	2		
9								
8								4

M112

5		1	6		9	8		2
4								3
					4			
								4
		9				3		
6	5						2	
7	4			6			9	
9	1							
3		2	8		5	4		

M113

9	7		3	1		5		6
4								7
								3
6			2			7		
		7						
8				6			5	2
					1	6		
	1						3	
	8		4		2	1	7	

M114

6								
4				1	9			
1				8				7
				9			1	
		7						4
2		1			6	7		
	3	2						
			9		3			
	9	4	8	7		3	6	

M115

						4		9
	9	2			4			
5	7							2
			1					6
			6			8		
		6			8			
		5			7	1		
	4							8
	6	8	5	3		2	9	4

M116

8			3					
	1				2		4	
	3	7	1				8	
9								
			8					
	8			7	9	1		
	9	4			1		7	
		8				2		
7		3	4		8		9	

M117

7		1				4		6
4				1	9			7
	6		3	4				
3		6				5		
	5							
		8			3	6		
	2		4					
	7				5		8	3
5								9

M118

	6					8		
					9			
1		7	8					2
	8			7		3		
9			4		8		2	
								8
4				9	6			1
6			1					
7		9	3		2			6

M119

2			4	5			3	1
3	1					4		
	4		9					6
		1				5		
8	2							
			3				8	
	7	2			4	8		
	5	3			7			
						3	1	

M120

	2	3						1
						9	5	
				8	6			2
	9		5					4
6								7
7								9
		4	6			7		
	3					2		
2		8		5	4	1		6

M121

4	6		9		3			
	3			7				4
	5					8	3	7
		5						
	7							
8		2			7			
1					2	6		
		3	6					2
7			4			5	1	9

M122

				2	6			
2			1				6	
						2	5	
	1	9						6
			3					
3		5		9				
9						5	8	3
			2	6				
7		1				6		

M123

2	4			8		1	9	
					7			6
						8		2
	1	9		2			4	
	7	5		4				
8			9	7		3		4
5		2						1
7			1	3				

M124

9								5
	6				1		7	3
3						9		
			3	5				
	9							1
		4				3	6	
1							4	
	5		1	8	4			6
	2	8			9			7

M125

1			5	3		9		8
3	2		4					
		9				2		
					6		9	
8					3			1
							8	
				8		3	2	4
			3	1	5		6	9

M126

	4	1		5				
			8		1		4	5
5		8		7		1		
						9		1
8		2				4		
		3						
	2				8	7	9	
		7						
			7		4		8	

M127

		7					8	3
	5					2		6
	4						5	
				3			4	
					6	3	7	
	3		4				9	
4			3	1	2			
6		8			7			1
						9		4

M128

		3		2			6	
8	6					3	9	
			9					1
	4					1		
		5					4	
						5		
		6		3	9	2		7
	8			1		4		
4	3				5	9		

M129

		4	2		7	3		
						8		
		6	3	9	5	1		
6	8	2						3
		7						
							8	
					2			
9		3	1			5		
2	4			7			6	8

M130

			1		6			
		4				1		
7		1	2		3	8		6
				6				
3								9
5	1				8			3
4	2							
			9	7	5			
		9	8		4	3		

M131

	5		4				2	
1		3	2		8			6
	8						1	
5							4	7
					5			
6				3			5	
	2							
8		1	5					4
	3		6		7		9	

M132

1		4			2	9		6
9	2						7	1
			4					
						1		
2								3
3	1						2	
		5			7	2		
8			3		4			7
7				2				5

M133

			7		4			
	4		2		1		5	
8		5		3		2		4
		3				1		
4								7
1					2			9
	6	4		7		8	3	
			8		5			

M134

1			2		7			5
	7			4			9	
		8			5	3		
6		9						3
	8						5	
7		5				1		9
		1	8					
	6			7				
4			1		6			

M135

		3	5		8			
	4						8	
	8		4					3
4			8		7	2		5
6			2		4	8	3	7
8					3			
	6	7						
			7			9		

M136

	2				3	5		
			2	8				1
1			6					
5						8		
		1			9	7		
	9	6		7			3	
	5			9				
4			7	3		9		
		8	1				4	

M137

		8				6		
7					8		1	9
				2				
	2				1			
8							7	4
	3	1					9	
1								3
5	7		1		2		6	8
		9		5		7		

M138

8		1				7		6
3			5		7			8
2	8	7					3	1
	3						2	
1	9		7		2			
		2	4					
4			9	5	3			

M139

	8	9	5		3		6	
7		2	6		8			3
2		7				8		5
					7			9
1		8						
3								2
	7	5	4		2	3	1	

M140

			8		6			
5	3			7			9	1
4			1					8
		4						
		2	4		9			
		9		5				
8			5		1			
2	6			8			4	5
			7		2			

M141

						8	6	4
	7	3			5			
1		4		2	9			7
							4	
	5		1					
9	4						1	
					1			6
2	1	7						
	9		2			5		

M142

7	6						8	9
				6				1
	1	8	4			5		
								4
	7	1			4			
		4		1				8
				4	3	7		
9							5	3
5		6						

M143

7							5	3
6				2		4		
		4			1			
			2		4			1
	9	8			7			
			5			3	6	7
	6						9	2
						5		
			4	7	2	1		

M144

3	4	8	6		1			
		9	3		2			
						6		7
				2	3			
	9					1	7	3
	3	7			5		8	
			9	1				
2	7			6				
9								

M145

9	5							
						1	7	3
			6	8	7	9		
			3		5	2	6	
				9				
	1				8			
							3	9
5				6		7		
1	7		9					4

M146

7	4	1				2		
		9		5			3	8
				6	2			
6	9		7			4		
		4				9		5
5		7		1	4			
	7		3					
			5					
	1	8						4

M147

	9						7	
	7						2	
	1					4		5
			1			7		2
			6	2			5	4
			9					
5					9		4	7
			2	8				
2	3	9				5		1

M148

6				5				8
9						7		5
			9				1	
						8		4
		3				1		
			1	7	5	9		
	5	1					2	
		2		3	9		7	
		6	5		2			

M149

				1		3		2
2	1				6	8		
4					7			
	2	1					4	
				3				9
							8	
3						2		8
8	4		5		3		1	
			8					5

M150

		6	4		1			
		5	9				2	
		3		6		4		
1	8					7		
9	3		1				4	
				4				1
7	2							
5		1		3		2		
3								

M151

6	7	5		1				
	9						2	3
			4	8				
7			9					
			7			4	3	
4		2	5				1	
	1	3			7			
2		7						
		8					7	5

M152

5							8	
3					4	9		2
6	1			2			7	
		3						
	6	7						
		2	7			1	3	
	8	6						
	3					7		4
			3	1	9	6		

M153

6		3		2	4	7		
					5	6		2
4			9		7			8
					2			6
					1			
	1		6					
5		2					8	
8					6		7	5
		9	5					

M154

			2			1		5
4	2			6	9	3		
9						6		4
				1				2
	8	1			5			
		6	3		2		8	
1								
	7		8					
5	3		9					

M155

	4			9	6		2	7
2		9						
		5			7			9
8							1	
			7	5				
5				1	3	8	4	
			3					
7		4						
9			4			2		3

M156

4		1	3	6				
6			2					
	5							2
5		6	4		7			
						3		
1	8	2	9				6	
					1	9		
			6	7	3	2		

M157

					8	7		6
			9				3	1
7		6						9
	1				9			
2				1				
	8				5			
8						9		
9		1	7		4	3		
			1			8	6	

M158

		2	1		7			5
		5					1	9
		1				7		2
9		4						
6								
3				2	9			
	4		2	7				
	7			1				4
	8	6	4				9	

M159

7					5			
		9			4		2	3
4		8					1	
				1		6		
			4	8			5	
				6		4		7
	9		7					
1	7		6					
		2	9			3		6

M160

	3			7				
					4			8
9	4							
			7			5		
				4		6		
4	8		5			3		1
7	1	3					4	
		4			6		9	3
		6	4				1	

M161

	2	8		6				
						5	6	
					7	8		
6		5			2		7	
8					6			4
2			4		3			
5						4	1	
			5			9		8
	8	3	7		4			

M162

				6			3	8
		3				6		
6		7		8				
4	2		1					
	1				8			7
7						1	4	
1			4					
9	7					5		1
3		2						4

M163

	2	4						
		6					8	
				7	6	5		
	7		6	9			3	1
						6	2	
				2	4			
				3				7
8			2					9
9		2		4				6

M164

9	3	2						
	1			4				3
	5			3				
		1			2	9		4
			3					
2			7		4			
				5				
5			4	1	3	6		
7		6	8				3	

M165

9			4			1		6
	8		3				4	
2					7			
		4	2					3
5								
							1	4
					3	8		7
	7	5			4			
	1	8		5		4	3	

M166

					1			7
7	4	1				2		
								3
		3		2			8	9
9					7			
				1			6	4
	3		2	6		4		
4	7				5			
	5		4			1	9	

M167

9		2		7				5
	5	7						
1		6						
						3	4	
6	1			4				
3			7	9	6	1		
7	9		5					
			4			6		
		1	2			7	3	

M168

			8			9	4	6
		2	5					
					9		7	
1						6		8
8							2	7
9	4			2				
2				5		8		9
3	1	8	7		6	2		

M169

		1			7	8	9	6
			2					
9			1			5		7
	1				6		5	
				2	9			1
7	9						3	
8						3		
4						9		
			6	3			7	

M170

2		4		9		5		
			8			9		
	5	7				3		
		3				2		
7	4				1		9	6
3	7	5						
4				1	8	7		2
				5	6			

M171

8		4						9
3							7	
	7		9				3	
			4				6	
				9		7	2	3
			1	6	7			
	8				5	1		
	4	7			1		5	
		1				6	4	

M172

1						7	5	
4				7		1		
3								8
		9			5			
		7	2				1	
		1	3		7	8		
	2		8	1				
7				3			6	
	6			2			8	

M173

			8				1	6
5	7							
8			5	9	3			
3							4	8
			1		8			
	9						5	3
						9		
		3		2	9	4	6	
		7		8	6			

M174

6			7		9			
2		8					3	
		9				1		
5		1	9					4
	3	2					9	
8					5	6		
								5
	8	3						
7	5		8	9				

M175

			7		9		3	8
9					3			7
4	3		5					
	2		9	7				
				3		8		
1		3		2	6			
3		9						
6	4							
		5				1	9	

M176

2		1	4	8	6		3	
5		4					6	2
7	3							
						8		
					1			
3	7	9			4			
9			1	6				
6		7						
		8	3			9		

M177

	9							
6						1		3
1				8				7
9			5					8
5					3			9
3			2		8			5
7							3	2
8				6		9		1
	1						6	

M178

6								2
				6	2	4	7	
			9		8			
9	6							4
	1	2					9	
8	4			9			3	5
	3	1			6			
4				1				

M179

	5	8	9	3	7		6	
					1			
		3		8	6	9		
	3	4	8			6		
								9
2		1				5		8
			2	1	5			
		9						
			6					

M180

6		7			3	8		9
	8		2		7		1	
5								2
7								1
9		1			4	2		3
3	4			7			8	
1								
	9							
8		5						

M181

		3				9		
	4				6	2	1	
1								3
	9				7		2	
3			6		9			4
	6		5		1		7	
							8	2
	3	7						
		8		9		1		

M182

8		7				2		4
4	9			2	7		6	3
	8	2						
9		4				5		
	7							
2	1							
		8	4		2			
7		6		9		3		2

M183

	1		2		8		9	
6	2						8	5
			6		5			
5			4	6				
					1		6	
1			7	8	2			
			3		6			
2							5	
	7		5				2	

M184

2					9		5	1
8	3		1	4		9	7	
1		3					4	
	6			3		8		
3			4				6	
	4	1		8	5			
7	9		2					

M185

	4		1		7	5	8	
			3		6			
7		6						9
			9		2			
4								5
			4		1			
1		4				6		7
			5		9			
	6	8	7				9	

M186

		7	2		5	4		
			6		4			
	2		9		7		8	
6		1				7		2
	3				1		4	
		2		7	8			
	4	6		9			2	
	8						7	

M187

	6		2		4		3	
1		7	6		9			2
	9			7			1	
3	2							7
						2		
7							6	3
	4			3				
8		3						
	5		9				2	

M188

	1	6	8			3		
	8						9	4
4			6		9			
		1	7		6			9
6		8	4		5			
2		3				9		
1	7						8	
		4					5	

M189

		7		5		4		
			7		4	9		
4	6							3
			5		7		4	
8								7
					9			
2	5						8	9
		6	4		2	1		
		8		9		6		

M190

		2				6		
4		6	1		7	3		2
		7		6				
	4						2	
	2	8	6					
6		9				1		
1		4		8		7		3
					4			
8				3				

M191

	4							
8			2					1
		5	7	8	1	2		
			4				3	
		7	8	3	9			
			5		6		7	
		6	3	9	7	4		
7			1					
	1							

M192

	3		5		1		7	
7		6	3	9				1
	1						5	
1					7		9	
		3				1		
4			2		8			7
3		7						8
	4		8		9		2	

M193

9					3	8	6	
			6				3	
7		6			8			4
6	1	9						
							4	1
2				8	7		1	9
		3			1			
		5	3		6			

M194

	4			7				
5					9		1	
		1					9	
				6	1	9		
		9					4	
6		3			5			8
				2			3	
2	8	7				4		
	9					5		2

M195

			6	7	8		5	
								7
8			3	9	4		2	
				4		2		9
						3	1	
9		1		3	6			5
	1		2					
7		3	4					
		9						

M196

2	4	1	8					
	3				2		1	
		7		3	6			
	1	8					7	
		3	6					2
				4				
8		2			4	3		
						9		
			5	2	3	7		4

M197

8	3				6			
						4		
				4		9		8
9		5			3			
					9			1
			6					2
		9	3		4		7	5
3	2				1			9
5		8			7			

M198

				8				9
						1	3	
			9		1	5		6
2				3		9	7	4
3		9					8	
				9				
	5	6	3	1				
	8	4		5	2		1	

M199

	9		3	2	8		1	
	8							
	3	1	7					
9		7					4	3
					2			6
5		6		7		1		
			1	6				
8	5	9	2					

M200

			8	4		3	9	7
3					5			
	7		2					5
		4	5					9
		3	4		6			
8			9		3			
					2			
5		6	3					1
7		2						

M201

					1			
6			7					4
8			4			7		6
	9			3			8	7
						9	2	
								1
2	8	6				4		
				2	5	3		
		7				1	6	

M202

						9		
	6					2		4
		8		6		1		
				3			9	
	1							
3				4			1	
6	5							
			2	5		6	3	1
2	3	1				8		

M203

5		4	8				6	
6								1
	6	5			1			4
					6			
1							8	
	8			4		6		9
		1		6		2		
	2	6				5		

M204

		9					4	
						1	2	8
			3	7			9	
	8		4					
1			2		7			
3	7					4	1	
4		7	6			9		5
			8					
8				5				

M205

9	8		3	6				
					2			9
	2			9		7	5	
8	9			4				
5								
								2
			8				6	
	3	6				8		4
				1		9		7

M206

8					3			6
						7	2	5
6				9	7	8		
	5			8			9	
							8	
7				6				
			1					
		2		3			6	
4	8	7	6			5		

M207

6								
	3				1	8	2	
				7	8			
	7		9					
9		2				1		8
							5	
2	6				4		8	
1				2	3	6		

M208

1		4					9	
						6	5	3
				9		4		
				4				
			5		3			
					6	2		
		3			2		6	1
8		2					3	
6			8		4		2	

M209

3			9				5	7
4	7							
	9							5
5				8		6		2
7	8		5				3	
		7						4
8	1	2						3
		3			1	7		8

M210

7		4	9		1			2
				6	7	5		
1		5					9	6
		7				2		
9			4			3		
				3	5			
			3	2				
	9							
4	5							3

M211

2	8	5					3	
			5				1	
					9			8
9	3							1
4	5	1	8				9	
								6
6	4							
			4	7			2	
		8				1		5

M212

	1		2			9		7
8								
7						3		
2					8	5		
			4	2	5			
		9						6
		8						
	5			3	9	8	7	
					2		4	9

M213

		7		8				
						5		6
4	1	3			6		8	
7	2							
	4							
6	8				7			
			6					3
					5	7		
1		6		2	3		4	

M214

		3					5	8
	4		8		2		9	
6								3
	3	6						5
9			3		8			
1								
3		5		8	7	1		
		8						
4			9	6				

M215

			1		8			
	3	5						
8		1			3	6		7
9			6			2		
4	1					7		
	6							
		6	9	2			8	
						4		
	4		5			1		

M216

		3		9	2	4	8	
8								
1			3					
		6		5	3			
								5
7		8						9
4		9	1	2			6	
						1		
2			4	8	6			

M217

						1		
		7				3		5
2		5				8		9
1		9						3
							8	7
				2	6			4
8						7	5	
		1	7		8		3	

M218

			9		1	6		
	8							
1	2					4		9
		5		7	9		2	
	6							
		9		6	4	5		
			3					
5	7			8				
			1		5			8

M219

	8			9				1
		2	7					
		9		4				2
			9		2	8		
				8		9		
	2		5			3		8
1			8					5
5	7		4					

M220

			9	3	6	1		
		4						
		1		4				
	5			8	4			
2					3		9	5
6	8							
	1			2				
4					8	3		
	9					4		

M221

			8		3			9
			5			8		
			1					7
6	1	4			8		5	
						3	7	8
		7						
		8	2	9	7		1	
3					1			

M222

9			6		4			
5						9		
	2							
6						5		1
			9	7		3		
4	7	3						
8		9	1					
		5		3			9	
					8	1	2	

M223

	1			9	7			
						1		
						7	9	
				2		4	1	6
		2			4	5		
			1	3				
	2	5		1				
			5	7				1
					3		5	

M224

2	3		5				7	
8			9					
						8		
			4					6
			3		5			7
						9	6	5
	8	1	6		7	3		4
			2	9				

M225

	1	5						
	9						3	2
3			1					9
						3	4	
5			4					
4						6		8
2					4			
	5	6			9			
		4			7		2	

M226

					5		8	
3		5						1
	9							
	2					6		
	5		4		1			
4					7	5		9
		9	8					2
							6	8
2	8	7					4	

M227

		9						3
								2
6		2				7		9
			9		2			
			6	3		9		
							4	5
1			2				5	
5		3		6				
			8	5		3		

M228

1		4		5		9		2
		5				1		4
						7	1	9
6								
5	7				2			
	9		7					
			8		5			
4				6	1		9	

M229

		4		7	9	6	3	
			5					8
		3						
	6			5				
3						8		1
9					1			
							1	5
8			2		3		7	
7		9						

M230

		1					5	
	4	9		8				1
5		8			4			
	9	4						
			7	5				
			6			2	9	
	8							9
6		5						
			5	1	8			6

M231

			4		2			
	5	4						
		1			5		6	
5			1		9			
						4	1	
8		2	7					
	9			1		8		
	3			4		7		
	7							

M232

5	9		2					8
			9					
8	3				2			
	4					6		
				9	4	8		
9		1			5			
						4	6	
		2		8		7		

M233

		8					1	5
			9			2		
9					2		4	
	5			3				1
4							8	
8					4			
			7			1	6	
1				5		7		
2			6		1	8		

M234

			9		8	5		
6		5		1				
		4				9		1
5						7	9	
		9						
			1			2		
				9	7			5
3		1					7	9
	7		4	5				

M235

	5		8				2	
			4			7	6	5
4	3				2		8	
			7					
			2	3			7	
			9		4			
		1						9
3		9					5	8

M236

4	9							
							5	7
		5	7					
		6				2		
8		2	6				1	
	5			7				
2	6	3						
7			5	2		4		
		4	8		7			

M237

			6			5		8
								7
						3	1	
2								3
		5			9		8	2
3	9		2					
						1		
4		7			2			5
			4	7			2	9

M238

8			9		7			
	5			8				6
1			4			3		8
	7							2
6		2						4
							9	
				5	4	6		
	2	9						5
5								

M239

		3		7	8		5	1
		1			3			7
			2			6		3
				2				
					6			9
		8	4	9			6	
	1			5	2			
							3	
3	4		7					

M240

	8	5				2	9	
9				8			5	4
							4	
5		4		6			7	
	6		4	2				
8					3			
	3			1		7	6	9

M241

					1		8	2
			5	6		1		7
6	3			7				
							1	
		3	4					
		2					4	
	1				3		7	
	2	5		1				
		6		5		3		

M242

			6	5				
7						9	5	2
3								4
							4	5
2		7						
4			5				7	
	7				8	5		
		4				7	2	
	9				5		6	

M243

	3		2		4	5		
		4	6		7			
		5			3			4
	2	1					4	
					2			
	6							
5			4					
			3	1		7	5	
7							1	6

M244

1			7	8	4			
8						9	3	
					2			
			3	2				7
		5		9				2
6	1							
					8	5	9	
9		6		5				
7						8	2	3

M245

	5	9		8				
						2		7
		7		1				
	1	6		9			8	
			7					1
	9	8					2	
8					9		4	
2							1	8
9	6				5			2

M246

					5	4		6
	6					1		
9				8				
						6		5
3		8		2				
		5			8	2	1	
8			7	6			2	
							4	7
1		7	4					

M247

2	5			7				
						1	3	
				2	3		6	7
							9	6
8								
			7		5			
4		2	1			6		
		8			6	3	1	
		1		3		8		9

M248

		8	2				1	5
2			3	6				
9	5						2	
								4
7		5		3				
			6	5			8	
	6	1				4		
			1	4	3			
	2					8	7	

M249

		6	8				5	3
						8		
		7		5	3		6	
				1			9	
	5			4				8
	2		6		5			
			7	6	4	9		
8		9						
7						3		4

M250

3			4		2	8		
1						9	7	
						4		2
	8				6		3	9
6		5						
				4				7
		1		8	3			
7	6						8	
				9		5	2	

M251

			6				3	4
	6							
4		1	5		2			
		7		2	3		8	
							7	6
1		8		4				
			3			9		
9	3				8	1		
	1					8	5	

M252

					4			
	2				6			
9		5					1	
	1		6					
	9	4				7		1
			5			8		
8		1					2	3
4					5			7
3				7	2			4

M253

							3	7
6			5		2			
9	7				6			
	4				5	2		
					1			
		7	9				5	
4		8						1
				3			7	6
		1	2	9		3		

M254

	7					8		4
			9		3			
	3				4	2		
1			8	3				2
						1		5
7		8		2				
		4			2	6	9	
					9		5	8
	6		3					

M255

	1				8		2	
	3			1				
			4				6	
		2						4
		7		2	4		8	
		4	1			5		
	2		3					8
7					2	4		
8		3						1

M256

2		3	5			9		
5	9		2					6
			6					5
					3	7	5	
		7		6			1	
					5			
	1						3	
8	4			1				9
	3			9		4		1

M257

5			6					
2	7	1	4					
4				7		2		5
		2		9			8	
							1	2
6			8					3
		9				6		
1	4		9					
					7	5	9	

M258

	9							5
5		1		2	8			9
7	4						6	2
4		6	2					
	3							4
			4	5			2	
	2					4		1
8		4		6			5	

M259

8			3					6
	9			5				4
1	6						9	2
9				1	2			5
			9		5	4	8	
5	8	9				6		
2								3
					1	7		

M260

7		8	6		1	2		
					2	6	1	
6					5			
	7	1	9				3	
			2			4		9
1				4				8
	4			8				
9		5		2		1	4	

M261

8		3		6				
9			3	7		1		
			5		9	6		3
	9					5	7	
2				8				
								2
5							9	
		6			4	7		
		9			7		4	1

M262

		5	1					
	2							3
9			5					
				8				
	3		7			1	8	
	7	6				2	9	
	9		8		1			6
5		4			2			
	1		9	7		5	2	

M263

8	7		3	5				
								3
			6			4		
	2						7	
5			2				1	
		1		7		2		5
			8	3				4
9		8		1				
2		5					3	1

M264

6		1					5	
4							9	3
5	7		4			2		1
		4		5	2			
2		7					1	9
					5		4	6
			2		6			
1	6	5						

M265

	1			5		2	8	
				9				
				2		1		
					2			8
3	6					7		
			6				1	
1						5		4
		6	2				3	7
7					5			

M266

5	1		8					
			5					
	4					2	7	
		1			5			
					2	6	9	
			7	8		5		
1		5	2		8		3	
9								
	3		4	1				8

M267

		4			7		6	3
7				8				
		9					8	
9			5		6			
		8					5	
	3		8		2	9		
	9	6					3	
2							7	
		7	3		5		2	

M268

8			6		3	1	2	
					4			
4		1		8				
		4				6		1
			3					
	8				6			5
2							5	
						2	3	
	3	7	2					9

M269

	7			6	9			
		6						3
								9
		9	1			8		
3	1						5	
8			9				1	
						3		
9			3	8	5	7		
7				9	1	2		

M270

2	4	9				8	7	5
				8		3	4	
		7						
1				6			8	
					7		6	
9								
3	6		7	4		9		
		8	5			6		2

M271

	3		1	4	5			7
1								
			6			3	1	2
5					3	7	6	4
6								
			9	5	6			8
		1	4					
			3			4		5

M272

9	1	7	2					
					7			
			6	8	1			
	7							2
4						8		
			1		2		9	5
						9	6	
1							4	7
6		5	9		3			

M273

2		3			1			9
	1		5		3			
			4					
4		1		3	6			
						6	9	
		6		5		1		
			2	7	4			
3	9					8		
		5					1	6

M274

8			9	1		5		
3	4							
			4			9		
				4	9			
4		6						5
		1			3			6
6							5	2
5	1			9	8			
			1			8	4	

M275

			7			1		6
2		5						
			8	9				
3						7		
9	2		1	5		4	3	
		4		8	3			
			4				8	7
						3		1
	6	9		1				

M276

		3			4		1	8
4						7		
2			3		9			
		5						
		2				3	6	1
			4		3			
8			5				2	4
			9	8			3	7
				4		6		

M277

			5			9	6	
7	3	1						
			8		3	7		
						3		
2		7						
	1		6	5			7	
1		4						7
		9		4				1
	7	8		6				2

M278

4		2			5	8		
		8	9				3	
	9			1	2		7	
	8	4						
					6			8
					3		2	4
			2					9
						1		2
3			1		8	6		

M279

9	5	7						
			7	8		4		
			1					2
						5	4	6
6	3			5	4		1	
1				7				
					1		8	7
5		8						
		6		3				

M280

		3				5		
		7			5			8
6		1			7			
			5	9				
4				1			3	
				7		8	1	5
	1		8			9		7
			4	6				3
	6	2						

M281

		2		8				
	1				3	4	9	
		9		7				
6						3		
					4	8		9
		5		2	7			4
							1	
			8	9	2			
		7	1	4			2	

M282

		5			7			
						9		2
			2		9	6		
9	5			8		3		
				3	6			
		7			5		1	
			6				5	9
5	3			9				
			1	5		2	6	

M283

			4			8		2
3		7			5			
		2				9		
9		3				1		
		1				4	9	
			6		1			7
	3		8	6		2	4	
	4							
2	9						3	

M284

	4		3					9
		7			5			
			4			5		1
1		3						2
8					4			
2						9	8	
	3	1	7					
				2				5
	2					1	9	4

M285

6		4						
5							9	
1				7		4	6	
	5	1	9			8		
	3				8	7	2	
		7						
3						2		
				5	2			1
8	1					5		

M286

3	7							2
			3		8		6	
1				9		3	4	5
			7					
						5		
	4	7		6		2	9	
4	3			7				
	1							3
	6	8			2			

M287

			5	4			7	8
							3	
	9				3			
		7			5			3
				3				
4			9			8	6	
					6		8	
		9	1		7			4
1		3				9	2	

M288

		3			2			5
	7						4	6
1				4	5			
3								
	2					5		1
		8		2				3
4		7	2				9	
			8		7	1		4
5					1	6		

HARD PUZZLES

H 1

	9		8		7	6		4
4					5			1
5								
					1			
	2	6						
	5			6	9	1		
		3	5					
		9		1		8		

H 2

2	5		4			6		
				8				4
			5		2			9
	2		9		3			5
	9			2				
				1			9	2
	7					8	4	

H 3

6	1		9			4		
			4	3				1
								9
	5	7						6
		1					2	
4				2				
8			7					
	4	6	8			7		

H 4

			2	8		7	1	
				9	7			
7	9		1					
		6					8	5
				1				2
			8					4
	2	1			4	8		

H 5

			1					4
			9		6			
7	1							
3		7						
						8		
		1		7	3		5	
8				6		4		1
	5							8
		3				5		

H 6

			8			2		
			1	4				
	7				9		8	
7								3
2	1							7
		4			7			
				6		4		
3	8		9					
				1	3			

H7

						7	1	
3	5	9	2				8	
		8						
2	3							7
					5			
4					8			5
				8				
		3						
	9	2				6		

H8

			4	7				
3	9	5						
							8	6
	7							9
								7
								5
9		8			2	1		
2					5		9	
					1		4	

H9

3	8			5				
				3		2		
						3		6
2								
9		4				6		
1							7	
4		6	1					
		1	2					
			4			5	9	

H10

3		4			2	7		
					3			
								3
5				4	8	3		1
					1			9
		2						
8			4				7	
	4	5	8					
			6					

H11

5								
		7				5		
		8				9		
				9				4
	4			3	1			2
1	3				2			
			5			8		
		5					3	
	2						6	

H12

	7					2	3	
5		6						
								8
2	6	1				7		
	9		7					
1		4						
			3	5	9		4	
		2		6	4			

H13

6								1
		3	8				9	
	7			6		3		8
1							2	
			3			6		5
			1	3				
								3
	1	9			4			

H14

			2		5		9	4
		6			3			
			9				1	
3								
		5			8			2
				5				9
6				4				
				3				
4						6	5	

H15

6	1						4	
					6	5		8
			3					1
	6					2		
			4					
	4			7			9	
			8		3			5
1						9		
				5		6		

H16

9			8	5		3		
5	2					7		
			6	1				
	9			2				
							6	
		6		4			3	
					1	4		
								7
8					9			

H17

3		8	6				5	
						8		
		5						2
				1				
					3			7
4	2					5		6
			2		9			
	7							
8	9					4		

H18

	5	2			9	1		3
					3			4
1				8	4			
		8				4	1	
3	2	4						
				7	8	9		
						2	6	

H19

	9	6	2	4				8
1				6				7
								4
				1				
						2		5
	3							
					2	9		
3	2	7						
	4	8			6		1	

H20

	7			4		9	6	
	5	4						
				9			1	
1			7		4			2
						7		
			2					
					8		9	6
2	3					1	7	

H21

	4		7		3		6	
		3		9		8		
		4		7		9		
2								8
		7		1				
		5				7		
	7				1			
	3				7		8	

H22

		8				9		
		3				7		
9	5						3	2
8				1				3
			6		2			
2								6
1				9			4	7
		7						
			2		4			

H23

4	2		8		3		9	6
					7			
							5	
		9				5		
	4						6	
	5		9		4	6	3	
7		4		1				9
				3				

H24

9	8				7		6	2
4			8		6			3
						1		
				9				
8		4				5		1
				4				
		9				3		
7								4
3			9					

H 25

		4				3		
2								8
	6				4		7	
4			3		5			9
		7		9		5		
	4		9				5	
8								2
		9				1		

H 26

1	5		3		6		8	9
4								2
			4		8			
9				3		8		6
2								1
					3			
7								3
			6		7		5	

H 27

			4		7			
	4				5		7	
		2				4	1	
	6							
		5	6	4	9	2		
8								4
9								3
	1						6	
				3				

H 28

		3	1		9			8
					5		7	
2								9
7							3	6
		6						
4							1	5
3				2				1
9		7						3

H 29

9		1				2		8
		4			2	1		
					1			
							9	
6			9					4
	9			1			8	
			6					
		2			8			
4		8				3		7

H 30

		5	1			3		
	2						9	
4						6		5
1			8					7
			2					
								1
2								9
	1						8	
		8	7		5	4		

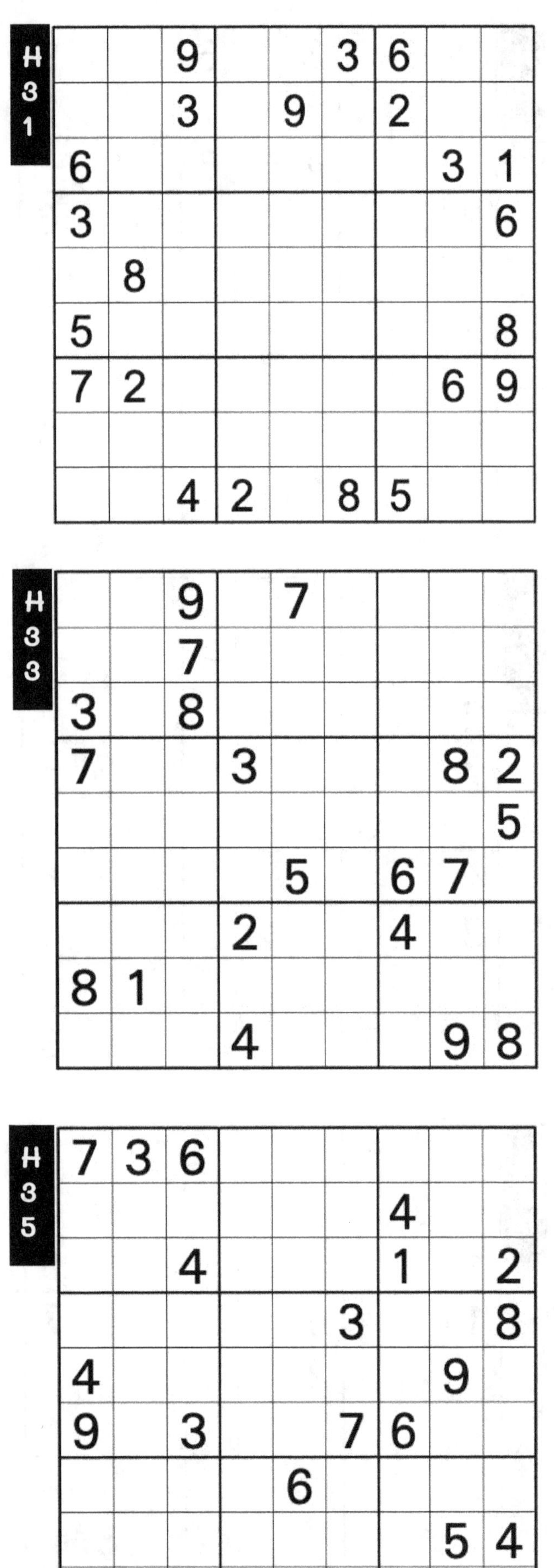

H31

		9			3	6		
		3		9		2		
6							3	1
3								6
	8							
5								8
7	2						6	9
		4	2		8	5		

H32

		1		5		9		
			8					
4			3		9			8
	6					4		
2								3
	8					2	5	
9			4					2
			1					
		5		9		8		

H33

		9		7				
		7						
3		8						
7			3				8	2
								5
				5		6	7	
			2			4		
8	1							
			4				9	8

H34

			1		4			2
		8						
		9					1	6
			6	2				3
	3							
			2	4	3	6		
		2		5		8		4
	7							

H35

7	3	6						
						4		
		4				1		2
					3			8
4							9	
9		3			7	6		
				6				
							5	4
3				9				7

H36

5		8	6					
								2
3			7					
	5							
		6					7	
	9		8	3		4		
		7						4
					8		2	
9				6	5			8

H37

5	6		4		3		2	9
								8
			5		9			
7								
		3						
2						3		6
			7					
8								7
4	7		2				5	1

H38

				5	9			
						2		
	8		3				7	
6						3		7
							4	5
5		3				1		8
	2		4				6	
		9				8		
			6		1			

H39

	3						6	
	1				6		8	
		7	4		1			
7		6		9				8
						9		
		9	3			4		
	7		6		4		2	
	4						5	

H40

		6				7		
2	1						3	4
				5				
	4	2			3		5	
				4			9	
1				9				
	9							
5		1	9			6	7	2

H41

		3			1			
		7					4	
8		5						7
	8		6					
					9	5		
6		2		9				
				1	7			
3				6			7	9

H42

	5		3					
						9	3	
	7			5			1	
					2			3
8		1				7	2	
6	9		8					
		2	9					
						2	5	

H43

				2				5
					7	4		
2		1			5	7		
		4					1	8
7		8		9				
	5				2			
						5	9	7
5					3			
8								

H44

4					1			
		2					4	
3							7	8
	5							
		4	3					
					9	6	8	
		9		6				3
						8		
	7			5				2

H45

	8						4	7
			1		4		8	9
9					8			
8		6					2	
			9	3		5		
						6		
			7	4				
		1				4		5

H46

	4		5		3		2	
	6			1		5	3	
	2						4	
4				7				
			2	5				1
9			7		1	3		
								8
8								

H47

	5							
4								2
7	9			5				4
			2	1				6
		3	8		7			
	4				9			7
	1					3	8	
	6			8	1			

H48

		8			7			2
							7	
	4	2					8	
	3					2		
					8	5		
						7		9
		5	3			8		
						6		
		6		9	2	3		5

H49

						2		
		1		3	7			
8							1	
	2			4		9	5	
	1						8	
	7	8		9			2	
	9				4			1
				2				
		5						

H50

	4		7					
9								7
					2			
6		8				7		5
								6
3		7				1		9
			3		9			
5								4
	6		4		1		3	

H51

	5			3			8	
3		7				6		5
							7	
		8	7		1			
9								7
		5				1		
8		4				9		1
	6			1			4	

H52

	4		1				8	
7								5
		2			9			
		1						8
	8		7		4			
5						7		
		4				1		
								2
	2				3		5	

H53

								5
3					6			
					4			2
	8			1				
	9	6						
						7		4
			1		8		3	
2		8	6					
6		7					2	9

H54

			3	7				2
1						6		
		2		6				
	7	5						
						9		3
9				5		1		
	5		7				4	
			1		4		9	6

H55

	9	1				4	7	
8		2	3				1	
			1					
				5				7
						2		
				4			6	8
					5			
			6			9	4	
7	2							

H56

8						4	5	
1				3	5			
		7					8	
	9		5			7		
	2	8	1		9	5		
		3				1		
			3		2			5
	7							

H57

			8	5			7	
9		5						
					1		2	
							6	7
6				8				3
4	5							
	3		7					
					8			5
				6	9			

H58

	2						7	
5			2					8
					5	3		
	4					6	1	
	9				6		5	
		7				2		
4			3		2			5
	5						4	

H59

	7	5				2	3	
8				1				5
				5				
7					1			
	4		2					
2								
				3				
5								2
	6	7				3	1	

H60

4								6
7			2		9			1
	9						3	
		4						
					8			
	1	7						
	8						7	
		1	8		6			4
2								5

H61

2			3					7
	4				6		5	
		3				4		
						9		1
			1					
9				5			3	
		7			1			
	6						2	
5					9			3

H62

		4			8			
	6		1					
	7							1
3							2	5
			5		2		9	
5	2							7
9							6	
	5						1	
			9		3	2		

H63

	8		6			9		
		3						1
1			5					
								3
		5						
6	3							
	9			8				6
7					4	1		
		4			3		8	

H64

	1						7	
8	2		1		7		6	9
		4				3		
	4							
		8						
	7			9			8	
		7		3		2		
1	3							7
							3	

H65

		6	5		2			
		3				5		
4		2		1		3		
				4				
3								
		7						1
	4							6
				5	9		1	
					7			5

H66

	2							
	8		5					9
	9						1	5
							9	
					3		7	
1		4						
	3						5	
2			7			6		
6			9			3		

H67

		6	1					
	3			8				
					5			
	8		6					
9					1		3	
			3				4	
1								2
		9			2			6
				9	6			1

H68

	7				9		3	
6	9				1		7	
1		8	7					
		2						
								6
				2				9
	6					5		
8					7			
7			2			6		

H69

	2	1		4				6
		8			1			
					3		4	2
	3	2	4	9				
						7		
			3					
5							1	
							9	
		7			8			

H70

			2		7		1	5
5	9							
				5				2
		1						
						6		
		4			1			
4		7	5				9	
8								
1			9			8		

H71

8			9					
4					8			
						5		
		7	6			3	5	
		6				9		7
		2			5			
	3			8			4	
	9							6
						7		

H72

						2	4	
	5	1						
			5		3			1
		8					1	4
2								
6								
3	6		4					
					8		7	
	2		7	5				

H73

						5	8	
1				3			9	
	4			2			1	
	3		4	6				
		2						3
		6						7
			5					
8	2	7						
			1					

H74

		2					9	
			2	4				7
	4				7	3		6
				9	8			5
		8						
						8		
1	6							
	7						8	
			4	5				

H75

1		7			9			
						5	9	
		6				2		
		4	2		7			
	2			8	1			
	5							1
			3					
2				4				
						9	6	

H76

					1			9
5				6		1		
9				7				8
			2		6			
						8		
	8					5	7	3
		3			2			
					9			
		6	5				3	

H77

					8	7		
	9			3	4			
2								
	8	2						
				9			3	
6		1		2				4
			9				2	8
4		9						
							5	

H78

			8	1	5			
	5							6
	3		2					
								8
2								
4		3			2			
	8		3					2
		4				1		9
				2	4			

H79

				2				
	1						3	
				5				
8		4					9	
2			7					
9					8	2	6	
			5					9
				3				5
		8			6			4

H80

2						9	5	1
								7
8		6			5			
3		4						
								9
		5			1	3		4
	2			8	4			
				1			9	8

H81

	9		1		8		6	
8						9		
	5						3	
7				1				5
1								3
	2						5	
5				6				1
			4		5		7	

H82

		2		7		1		
	7					2	8	
			2		6			
4								8
		1				6		
3				6				4
2		6				7	3	5
	3						4	

H83

	8						7	
3					9			1
		7						
	7				3		1	
4								
							4	
		5				3		
2			4		7			6
	9			5			2	

H84

	8		1		5		4	
3								9
4		3				2		5
	1							
2		7						6
			6		3			
								8
	3		8		1		6	

H85

		1		9		2		
			6		1			
9								8
		4				1		
2								7
	9						8	
5			8		7			1
					3			
		9		4		5		

H86

	5				1		4	
2			6		3	1		9
	9						5	
							1	5
		2						
4	3							7
	1							
5						3		1
	8		5		9		6	

H87

	7						1	
1					8			4
		4	1		2			
	4						7	
		6						
	1						2	
		3				5		
7			3		9			8
	9						3	

H88

6			1	5	4			7
1	5			9			8	6
	1		9		3			
9								4
3		6						9
		8						
4				3				1

H89

9					7			
				9				
	3		4					8
			7		4			
6		1	3				7	
							6	2
				1	8	3		
7	2				9	8		
	9							

H90

		1			4			
						6		8
					2	4		
3							5	
				2				
							7	
	2			9				4
6							8	
4	8		5	3				1

H91

	8				6		3	
5								8
	3	4						
	4							1
7						6		5
				2	4			
			8		1			
9		7						
			6				7	

H92

			1	8				5
5							1	
		6			3			7
	9		5					4
					2			
	1	3						
				7	9		8	
3	5	7						

H93

		6		1	3			
		5	7					
				9			6	1
9						4		
4		1						9
								7
5				4	9			
					7	1		
			2	5		3		

H94

	1			9	7		3	
	2						9	
3								8
			7		9			
7								
			6		4		1	
5								
							4	
	6		1		8		2	

H95

	9				8	4		
								7
3		4						
6	2							
				2			3	6
		2				9		5
9			2	3				
		6	5				1	

H96

		5	6		3	7		
8	7						6	3
		7			6	1		
4								2
		6				8		
7								5
				1				
		4	9		8	2		

H97

				4	2	7		
2	9							
		4		3	9			
				6				5
				9				
3				7				2
							5	
4	6	7						
			6	2				

H98

	5		6	7				
	6						3	
						7		
			9		3			
4				1				2
1								4
				6		5		
6		8						9
		5				2		

H99

					9		5	
			6		7			
4	9	1						
		3		8				
			7		2			
9					5			1
	2							9
		5					7	2
	7				6			

H100

		3	6		1			
						3		8
		5			8	2		
								2
		9	3	7				
	7			1				
			8		3			
	4							
					4	8	1	

H101

				3	1			
	7				6		2	5
		8						
9		2		6				
						9		
6	3							
			6	5			3	7
3	1							
	2			7			9	

H102

							7	6
8		5			6			
					1			
			7					
						2		8
			2	1			9	
						7		9
		6		3				
7	5			6			3	

H103

			8	6				
		2	4					7
						9		
		5				4	2	9
				1				
	7	4			6	8		
								5
6				3	1			
7							1	2

H104

	6					8		
				5	4			
3								5
7			2				6	
8			1					
		2			3			
			6					
	9							1
	7	6	5	3				

H105

8		7				5		3
	3		8				6	
5					7			2
		8		4				
	1							
2								1
	6				1		3	
1		9				2		4

H106

			2	5	3	4		
2								5
		4		1		8		
								4
		5		6		1		
			6					
		1		2		9	4	
		8	3		4	2		

H107

7			6		3			4
	3		5		4		8	
4	7						5	2
			1		2			
9								
	6		4		5		1	
2			7		1			

H108

4	6			8			5	1
			1		5			
		5				3		
	7				3			
	3						1	
						5		
	1	6	4		8		2	
	8						3	

H109

	3		7		8			
						8	1	
2	1		3					
							9	
3	8			9				
							7	6
					4	9		1
			5		3			
		2						

H110

7		2		8				
					6	1		4
	6	3						
			4		5	9		2
4	7							
2								
9						8		6
								9
			5					

H111

	6				1			
			4		3			
	7	3				4		
		2						5
5				1				2
					8		1	
4		7						
					6		3	
			3				2	

H112

3		7			6			
					7	1		
6				4			5	
	7	9				6		8
	4							
			2				4	
				3				
7		1						
							6	4

H113

	1					5	6	
7					2			
3								
	9		5	2	4			
				1	7		3	
								3
4			2	5				8
		2					5	

H114

			8		3		5	
7	1						4	
3				8		6		4
								7
5		6		2				9
				4			6	5
	4		3	7	8			

H115

4		9	6		1	3		8
3		6			9	7		2
	3						7	
8								
					6		9	
			5		4			
			1		2			
		8				2		

H116

		6	3		8	2		
							6	
				5				7
			7		9			8
2			4		1			5
				8				2
	3						4	
		2	6		4			

H117

	7		9		3	5		
						4		6
4	2							
6				9				5
9	5			6				8
							8	7
1								
		3	7		6		4	

H118

	7				8	3		
	1							2
8			4	5				
						4		
	6	7				9		
		3						7
				4	3			5
6							8	
		1	8				7	

H119

	1		7		8		9	
	6						7	
3								8
1			2		7			4
2					9			1
9		1				4		2
	2		4				8	

H120

	5		6	2	1			
	6						2	9
			4					
9						7		2
								1
3		1					5	6
7	2							
			3	6	5		1	

H121

	3		4		2		5	
1								
		2				8		
8	5		7		4		2	6
6					3			8
5					9			1
			3		6		9	

H122

5				1				7
	8						5	
	4				6		2	
1	9						4	8
				7				
					9			
	2						1	
3			9	5	2			4

H123

5	9							3
	3				7		5	1
					2			
	4	9						
	5							
						5	4	
			2					
	1		6	7			8	
9							1	2

H124

2			7		6			4
		9				6		
		3		5		7		
7			6		9			1
8								7
						3		
		2						
1			3		7			2

H125

3			4		6			2
						9		5
9		4						
				3	4			
1								
				1			8	6
	9		3					
				6				
						2	5	4

H126

	8	1				5	6	
			3		7			
		2						
					1			
	2	5						3
				9			8	
			9					
5		7					1	
9			4			3		5

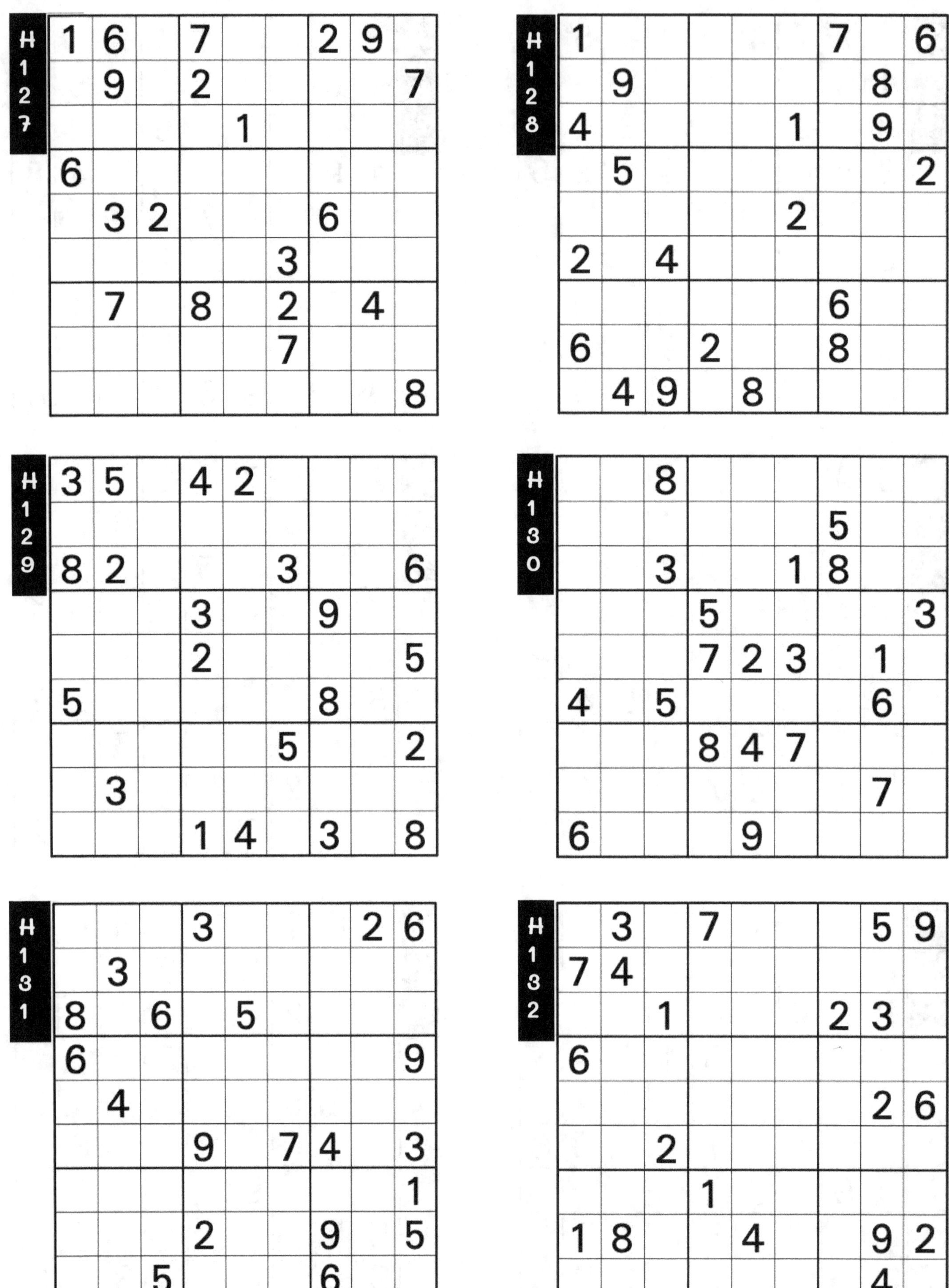
H127
H128
H129
H130
H131
H132

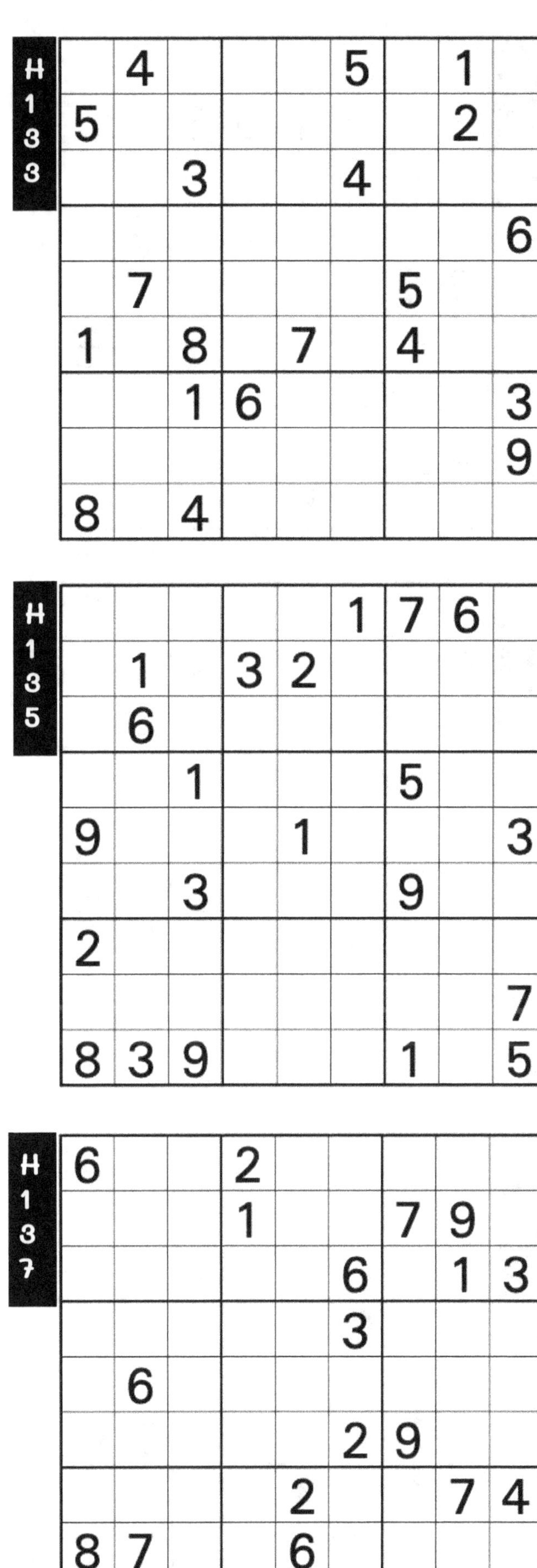

H133

	4				5		1	
5							2	
		3			4			
								6
	7					5		
1		8		7		4		
		1	6					3
								9
8		4						

H134

2			8	3		6	1	
3		8	7					
						9		
								1
					9	3		
				7	4			
	3	2		8				
			2			8		4

H135

					1	7	6	
	1		3	2				
	6							
		1				5		
9				1				3
		3				9		
2								
								7
8	3	9				1		5

H136

			5				8	
4			3		9	1		
9				1			7	
2							9	
			2					
					8			5
8	9				4			
								2
		4	1					

H137

6			2					
			1			7	9	
					6		1	3
					3			
	6							
					2	9		
				2			7	4
8	7			6				
1							3	

H138

		7		6				2
				4	2			
3		5	2		7			
						9	4	
		3				7	1	
1					3			
2			5			6		9

H139

	6	4				8	3	
							5	4
	3				2			
		1						9
			6					
	2			9				6
						7		
1			2					
7	8				9	1		

H140

								3
5			1	9	8			
	4							
				7		8		
9	6		8					
							4	
		3				4		9
8					4		7	
2			9		1			

H141

		3	7		4	1		
	4						8	
		5				2		
			4		1			8
		2						
4			5		9			
		1				9		
							5	
		9			3	4		

H142

	1						2	
5					4			7
		7	2			8		
	8						6	
	3			1			5	
		3				6		
1					3			5
	6						9	

H143

4		7				1		2
		5			1			
	4			3				
	5						4	
			9		2			
	2						3	
7								5
5		4	2		3	9		8

H144

							9	
9		1	3			8		
	5				7			
		2					8	
	9			1		5	6	
	1		8					
		7			1	2		9
	6							

H145

3					2		4	
5	8							
	7	4			5		2	
				1		8		5
		1				3		
6	5							4
				4				7
			9	8				

H146

			7		6			
	8		4					3
	3					1		9
		8	5	7				
				9				
		3			2			
							9	
4		7						5
						8	2	

H147

9						4		6
					6			
	2	1				8		
		9			1		3	
8					9			5
					7			
						6	8	9
4		6						
				8	5			4

H148

	1			2				
					8	3		
			4	5			1	6
1					3			
							7	
		9					4	
	7		5				3	
	4	2						
			9		7			

H149

				4	6			8
		7						3
				3		5	7	2
						7	5	
4								
3				2	4			
	8					9		7
9		3	1					
		5						

H150

					6	2		
1	4					5		
		9		2				
		7					9	8
				3	4			
8		5	4					6
9								4
			5		2			1

H151

	3	6						
		7			5			8
	2		8			7		
	6	1						2
			5		3	8		
			2		7			
				4	2			
7	1							
							9	3

H152

	5	9				6		7
				4				
	2	6	5					
7								8
					9			
1							2	
	7				4	3		
2								
			9	3		5		

H153

		6						
7						9		
1							7	2
		2				7		
	7					3	1	
				8				
		8						
				6		2	3	
		3	8	2			6	

H154

			5	9			1	
			6			9		
9	8					4		
				6				7
				7				9
2		5						
	6				2		7	
5					3		2	

H155

8			3		9		7	
					4			
7			6			5	9	
	6	9						
				6				1
						9	5	
		3						
	9	2	5					
						7		

H156

			6		2			5
9			7				1	
2					3			
5		7						2
		1					8	
		3			9			
					7		6	
	5							
						8		1

H157

	7						3	
			4			6		8
2				8				
		4	9					6
		5						
1	8			6				
8	6	1				7		
						4		2

H158

		8	1					
5				4				6
	2					7		4
					5			8
						2		7
2					4			
						9	5	
	8	9		3			6	
			9	2				

H159

			7	3				
	3							
8		1				3		
	8				2	7		1
9	2						3	
						6	8	
	9			5				
			1		7			5
		4						

H160

		4		6			3	
9							4	
		9		8				
5								
			9				8	7
2			3			5		
4	6				7			2
					2	8		

H161

				5	6	8		1
5							9	
	6		9		2			
			2					4
								3
2					9			
		1	8	4				
							1	5
6		5				2		

H162

			6	5	7			
						8	4	3
		5		9		1		
	3			1				2
5		7			8			
8					1			
1						7		4

H163

			6				9	1
				7				
2					4			
							3	
		6	7		2			
							8	
7				1	6			3
4				3		5		7
8	5							

H164

	7					1	5	6
			1					
	9	4						3
		1				7		2
				8				
		2		1	4			
	5						3	
			6	2			8	

H165

			3	2	1			
							7	
4		5				6		
7				5		3		
				1				
2					3	4		
	1			6	2			
			7					
	5					8		4

H166

	9	8		6				
					5			
						4		1
		1			8			3
5							6	2
3				9	6			
						8	2	
	2						4	
			7		9			

H167

			4			8	9	
					8		7	
9	4		3				2	
							8	2
5	3		1					
								8
	5							1
8	1	9			5			

H168

8			3			2		
						5		
		2				7	1	
			4	8				1
3								9
			9	2	8		5	
				5			6	
7	8						4	

H169

	2	9			1			
		5		6				
					8			6
						8	9	
					5			
8	1					2		
	5	7				4		
						3	2	
		1		8	9			

H170

4	5							
				7		6	3	
							2	8
			9					
	8	6				2		
	2		6			7	5	
						4	7	6
				4				
		8			9			

H171

			2					
4		1			8			
7								8
	9	5				7	1	6
					1		2	
		3						
2							7	
		4						
		9	3		7			

H172

	4	2	7					3
				6		8		7
	6					2	5	
5								
				7			1	
		5			6		2	
8		4	2					
6			1					

H173

3		5	6	7				8
				9		2		1
		9						6
				5				7
			2	6		5		
						3	1	
	8				6			
	4				1			

H174

	3				1	5		
			5				8	4
		5			7		6	
	8							
			8					9
				9	4			7
		4						8
5		6		1				

H175

	6	8				1	7	
				5	8			
			1				8	
	9					7		4
	3				4			
								5
1			3			6		
4					7			
3								

H176

	1	6		9				
	4						7	9
		9	7		2			8
					5	2	3	
1	3						5	
	6	7	3			5		
				7				
				1				

H177

				9		8		4
	8	1		3				
6		4	3					
						7		6
		8						
3	9						4	7
7		6						5
					5			

H178

		5						
8			5			2		
		7						5
							1	6
7		3						
					2			
	3			8		6		
6	4							9
				9		8		3

H179

			7	9	5		8	
3	8							
						7		2
	6				9			
	3				8			4
						2		9
		2	3					
4			1			6		
								3

H180

7	4						6	9
		6			1			
			7					4
9		1				2		
							4	
8				6				
				4		6		2
2		8						
			1					

H181

			3					
			2			1		9
		4		6				3
7			4		2			
						2		
2				7	8			
	2						6	
		3					4	2
	9							

H182

						3		
	3		2					5
1	2	4						
					3		7	
3		9						
	5		6					
			5	7				1
5	1							
9							6	

H183

			6		8		4	
1					9			3
						9	5	
		9						
	3					2		8
		6		4				
							7	5
	7			9			8	
	6		3	7				

H184

2					3		6	7
			5					
				6				
				2			7	
		8					4	
	3					1		
			9			7		5
	1			3	2			
	8	6						

H185

			9	6				2
6								
	2						7	1
			2			1		9
			8			3		
	4	7					8	
	1				4			3
	9				1			
					7			

H186

					3		8	4
								1
7		9		1			6	
	5		4					
						3		9
		4		9				8
2						7		
		5						
			8		1			

H187

	8					4	5	
	5		6		4			
	9							
		5	7		1			
		6						
		2				5		
								8
				4	8	7		1
3					2			

H188

5		8		7				
9					2	7		
						9		
				2			4	
	6				3			
						5		9
		7						3
	4	9						
	2		3		7			4

H189

1								
2			8					9
8		7	1			3		2
		4			1			
								1
		1				8		7
							3	
	8			9		7		
				6	3			

H190

6	9			5		3		
		3						
				9		4	8	
			1					8
	4						2	
2			5					
							9	
9		7						
		2		6	7		3	

H191

	5			7		6		
	4			6				
			1			8	3	
6		7		8				2
				9				
						9		7
			3					
8							6	
4		6					1	

H192

	3		5					
			7	6				5
				8		7		6
	4	8						
		9					5	
1				4		8		
	7							
				7	2		9	
4							2	

H193

		1						
						9	1	
			6		5			2
			8		2			
8							3	
		9			1			3
5		8				1		
2			5	4		8		

H194

5	2			8				
			6		3		7	
					7		2	1
			1		6			
								7
9				5				
		5	8					
		8	7			6		3

H195

		8						
						5	2	7
			6		3			
	1							
							5	
	6		3				7	4
7	3						4	
1					2		9	
5		2						

H196

		7				6	1	
4		6						8
				4			3	
			5				7	4
3		2					9	
		8	2	1	7			
						7		
	6							

H197

			9				4	
				7				8
		1						6
6	5		7				3	
			3				7	
8								
				6	3	2		
5	8							
						5		7

H198

			1	4	6			
							3	2
		2				3	1	
			9		2	4		
5					4			
	3					6	7	
								1
1	9		5					

H199

			9		8		2	7
					7			
	1			6			9	
1								5
		9	3					
	7		6					
					2			9
							1	2
5			8					

H200

1			7					
						4	6	
			9				5	
	6				5			
7					1		4	
	8		3					1
	2				8		1	
						7		
		3		2				

H201

		4					7	3
							5	
7	5							
6	3					7		
			2		1			6
						8		
	6			9				5
4								2
		3		5	6			

H202

			5		6			3
							6	
	3					5	2	
		9	8		3			
								7
	5							
			7		4			
8								
2		7	3	8		9		

H203

	7				5			
3							5	
					1		2	
			5		6		1	
	8	6				9		
	9			7		3		
		4					9	2
					3			
8		1						

H204

	4			2	1			3
					6	8		4
	6				3			
2				1			8	
				9			6	
1				8		7	4	
3			7	4				
							1	

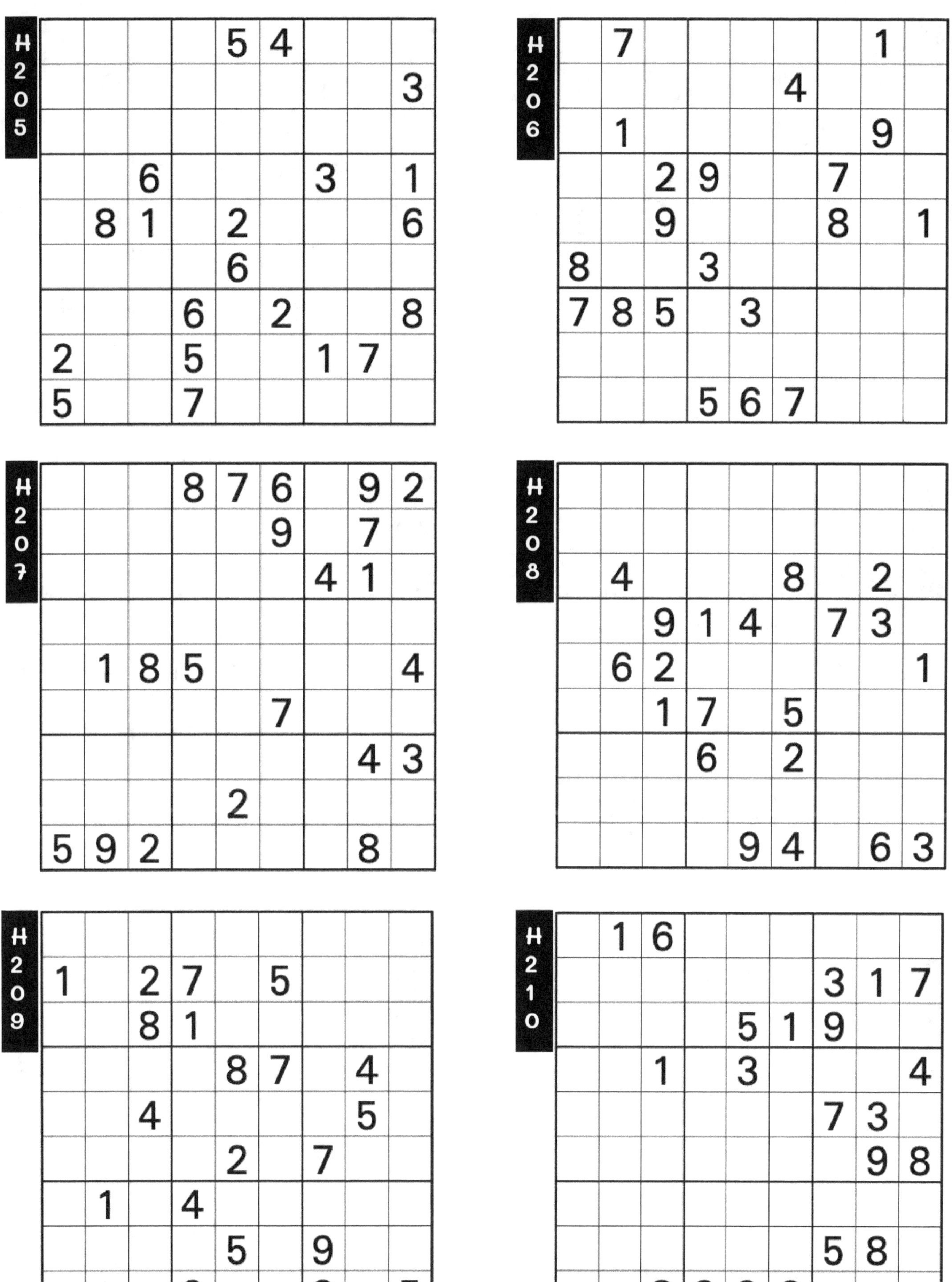
H205
H206
H207
H208
H209
H210

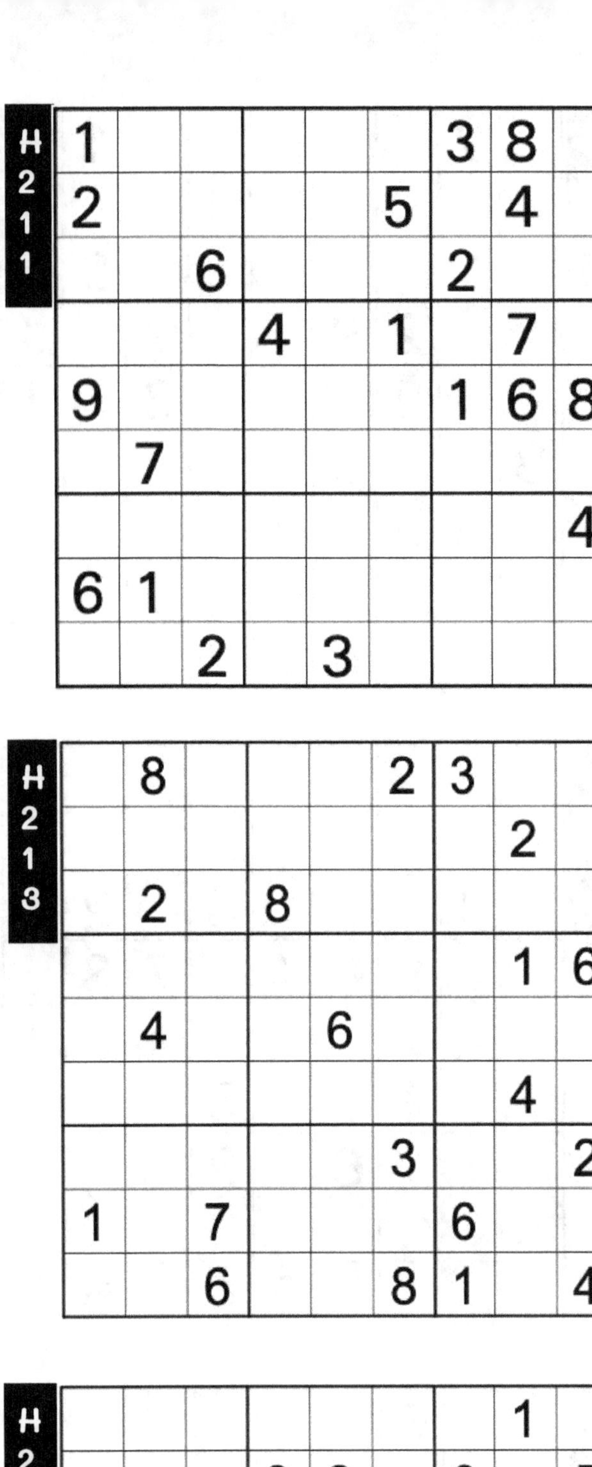

H211

1						3	8	
2					5		4	
		6				2		
			4		1		7	
9						1	6	8
	7							
								4
6	1							
		2		3				

H212

		5					3	
	6				1	9		
		3						
	5	9						
2								
		8	4					
5				6			8	
					9	3	7	
9				3			5	2

H213

	8				2	3		
							2	
	2		8					
							1	6
	4			6				
							4	
					3			2
1		7				6		
		6			8	1		4

H214

				6	8		2	
	6			2				5
					1			
	3					7		
			6	7		2		1
2	9							
	7	1					8	
		8					9	
		2	8					

H215

							1	
			9	3		6		5
				1			3	
		8						
					4		6	7
				5	2			
						9		6
			5					2
		6	3			5		

H216

		8						
	1	2		9			8	
					1			
	8							4
				8	6			
	6	9				7		
8								9
				5				2
7					3	8		

H217

			2					
	1		8			5		
			1					
	7				8	6		9
		6				3		8
		7		5				
5	4	2				1	7	
				4				

H218

	2			1	9			
	5		7				1	
			2			9		
6		5						
						8		
			1	4				
7		1					5	
					1			7
			4				2	1

H219

				7			5	
	3					7		
	9		6		8			1
	6				4			9
1								
	7				2		3	8
9						1		5
			5					
		3						

H220

2				3				
								7
		4			5			3
		7		2	9	1		
		1	3				6	4
					1			
	1		7					
				9				
	4						7	

H221

						5		
			6		1			
8			4	6			7	5
3					7			1
	6	7						
						3		
4				7	2		9	
				8			5	

H222

				6		1		3
		1	5	7				
					5			
			3			6	9	
			6	8			3	
2				3		7		
						8	6	
6				4				

H223

				5				
		5		9			3	
	7			4			8	
								9
	2					4		7
				2	6			5
				8	1	6		
			3					
2					9			

H224

		2			6			
		7				9		
	4					6		8
5	7							
						7		
1		4		8				
	1				8	4		
4			7	9	5			
	9						8	

H225

					1			
	2				4			5
			9				6	
	1	9						
		7			5			
								6
6				1		4	2	
				6	7			
	8	2					9	

H226

		1			4			
			7		5	1		
		8					9	7
	2			3		5		8
9								
			5					
			6		2		5	
6								9
	5			7				

H227

					7		8	6
7		4				5		
				2				7
	2				8			
1		8				6		
					5			
		2		1				
	8	3					4	5
		9	8					

H228

		9				5		
5			9					7
	1			8			9	
				5				4
			3	4				9
								5
9		2			3	7		
		3	1		8			

H229

		2					7	
	8		7					
					3	4		
5				9				
			5		6	2		
				2			3	1
7		3						6
	1	6	3					4

H230

				6	9			3
3				5			9	2
	9	5		8	2		4	
		6						
		3						
			8	9			5	
					4			1
							3	
					8			

H231

			3	9		4	5	
		4	7					2
			2		4			
7		8						5
								1
				3	2		4	
	5			4				7
	9		5					

H232

		2						
			5				6	8
2							7	
	6		7		1			3
7						8		
				6	3			
				8		3	2	1
		1				4	8	

H233

		9				1		
	5	4			1			
			8		5			
	4							2
			5	4				
		3						
	6					3		4
		7		3				
	1		4		8			7

H234

9	6				2			4
	4		6		9			5
	9		5			7		
		5			6			
						4		9
3				1				
7								
				9		5		1

H235

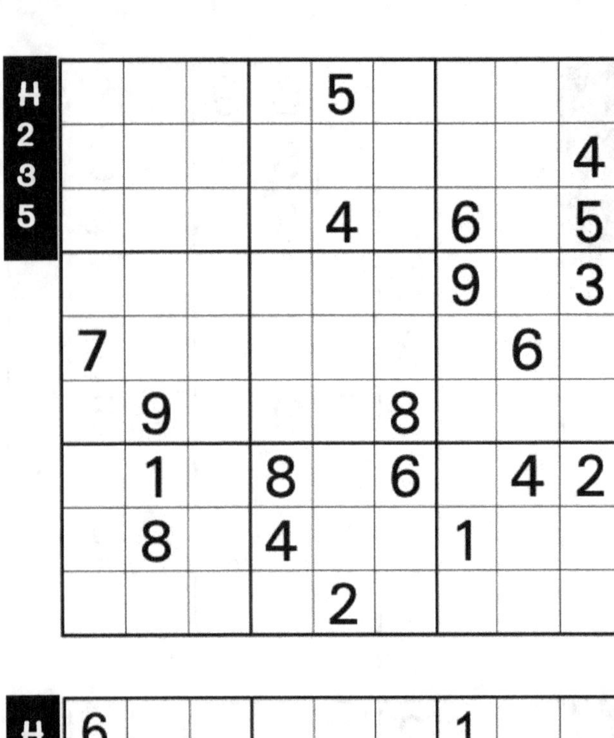

				5				
								4
				4		6		5
						9		3
7							6	
	9				8			
	1		8		6		4	2
	8		4			1		
				2				

H236

				1				
						2	9	4
			6		2			
6				7				5
				6			1	
		3						
8		6		3				
				4				1
7				5		8	6	

H237

6						1		
				5		4	2	
		5		2				
			2				1	
4								
						3		4
1	5					8		7
		6			8			9
8				9	3			

H238

		7	5	6			4	
		3				1		
			8	2			7	9
	5				9			
	1							2
	3						8	5
						4		
4		5				3		
				5				

H239

	4							
				6			8	
	3	2			7			
				1	5			
		7					6	
2								
3			8			9		
5			6	7				
9							5	6

H240

		6					7	
				4	8			
		2				5		
3				7				
			5	1				
	7							4
				2	1		6	
		4						9
2	8				4			3

H241

		5		2				
							3	2
			1				8	9
						3	4	
		3	4					
4						6		8
	3				4			
	5				9			
		4			7		2	

H242

				2	5			
3								1
				7				
	2							
					1			
4		1			7	5		9
			8	5				2
						9	6	
2		7					4	

H243

		9						3
6		2						9
	8		9		2			
				3		9		
	3						4	5
			2				5	
		3		6				
			8		9	3		

H244

								2
		6		8				
	3	5				1		
						7	1	9
			4		8			
5	7				2		4	
	9		7			2		
					5			
4					1		9	

H245

			3		4			
			6	8				
		1					7	
1	6		4					
	7			9		1	4	
					7			
						5		8
		6	9		8			4

H246

					3	2		1
3			5	9				
	9					3	5	
		1			5			
							4	6
			2		9	1	8	
	1			4				
								4
							2	

H247

	1					6		
	9							8
8				6			1	
						2		
3	8		2		7			
					9			
					3	4		
			9					6
	6	9			8			5

H248

	5							
				9	1	2		
		1			5	6	7	
	2				8			
				2			4	
1			7			5		9
5		7	8					
							6	1

H249

6								1
7				6				
	4						6	
					2			
						5		4
	2			8			9	
4								
		6	4	9			7	8
			8	2		6		

H250

3				8		5		
					7	8		
		8						9
			8				3	
	4	7	5					
	8		4			9		
6				4				8
							2	
5		9						6

H251

3		7						
			8			1		
		1		6				
					4		5	
					8			1
4	3				6	7		
	9						3	6
		6		3		5		

H252

			3					9
	4		7		9			
5								
	8			7	1			
	1	5				2		
			8		7	4	5	
		2		5				
				1			7	8

H 253

6								1
			8	2			9	
	7			6		3		8
			4				2	
						6		5
4				3	7			
								3
	1	9			4			

H 254

					5		9	4
					3			
							1	
3					2			
		5			8			2
		4					3	9
		3	1	4				
7								
		1				6	5	

H 255

6	1						4	
						5		8
					4			1
						2		
			4					
	4			7	5		9	
			8	2	3			5
1		2				9		
						6		

H 256

9			8	5		3		
5						7		
			6	1				9
	9							
		4		9			6	
							3	
		7				4		
				8				7
8					9			

H 257

			8		7		5	4
4	6							1
	3	1						
					1	9	2	
	2						1	
	5			6	9		3	
	1			8			7	
	7							

H 258

2	5					6		
			3		1			4
			5		2			9
			1					6
			2			4		7
				2		7		
	8		7					2
	7					8	4	

H259

7	3							
		2				4		
		4				1		2
					3			8
4					5		9	
9					7	6		
		5						
							5	4
				9				7

H260

	4	8						
			9					2
3			7					
	5							
		6				9		
	9			3		4		
								4
					8	3	2	
9		4		6				8

H261

								5
		5			6			
					4			2
	8			1				
7		6						
5						7		4
			1		8		3	
			6					
6		7					2	9

H262

			3	7				2
1								
		2		6				
					8			
		5						
		6					1	3
9		4		5		1		
	5		7					
		3			4		9	6

H263

		1				4	7	
8	7		3				1	
			1					
				5				7
						2	3	
				4				8
					5			
		3				9	4	
7	2							

H264

8				6		4	5	
					5			
6		7		2			8	
	9							
		1						
	2	8	1		9			
		3					2	
			3		2			5
	7							

H265

8		7				5		3
			8					
5					7			2
		8		4				
	7		5		3			
	1			8		3		
			4					1
				5	1			
						2		4

H266

		6			3	4		
2				8				5
1	9		5		8		2	4
						1		
			6		1			
	3			2		9	4	
			3		4	2		

H267

7			6		3			4
	3				4		8	
				1				
4								
		3			2	6		
	2						4	8
				8				
	6				5			
2			7		1			

H268

	6						5	1
				6				
			1		5			
		5		4		3		
	7		2					
	3			5			1	
						5		
	1	6			8	9		
	8							

H269

		6		1	3			
		5	7					
				9			6	1
							3	
4		1				2		
	6							7
5	1			4	9			
					7	1		
				5		3		

H270

	1		4		7		3	
							9	
3								8
	4		7		9			6
				2				
					4			
5								
	7						4	
	6		1	7	8		2	

H271

							8	
				5	4			
			7	8	1	2		
	6						3	
				3		1		
	9				6		7	
		6	3			4		
			1	4	5			2
	1							

H272

					1			
					2	4		1
				8				
1	2				7			4
	7						6	
4	6		2		8			7
				7			4	
		7			5	6		
	4							

H273

					3		6	
			6					
		6	9		8	1	2	4
	1			7				3
						2		
2				8			1	9
		3			1			
		5	3		6			

H274

				7				
					9		1	
							9	
		2		6	1			
		9				1	4	
6		3				7		8
				2			3	
2	8	7				4		
	9					5		

H275

			6				5	
					1			7
			3	9	4		2	
				4	7	2		9
							1	
9		1			6			
	1				9	7		
7								
							8	1

H276

	4	1						
					2			
		7		3	6		4	
	1	8						
		3	6					2
				4			9	8
8		2			4			
						9		
			5		3			4

H277

				7				
		9	8			2	1	
	8						4	
	9		3	8				
3					9			
	6			4			7	
	1						8	2
			2		8			
		8				1		

H278

						2		4
		3			4			
	9		5				6	
		2				6		
9								
	7	5					2	
2	1		7	5	3		8	6
7		6						

H279

			2		8		9	
				9				
			6		5			
		7			3	2		9
	3		9					
					2			3
2	9			4				1
			5		9		2	

H280

		4			9		5	
			1	4				
	1				3			2
1				5				
	8		7				1	
	6					8		5
3			4					
	4	1		8	5			

H281

6					4	7		
		8	1		5	6		2
			9					
				5				
	4				1			
	1					4		
		2		9			8	
8							7	5
		9						

H282

			2	3		1		5
	2			6	9	3		
9								4
				1	8		4	
	8	1						
		6			2			
						4		6
	7						3	
	3							

H283

	4						2	7
2					5			
		5			7			9
	6			2			1	
	2		7				3	
				1	3	8		
			3				7	8
		4						
			4					

H284

4		1	3					
6				5			9	
		3		1			4	
5		6	4		7			
	4						2	5
1								4
						2		
3	1	5						

H285

						4		
		2	7	6	4	9		
							5	
	2			3				
	4				6			
							3	
2	5						8	9
				8		1		
		8		9		6		

H286

		2		4		6		
					7			2
	5	7		6		4	1	
	4						2	
			6				3	
6		9						
1		4						
			5					
8				3				9

H287

	4						8	
8			2	5	4			
					1	2		
			4				3	
		7						
	9		5		6		7	
		6	3			4		
			1	4	5			

H288

	3		5		1			
7				9	2			1
							5	
	2		6					4
	7						6	
	6						3	
	8			7				
		7	4	2	5			
	4							

H 289

	9						8	
6		5		2		1		3
	3			8				7
			5					
					3	6		
3			2		8			
	6						3	
				6		9		1
							6	

H 290

				7				2
	5	8	3			4	7	
			9					
				8				
	1	2				8		
8	4			9				5
			8		7			
	3	1						
4								

H 291

	5				7	1		
		7		2		3		
		3	5	8				
	3			5		6	7	
8								9
						5		
			2					
		9						
				9	8			

H 292

6		7			3	8		9
	8		2		7			
								2
	6							
		1			4			
	4							
1				3				8
					8		5	
8		5				1		4

H 293

9			4			1		6
		1						
			5					
		4		7	8			3
				3				4
						8		7
	7	5			4			
	1			5		4	3	

H 294

				5				7
7		1						
						9		
							8	9
9			3					
				1			6	
			2	6				
4	7				5			
	5		4			1		6

H295

9		2		7				
			6		8			
1					5			2
						3	4	
		8		4				
3	4		7		6	1		
7			5					
					7	6		
		1						

H296

			8			9	4	6
			5					
		3			9		7	
1						6		8
							2	7
9	4			2				
								9
3		8	7		6	2		

H297

		8		1		6		
	5		6				1	
								7
		7	4				3	
	6							
	3	1			7	2		
1				7				
	7							
		9		5		7		

H298

8		1				7		
	4			6	7		1	
					8			
2						5		1
				7			2	
1			7					5
		2				3		
4			9		3			2

H299

	8	9			3	2		
7			6		8			3
2						8		5
							4	
1		8		5				6
		4			9	5		2
	7				2			

H300

			8		6			
5				7			9	1
4								
		4		2		7		
								6
		9						4
8			5		1			7
	6			8			4	
			7		2			

H289

6								1
		3	8				9	
	7			6		3		8
1							2	
			3			6		5
			1	3				
								3
	1	9			4			

H290

			2		5		9	4
		6			3			
			9				1	
3								
		5			8			2
				5				9
6				4				
				3				
4						6	5	

H291

6	1						4	
					6	5		8
			3					1
	6					2		
			4					
	4			7			9	
			8		3			5
1						9		
				5		6		

H292

9			8	5		3		
5	2					7		
			6	1				
	9			2				
							6	
		6		4			3	
					1	4		
								7
8					9			

H293

3		8	6				5	
						8		
		5						2
				1				
					3			7
4	2					5		6
			2		9			
	7							
8	9					4		

H294

	5	2			9	1		3
					3			4
1				8	4			
		8				4	1	
3	2	4						
				7	8	9		
						2	6	

H295

	9	6	2	4				8
1				6				7
								4
				1				
						2		5
	3							
					2	9		
3	2	7						
	4	8			6		1	

H296

	7			4		9	6	
	5	4						
				9			1	
1			7		4			2
						7		
			2					
					8		9	6
2	3					1	7	

H297

	4		7		3		6	
		3		9		8		
		4		7		9		
2								8
		7		1				
		5				7		
	7				1			
	3				7		8	

H298

		8				9		
		3				7		
9	5						3	2
8				1				3
			6		2			
2								6
1				9			4	7
		7						
			2		4			

H299

4	2		8		3		9	6
					7			
							5	
		9				5		
	4						6	
	5		9		4	6	3	
7		4		1				9
				3				

H300

9	8				7		6	2
4			8		6			3
						1		
				9				
8		4				5		1
				4				
		9				3		
7								4
3			9					

H301

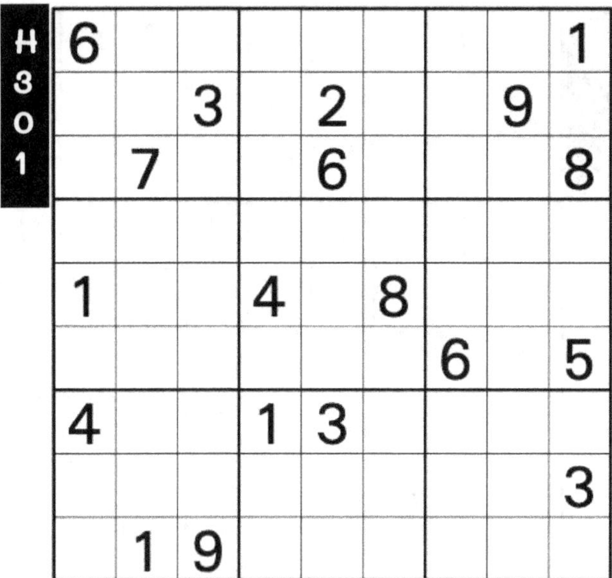

6								1
		3		2			9	
	7			6				8
1			4		8			
						6		5
4			1	3				
								3
	1	9						

H302

			2		5		9	4
		6						
							1	
3				7	2			
		5			8			2
				5			3	
6			1					
7								
		1				6	5	

H303

6								
					6	5		8
			3		4			1
						2		
	8		4					
	4				5			
			8	2				5
1		2				9		
						6		

H304

9				5		3		
5	2							
			6	1				9
		4		9			6	
		6		4			3	
		7				4		
								7
					9			

H305

3		8	6					
		5					4	2
				1				
	5							7
4				9		5		6
					9			
	7							
8	9					4		

H306

		2			9	1		3
	6				3			4
1								
		8			6	4	1	
3	2		5					
				7	8			
	3							
						2	6	

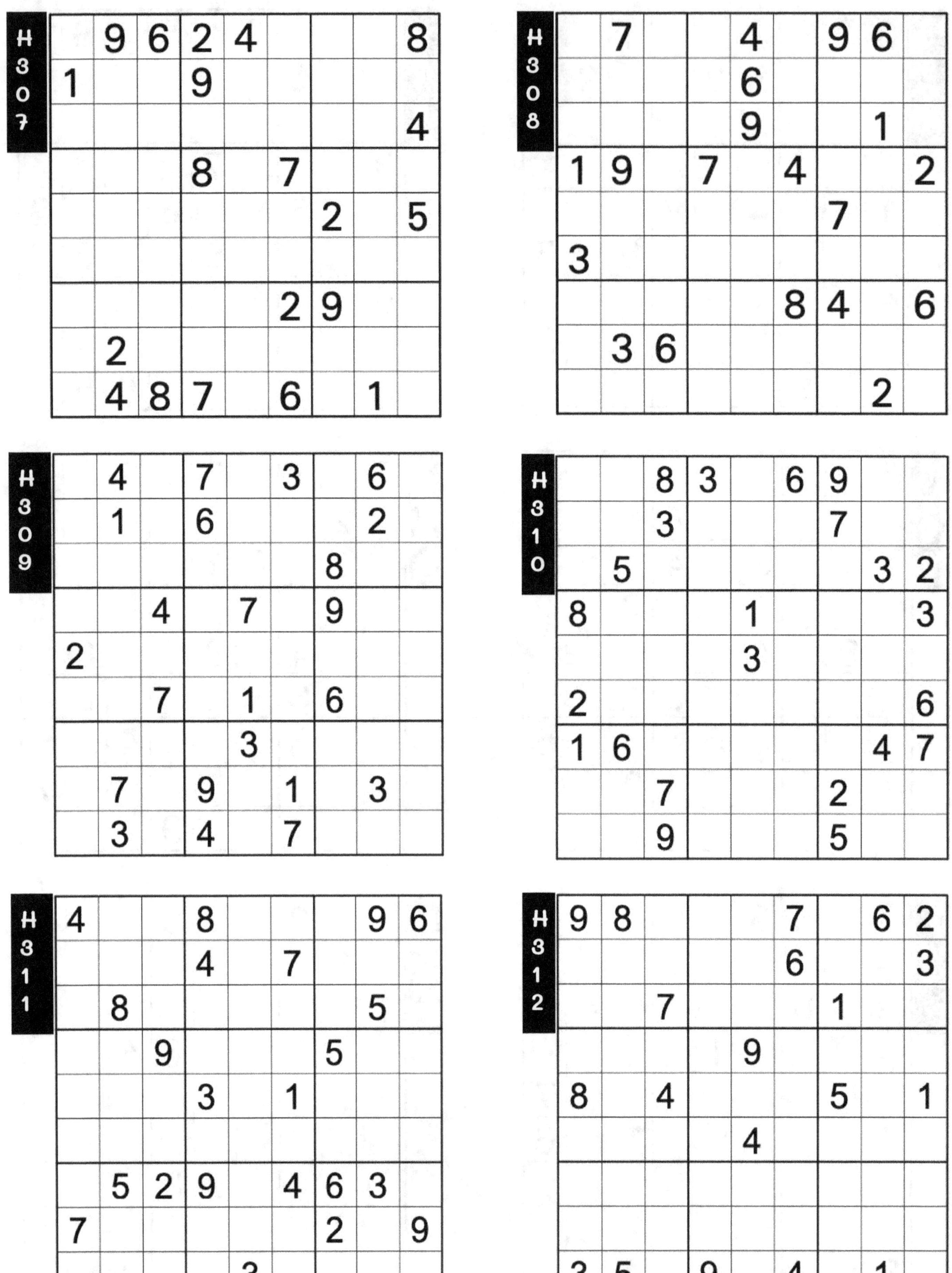

H307

	9	6	2	4				8
1			9					
								4
			8		7			
						2		5
					2	9		
	2							
	4	8	7		6		1	

H308

	7			4		9	6	
				6				
				9			1	
1	9		7		4			2
						7		
3								
					8	4		6
	3	6						
							2	

H309

	4		7		3		6	
	1		6				2	
						8		
		4		7		9		
2								
		7		1		6		
				3				
	7		9		1		3	
	3		4		7			

H310

		8	3		6	9		
		3				7		
	5						3	2
8				1				3
				3				
2								6
1	6						4	7
		7				2		
		9				5		

H311

4			8				9	6
			4		7			
	8						5	
		9				5		
			3		1			
	5	2	9		4	6	3	
7						2		9
				3				

H312

9	8				7		6	2
					6			3
		7				1		
				9				
8		4				5		1
				4				
3	5		9		4		1	

H313

						3		
2			7		9			
			5		4		7	
4					5			9
		7		9				
	4		9		2		5	
8			6					2
		9				1		

H314

1	5		3		6		8	9
								2
				2				
		5						
		3	1			7		
		6				3		1
					3			
	9		6		7		5	8

H315

			4		7			
			8		5		7	
		2		9		4	1	
	6		5			9	3	
		5						
8								4
9								3
	1						6	
				3				

H316

6			1					8
	9				5		7	
2								9
7								6
		6				4		
							1	
								1
			3		6			
9		7	4		1	5		3

H317

9		1				2		8
			3	5		1		
			8		1			
	4						9	
								4
	9			1			8	
					5			
			4			9		
4		8				3		7

H318

					9			
	2						9	
		9				6		
1			8	3	6			7
9				4				1
2						1		9
	1							
		8	7		5	4		

H319

			8		3	6		
		3						
	5						3	1
3				8				
			6		1		2	
5				4				
7	2						6	9
		6		7		4		
					8			

H320

		1		5		9		
					1			
4				2	9			8
		3				4	1	
		9				6		3
		4					5	
9				3	6			2
					5			
		5				8		

H321

		9		7				
						9	3	
3		8						
2			9					5
				5		6	7	
			2			4		
8	1							
							9	8

H322

					4			2
	6	8						
		9					1	6
					7			3
			5					
	3	5						
						6		
		2		5		8		4
	7							

H323

7		6						
		2				4		
		4				1		2
								8
					5		9	
9					7	6		
				6				
								4
3	2			9				7

H324

5	4	8						
			9					2
3			7					
		6				9		
	9		8			4		
								4
					8		2	
9		4		6	5			8

H325

5	6		4		3		2	9
1								
			5					
7		5				8		2
						4		
2						3		
				4	6			
8								7
4							5	1

H326

			8	5				
						2		
	8		3		6		7	
						3		7
7	9						4	5
						1		8
	2				5			
				7		8		
			6	9	1			

H327

	3						6	
	1		9		6		8	
		7			1	5		
		1				6		
7				9		1		8
		8						
			3					
	7		6		4			
	4						5	

H328

						7		
							3	
				5				
	4		7		3	8	5	
				4				
				9				7
	9				6		8	
5	3	1	9		4	6	7	2

H329

	2				1			
			2				4	3
8								
9	8		6	4				
					9	5		
6				9				
					7			
3				6			7	9

H330

	5			8				
						9	3	
	7			5			1	
		6						
					2			3
8		1				7	2	
6	9	4						
			9			4		
							5	

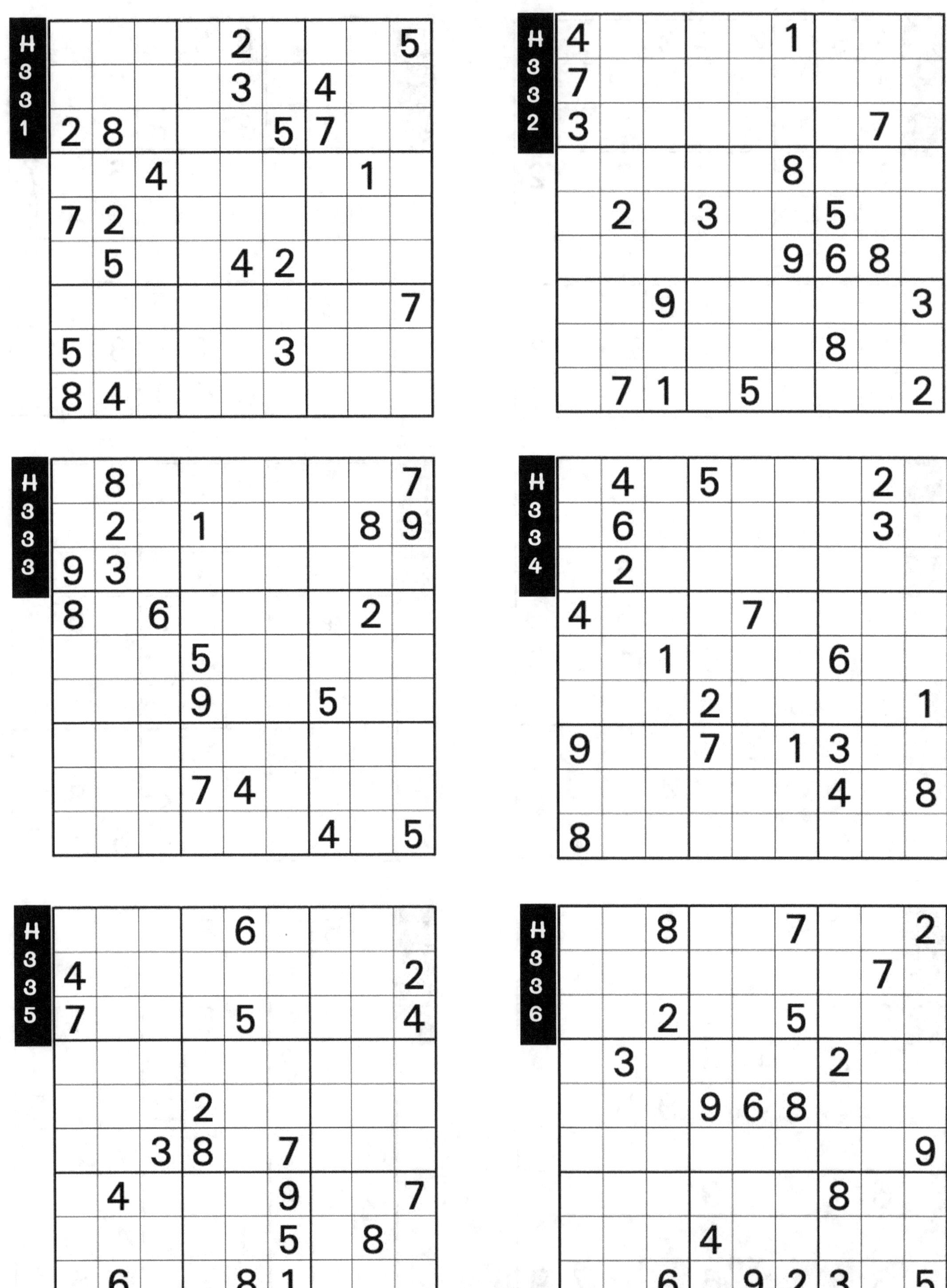
H331
H332
H333
H334
H335
H336

EXPERT PUZZLES

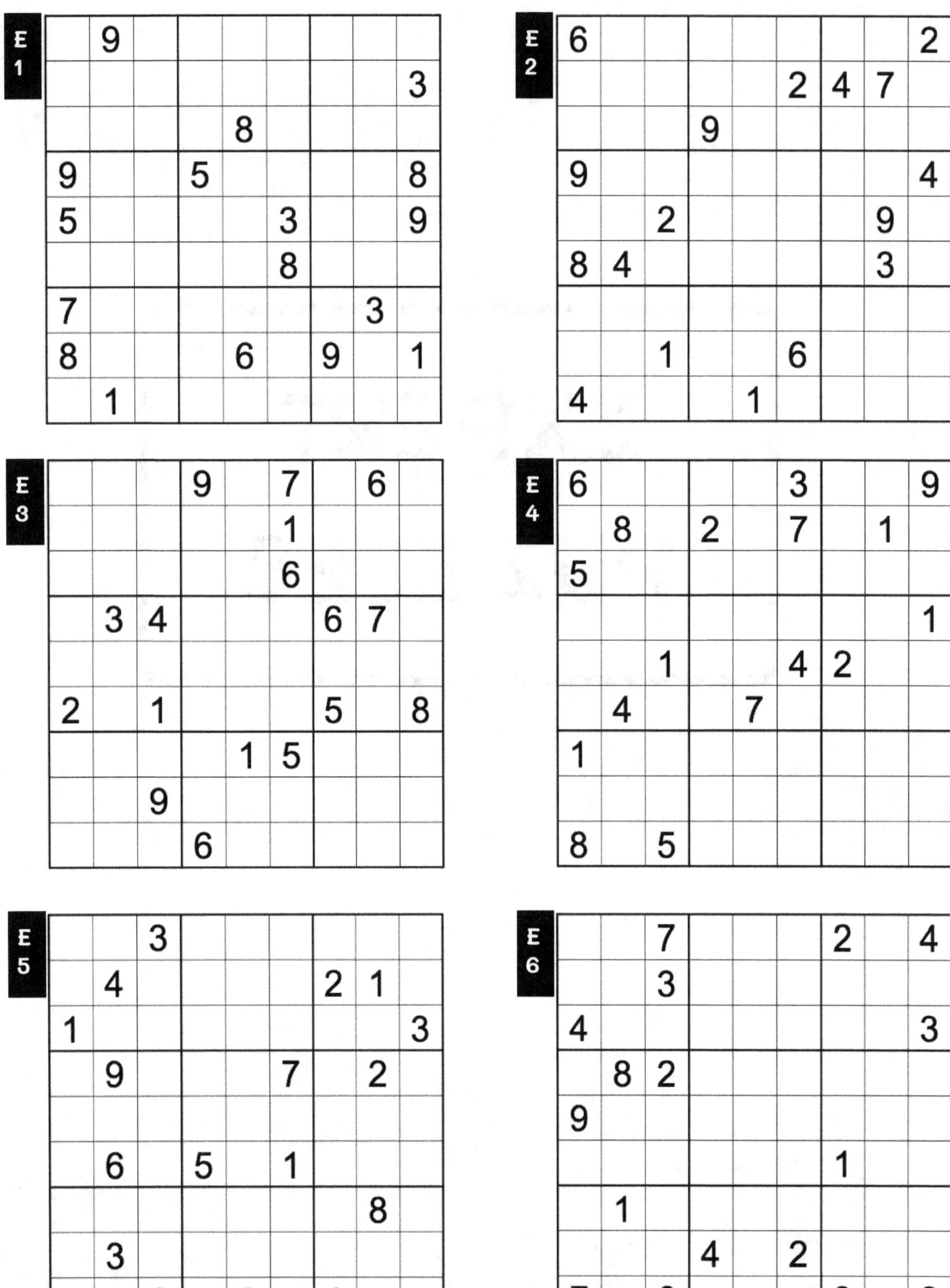

E1

	9							
								3
				8				
9			5					8
5					3			9
					8			
7							3	
8				6		9		1
	1							

E2

6								2
					2	4	7	
			9					
9								4
		2					9	
8	4						3	
		1			6			
4				1				

E3

			9		7		6	
					1			
					6			
	3	4				6	7	
2		1				5		8
				1	5			
		9						
			6					

E4

6					3			9
	8		2		7		1	
5								
								1
		1			4	2		
	4			7				
1								
8		5						

E5

		3						
	4					2	1	
1								3
	9				7		2	
	6		5		1			
							8	
	3							
		8		9		1		

E6

		7				2		4
		3						
4								3
	8	2						
9								
						1		
	1							
			4		2			
7		6				3		2

E7

	1		2					
6							8	5
5			4	6				
					1		6	
1			7		2			
					6			
2							5	
			5					

E8

					9			1
8	3		1	4		9		
1							4	
	6			3		8		
3			4					
		1						
	9		2					

E9

	4		1			5		
			3					
								9
			9					
4								5
			4		1			
1								7
					9			
	6	8	7				9	

E10

		7				4		
	1				4		9	
			9		7			
6		1				7		2
							4	
		2		7	8			
	4							
	8							

E11

	6		2		4			
1		7			9			2
				7			1	
3								7
						2		
7							6	3
		3						
			9				2	

E12

		6	8					
	8						9	4
4					9			
		1			6			9
6		8						
2		3						
	7						8	
		4						

E13

		7		5		4		
						9		
4	6							3
			5				4	
8								7
	7				9			
2								9
		6			2			
				9				

E14

		2				6		
		6			7	3		2
		7						
	2	8						
6		9						
1		4		8				3
					4			
8				3				

E15

	4							
8			2					1
			7		1	2		
			4					
		7			9			
			5		6		7	
		6				4		
7			1					
	1							

E16

	3		5				7	
7			3					1
	1							
1					7		9	
		3						
4					8			
3								
	4		8		9		2	

E17

	2	8		6				
						5	6	
					2		7	
8								4
2			4		3			
5								
			5					8
	8		7		4			

E18

				6			3	8
		3						
6		7		8				
	1				8			7
7								
1			4					
	7					5		1
3								4

E19

	2	4						
		6						
					6	5		
	7		6					1
						6	2	
				2	4			
				3				
			2					9
9				4				

E20

9	3	2						
	1			4				3
	5							
		1			2	9		4
			3					
2			7					
				5				
5								
7							3	

E21

9			4			1		6
	8		3				4	
		4						3
5								
							1	4
					3	8		
		5						
		8				4	3	

E22

					1			7
7	4	1						
								3
		3						9
9								
							6	
	3		2			4		
4					5			
	5					1	9	

E23

9								5
	5	7						
		6						
						3	4	
	1			4				
3			7		6	1		
7								
						6		
		1	2				3	

E24

			8			9		6
		2	5					
					9		7	
1								8
8							2	7
				2				
								9
3	1	8				2		

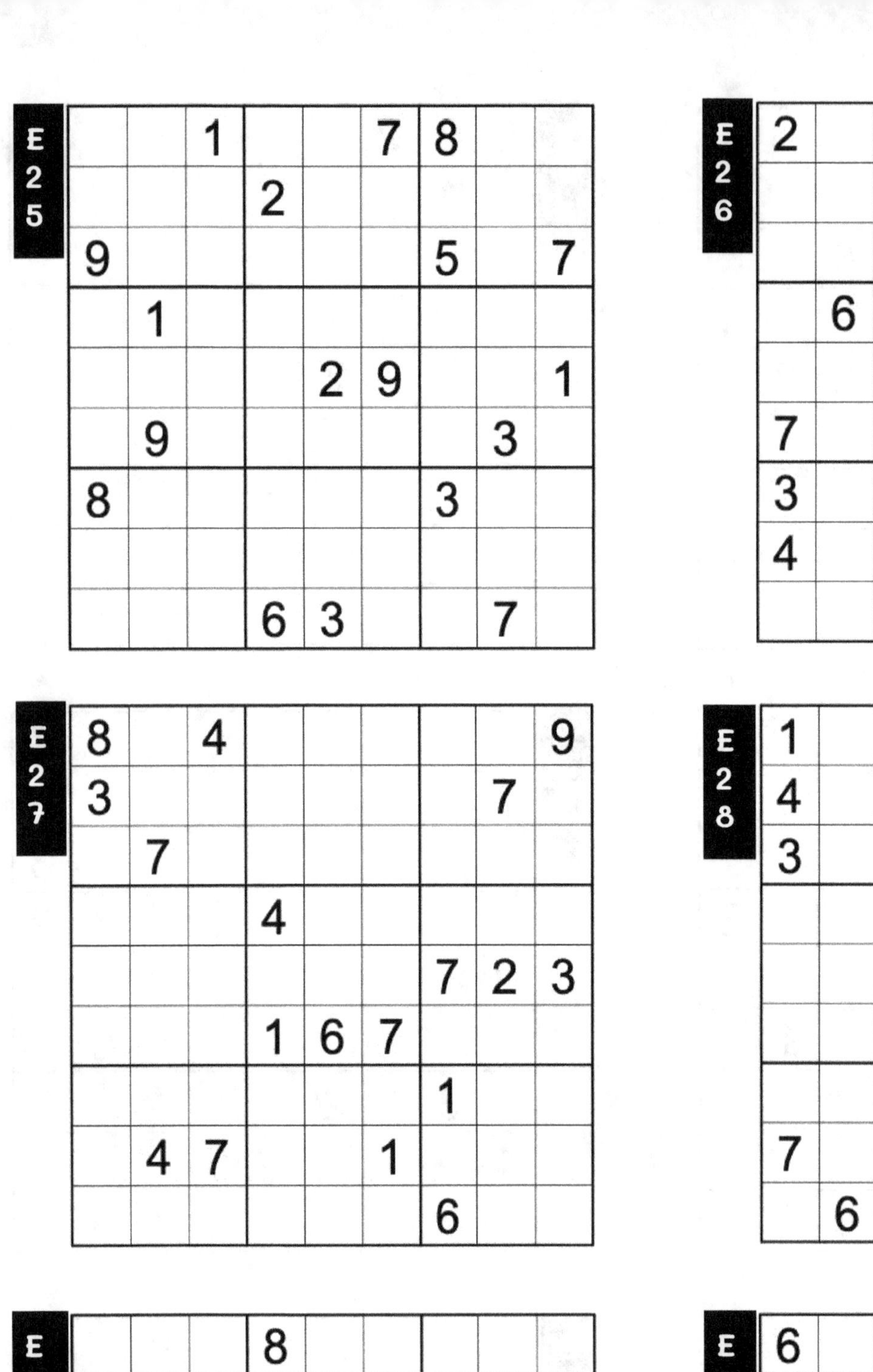

E25

		1			7	8		
			2					
9						5		7
	1							
				2	9			1
	9						3	
8						3		
			6	3			7	

E26

2		4				5		
			8			9		
	6							
		3				2		
7					1			6
3		5						
4				1	8			2
				5				

E27

8		4						9
3							7	
	7							
			4					
						7	2	3
			1	6	7			
						1		
	4	7			1			
						6		

E28

1						7	5	
4				7		1		
3								8
		9						
							1	
		1	3					
			8					
7							6	
	6			2			8	

E29

			8					
5	7							
8			5		3			
3								8
					8			
	9						5	3
						9		
		3		2	9	4		
		7						

E30

6								
2		8					3	
		9				1		
5			9					4
	3	2						
8						6		
								5
		3						
7	5			9				

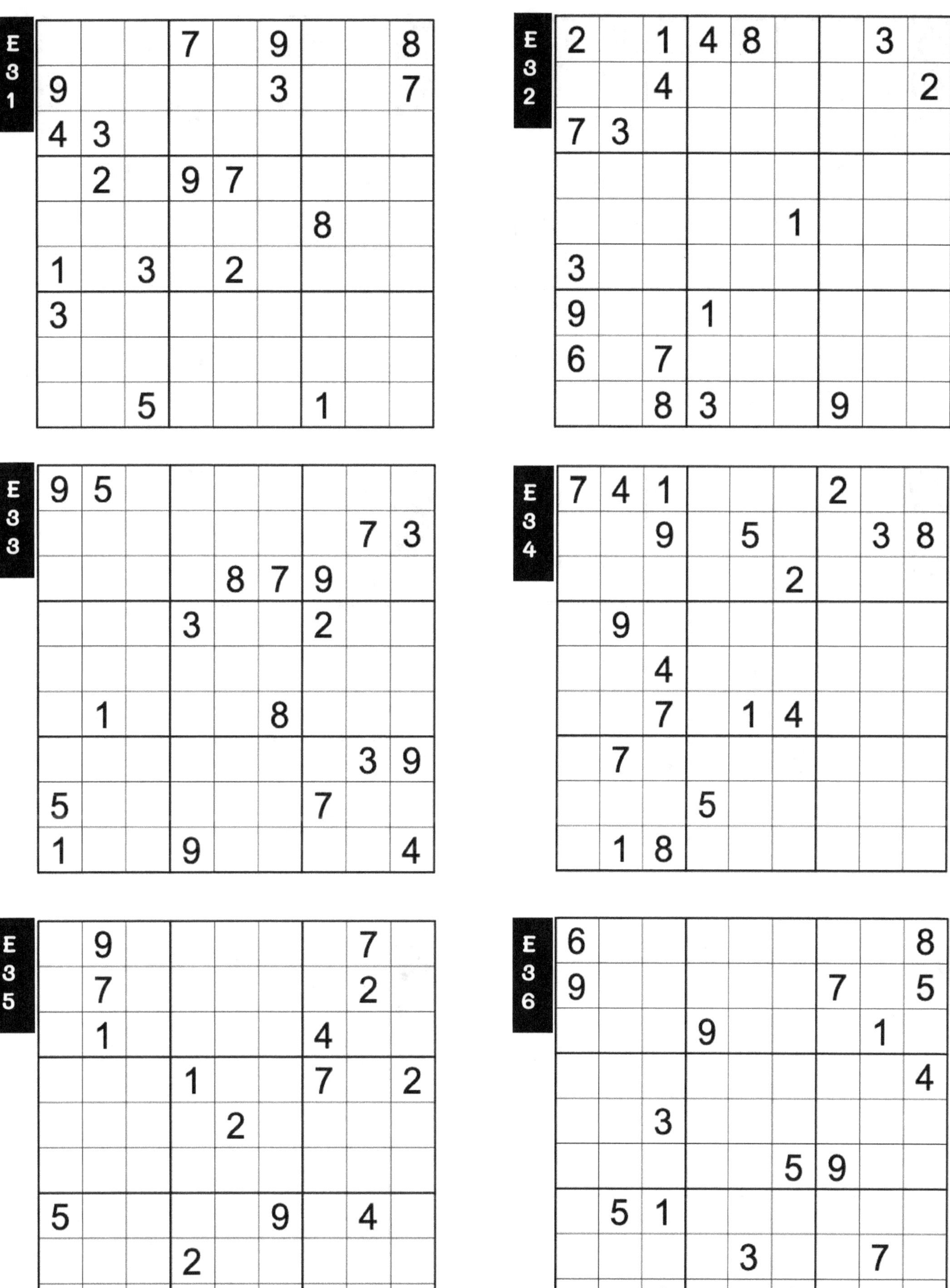

E31

			7		9			8
9					3			7
4	3							
	2		9	7				
						8		
1		3		2				
3								
		5				1		

E32

2		1	4	8			3	
		4						2
7	3							
					1			
3								
9			1					
6		7						
		8	3			9		

E33

9	5							
							7	3
				8	7	9		
			3			2		
	1				8			
							3	9
5						7		
1			9					4

E34

7	4	1				2		
		9		5			3	8
					2			
	9							
		4						
		7		1	4			
	7							
			5					
	1	8						

E35

	9						7	
	7						2	
	1					4		
			1			7		2
				2				
5					9		4	
			2					
2		9				5		1

E36

6								8
9						7		5
			9				1	
								4
		3						
					5	9		
	5	1						
				3			7	
		6	5		2			

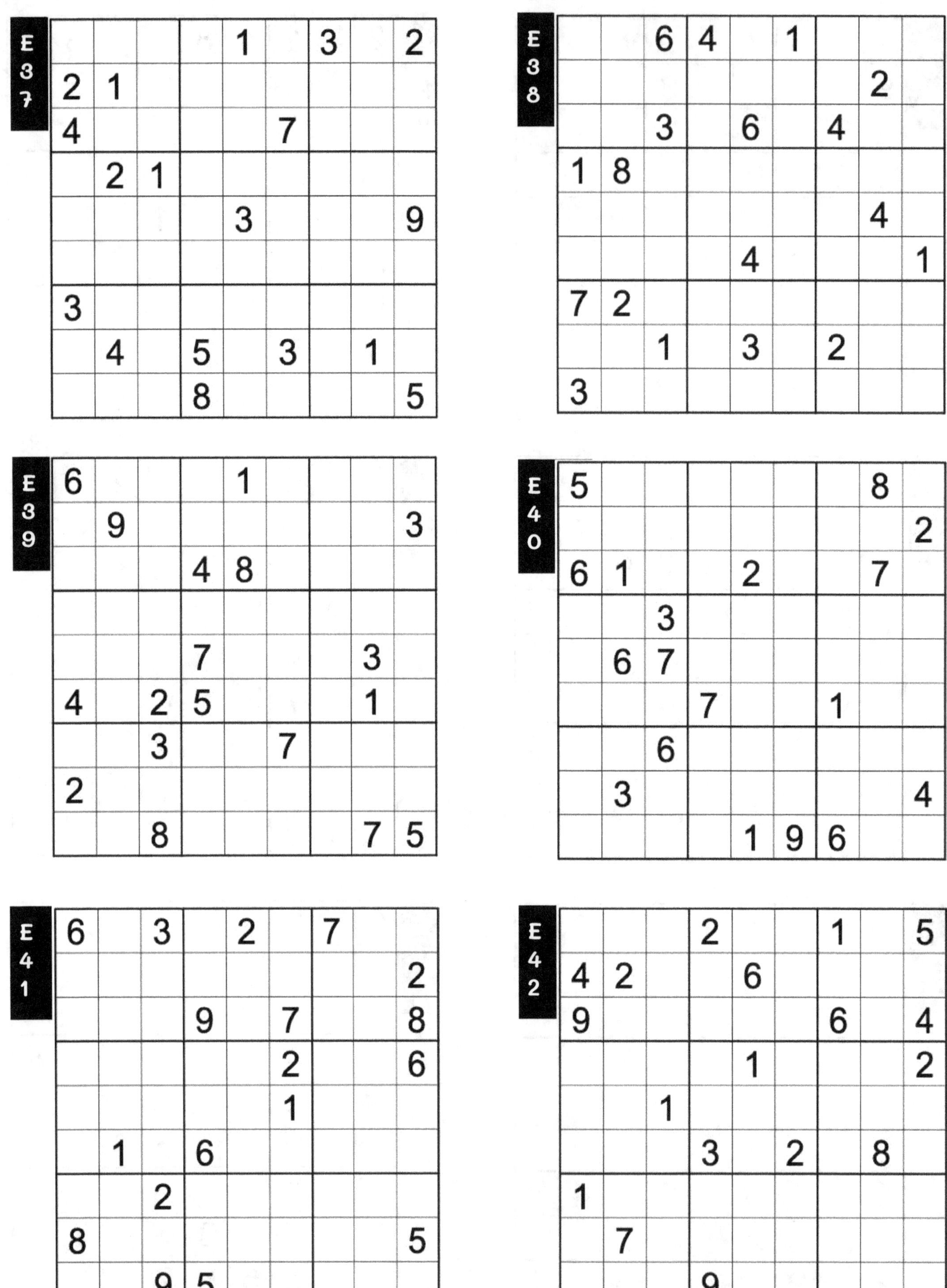
E37
E38
E39
E40
E41
E42

E43

	4			9	6		2	7
2		9						
		5			7			9
8							1	
					3			
7								
9			4			2		3

E44

4		1	3	6				
6			2					
	5							2
5								
						3		
1							6	
					1	9		
			6	7	3	2		

E45

						7		
			9				3	1
7								9
	1				9			
2				1				
					5			
8						9		
9			7			3		
			1			8		

E46

		2	1		7			5
		5						9
		1						2
9								
							8	
3								
			2					
				1				4
	8	6	4				9	

E47

7					5			
		9			4		2	3
4		8					1	
				1				
			4					
				6		4		
	9							
1	7		6					
			9					

E48

	3			7				
					4			8
9	4							
			7					
	8					3		
	1	3						
		4			6		9	3
		6					1	

E49

2		3	8					
					3			
	5			2				
4							2	
								3
				5		1		
			2					
3		4		1		8		
		5					1	

E50

8			9	1		5		
3	4		8					
						9		
								8
4		6						
							2	
							5	2
				9	8			
			1			8		

E51

			7			1		6
2	3							
					2			
3								
	2					4	3	
				8				
			4				8	
				7		3		1
	6			1				

E52

		3			4		1	8
4								
					9			
	8							
						3		1
8								
				8			3	7
	3	9	2	4		6		

E53

			5			9		
	3	1				5		
			8					
2								
	1		6		8		7	
1	5							7
								1
	7			6				2

E54

4	6		3		5			
		8						
				1	2		7	
	8							
					3			
1			2	5				
			6					2
3			1			6		

E55

9	5		4					
					3	4		
						6		
								6
6	3						1	
1								
		3			1		8	
5	2							
		6		3				

E56

		3			2			
				3				8
6		1			7			
	3							
				1			3	
				7		8	1	5
			8					
							5	3
3								

E57

		2		8				
					3		9	
		9						5
6	4							
						8		9
		5		2				4
	9							
			8		2			
				4			2	

E58

		5			7			
						9		2
7			2		9	6		
9								
	2							
		7						
			6					9
5				9				
			1			2	6	

E59

						8		2
3		7			5			
9		3				1		
		1			7			8
								7
						2	4	
	4			5				
	9						3	

E60

	4		3					
					5			
		2				5		
1								2
8								
2					6		8	
	3	1						
	9			2				
	2					1	9	

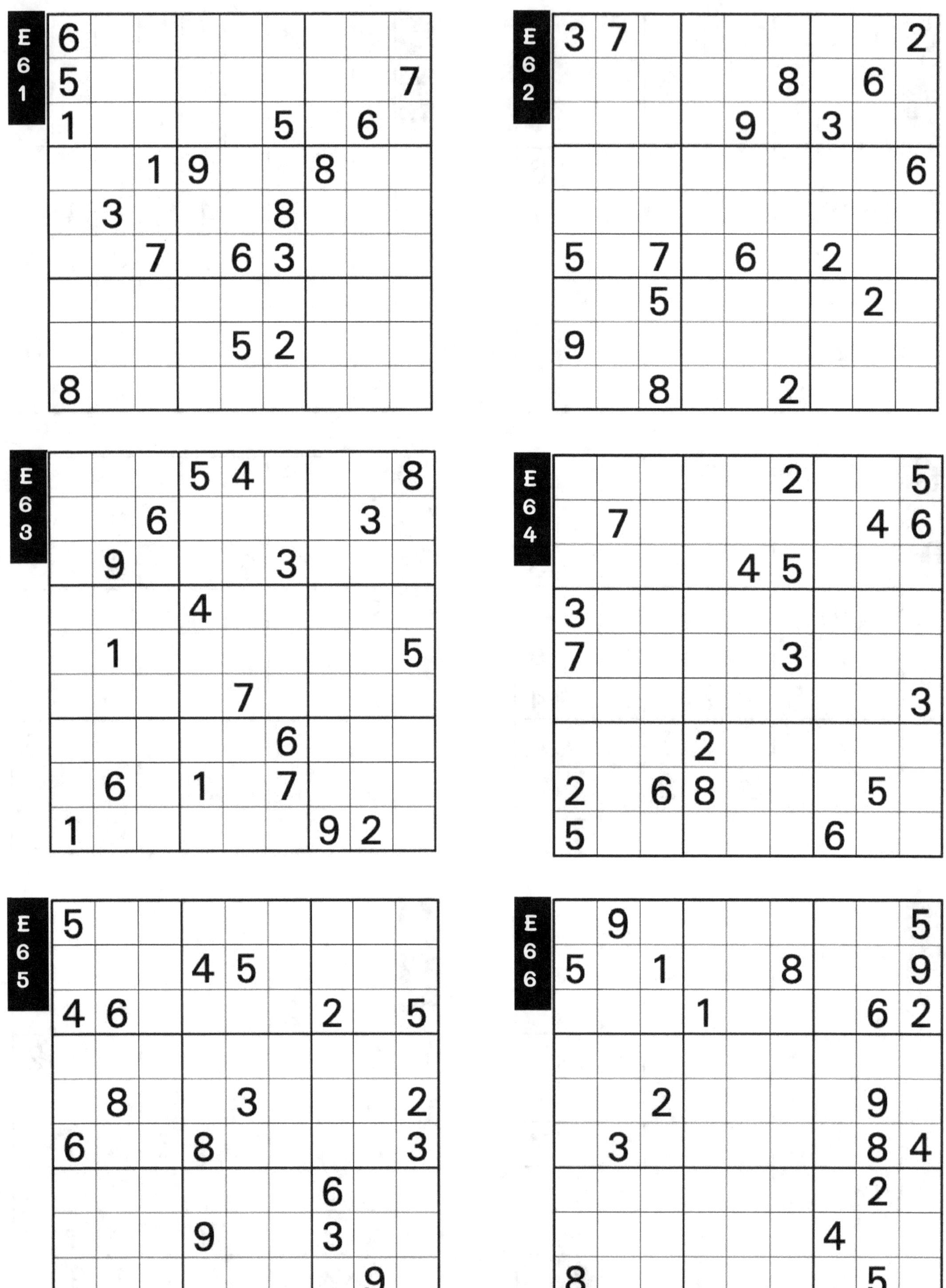

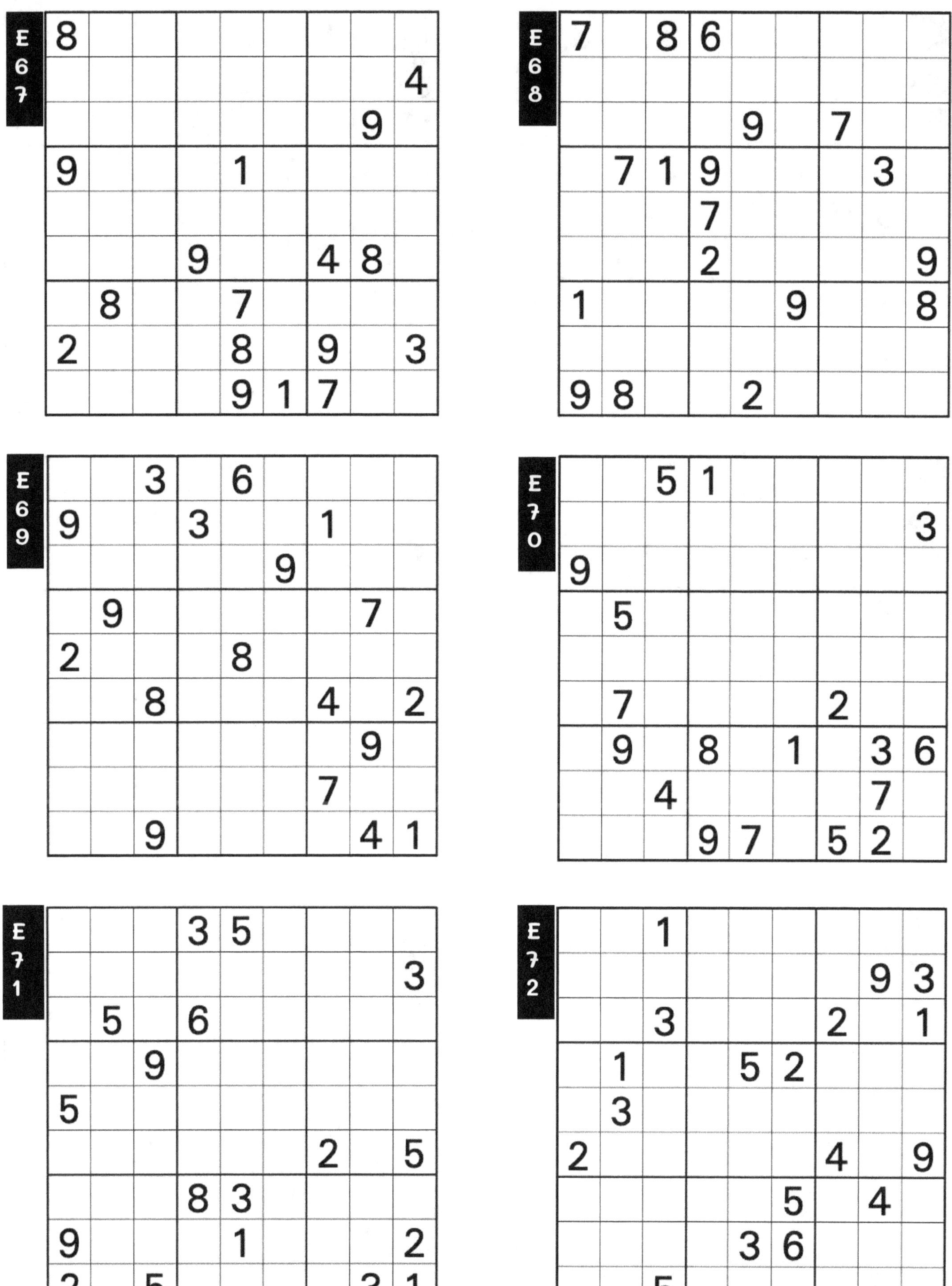

E67

8								
								4
							9	
9				1				
			9			4	8	
	8			7				
2				8		9		3
				9	1	7		

E68

7		8	6					
				9		7		
	7	1	9				3	
			7					
			2					9
1					9			8
9	8			2				

E69

		3		6				
9			3			1		
					9			
	9						7	
2				8				
		8				4		2
							9	
						7		
		9					4	1

E70

		5	1					
								3
9								
	5							
	7					2		
	9		8		1		3	6
		4					7	
			9	7		5	2	

E71

			3	5				
								3
	5		6					
		9						
5								
						2		5
			8	3				
9				1				2
2		5					3	1

E72

		1						
							9	3
		3				2		1
	1			5	2			
	3							
2						4		9
					5		4	
				3	6			
		5						

E73

	1		7		6		8	
		7						
			4		2			8
3	6							
						3	1	
1								4
8			2					
					5			

E74

5	1		8					
			5		4			
		3		9		2		
3		1						
								4
				8	6			
1		5						
			4	1				8

E75

1		4		5	7		6	3
		9				7		4
9								
6							5	
		6					3	
2								
			3		5		2	

E76

8			6			1	2	
					4			
4				8				
						6		1
				5				
1					6	3		5
						2	3	
			2					9

E77

	7	3		6				
	9				8			3
		8						9
			1					
3					6			
	2							
						3		
9			3	8				
7					1			

E78

2	4					8	7	
		3						
				8		3	4	
		7						
1								
8					7			
		5						
3								
		8	5			6		2

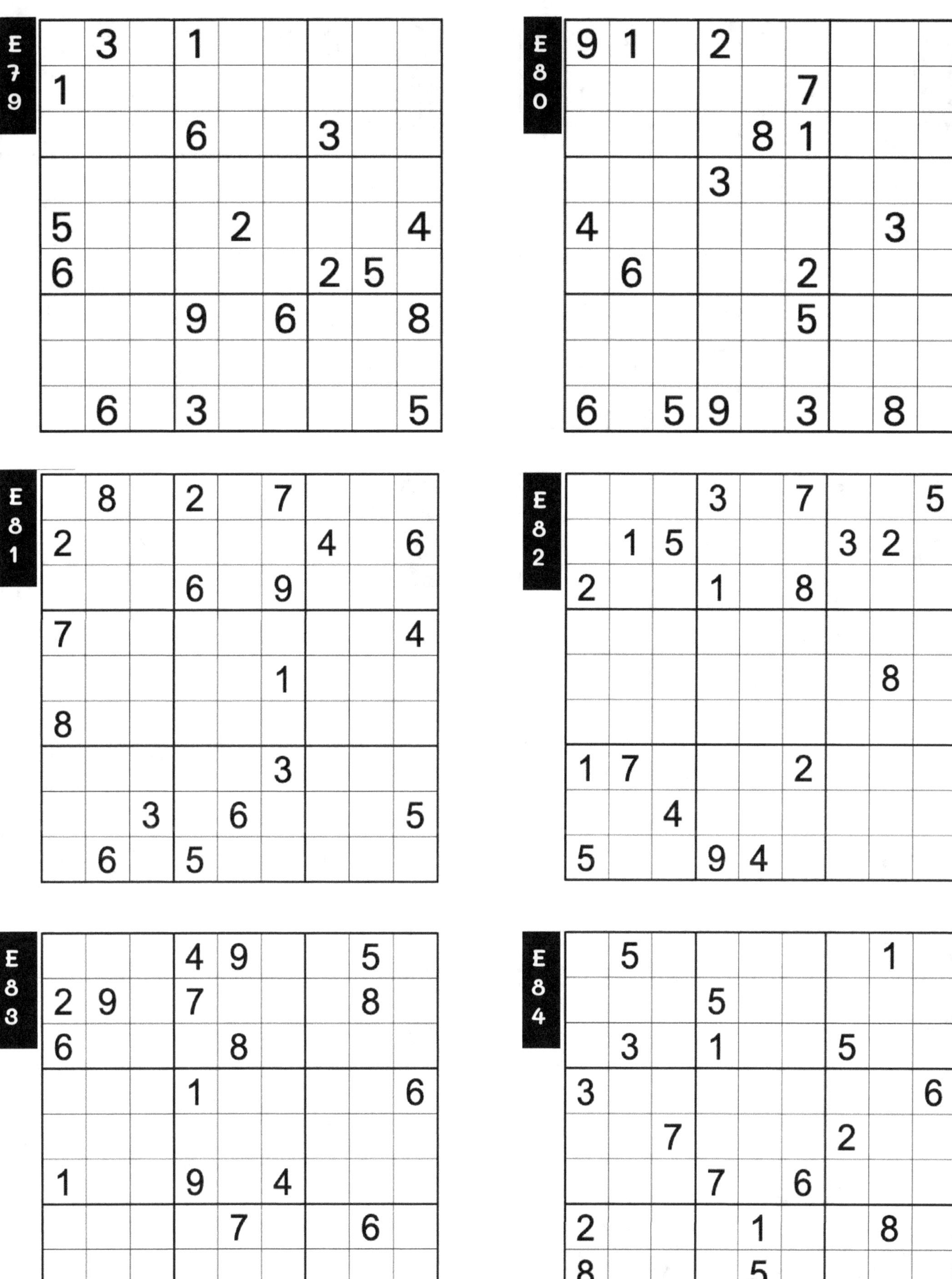

E79

	3		1					
1								
			6			3		
5				2				4
6						2	5	
			9		6			8
	6		3					5

E80

9	1		2					
					7			
				8	1			
			3					
4							3	
	6				2			
					5			
6		5	9		3		8	

E81

	8		2		7			
2						4		6
			6		9			
7								4
					1			
8								
					3			
		3		6				5
	6		5					

E82

			3		7			5
	1	5				3	2	
2			1		8			
							8	
1	7				2			
		4						
5			9	4				

E83

			4	9			5	
2	9		7				8	
6				8				
			1					6
1			9		4			
				7			6	
	2	3						

E84

	5						1	
			5					
	3		1			5		
3								6
		7				2		
			7		6			
2				1			8	
8				5				
		6						

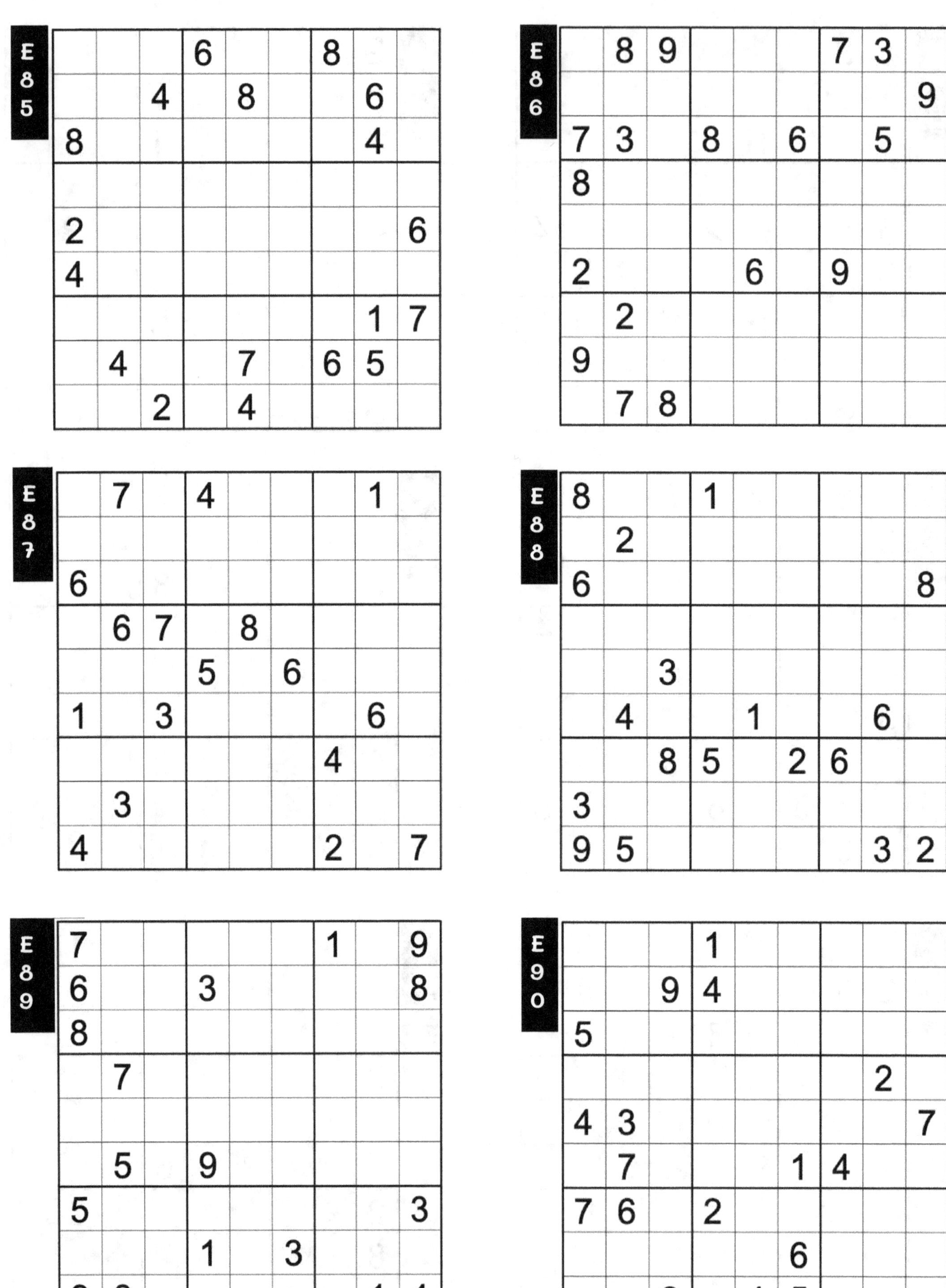

E85

			6			8		
		4		8			6	
8							4	
2								6
4								
							1	7
	4			7		6	5	
		2		4				

E86

	8	9				7	3	
								9
7	3		8		6		5	
8								
2				6		9		
	2							
9								
	7	8						

E87

	7		4				1	
6								
	6	7		8				
			5		6			
1		3					6	
						4		
	3							
4						2		7

E88

8			1					
	2							
6								8
		3						
	4			1			6	
		8	5		2	6		
3								
9	5						3	2

E89

7						1		9
6			3					8
8								
	7							
	5		9					
5								3
			1		3			
9	3						1	4

E90

			1					
		9	4					
5								
							2	
4	3							7
	7				1	4		
7	6		2					
					6			
		3		4	5			

E91

1								9
			2		1		3	
				5				
		5						
					5		9	
		9						
			9	3	4			
4	8							
3								5

E92

	2	1		5			4	
7								5
			7			1		
5		9				7		
1				6		4		
			2					
2				4		8		

E93

		4				7	8	
					7	4		
					2			
			6					
			8	3	1	5		
	4				8		5	
		6						8
		8						

E94

	2	4					8	
8				4				
9		7	8		2	3		
7								
3			2					
1				9				
	9	6		8				

E95

	3				4			
		5	6					
	9				2			
9	6	4						
					1		6	
				6				
	4							
1		9	3	4				
							1	

E96

6		1				7	4	
	7	4					3	
3								1
		7						
8				7				
1	8							
								4
4	6					1		

E97

							8	
				6		1		7
6				7				
							1	
			4			7		
		2					4	
					3			
	2	5						
		6		5		3		

E98

			6	5				
							5	2
3								4
							4	
2							9	
4					6		7	
					8			
		4				7	2	
	9						6	

E99

	3		2		4	5		
		4			7			
		5						
	2	1						
					2			
	6							
5								
6			3	1		7	5	
							1	

E100

1			7	8	4			
8							3	
	6							
		5						2
6	1							
							9	
		6		5				
						8	2	3

E101

		9						
								7
		6					8	
			7					1
	9	8				6		
8							4	
2							1	8
9					5			2

E102

					5	4		6
	6	2				1		
9								
	9							5
				2				
		5				2	1	
			7					
							4	
1		7	4					

E103

	5			7				
			5	9				
								7
							9	6
		4						
4			1			6		
		8			6	3	1	
				3		8		9

E104

		8	2				1	5
2			3	6				
9		6						
7		5						
							8	
		1						
			1		3	5		
						8		

E105

				9				3
		3	4			8		
		7		5			6	
								6
			6		5			
			7		4	9		
		9						
7						3		4

E106

			4			8		
1			8				7	
		7						2
	8						3	
6		5			1			
		1		8				
	6						8	
						5	2	

E107

			6					4
	6	2						
4								
		7					8	
							7	6
		8						
			3	5		9		
9	3					1		
	1						5	

E108

	2						5	
9		5			8			
	1					9		
	9							
			5			8		
8		1					2	3
4								7
					2			4

E109

							3	7
			5		2			
9	7							
	4					2		
	9				1			
	1		9				5	
4	3	8						
				3				
			2					

E110

	7					8		4
				6				
					4	2		
1				3				2
		6				1		5
7								
						6		
							5	8
	6		3					

E111

	1			6	8		2	
	3			1				
							6	
6		2		5				
			1			5		
	2							
7					2			
8		3						1

E112

2		3	5					
5			2					6
			6					
					3			
				6				
	1						3	
8	4							9
	3			9		4		1

E113

5					1			
				5	7		6	
1		4						
				9				
4							8	
			4					8
		8		2				
		5	7				4	2

E114

		1						8
		3					7	
				5				1
					8			
3								5
	6		4			7		
							2	
			8					3
2			5	4				

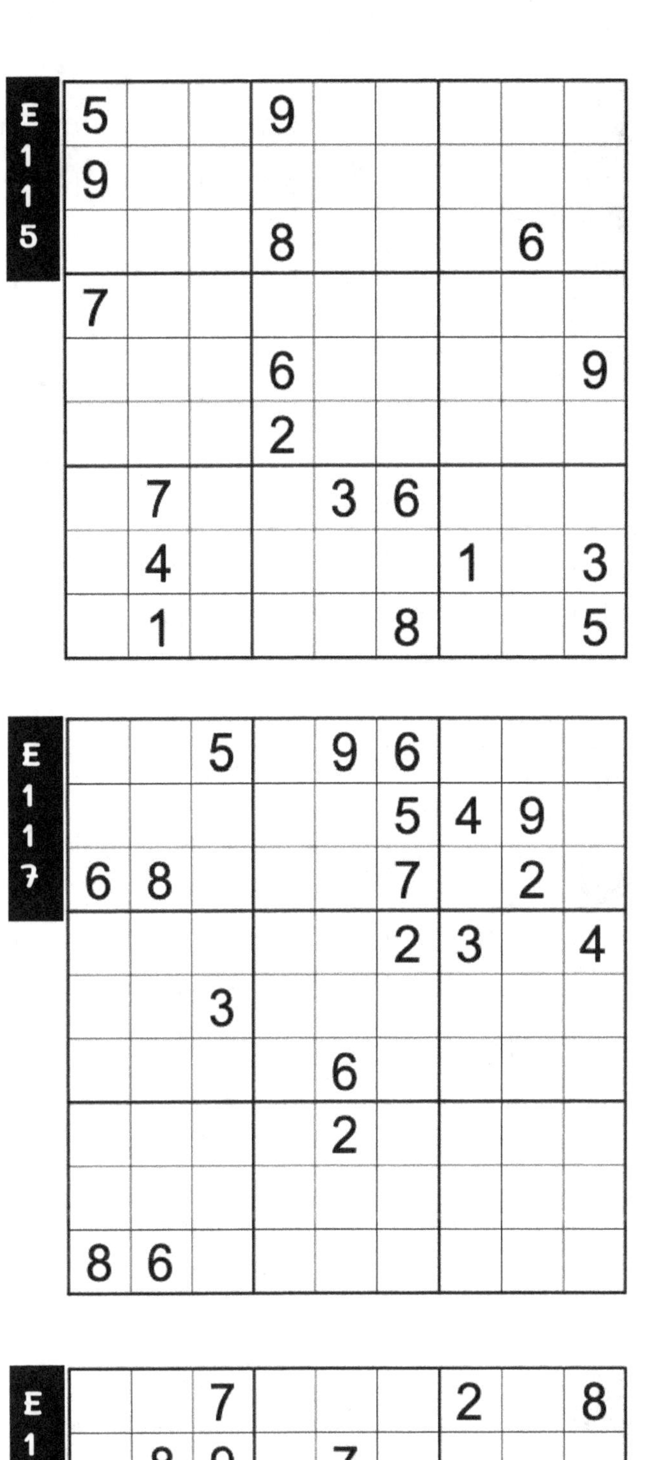

E115

5			9					
9								
			8				6	
7								
			6					9
			2					
	7			3	6			
	4					1		3
	1				8			5

E116

	4	6						2
5					6	7		
		2		7				
	9							
	6		3	4				
								3
4		5	8					
8				6				

E117

		5		9	6			
					5	4	9	
6	8				7		2	
					2	3		4
		3						
				6				
				2				
8	6							

E118

				1				
6				3		2		
	1			5		8		
			3					
		1						
	6					9		2
			5		8			
							4	6
4							9	

E119

		7				2		8
	8	9		7				
							2	
							4	
6	4							
5			6					
	9		3	4				
4					7	3		

E120

			8					1
							4	
1	4	9						
7	9							
					5		7	
						2		
			6		3			
6							2	
		2		4		1		

E121

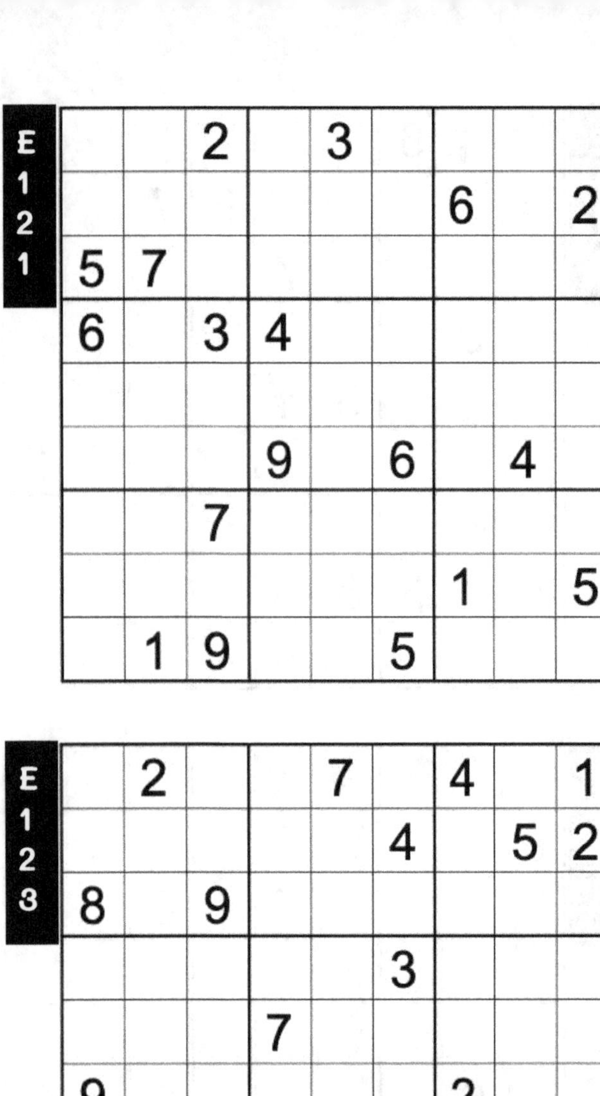

		2		3				
						6		2
5	7							
6		3	4					
			9		6		4	
		7						
						1		5
	1	9			5			

E122

				2			1	
	4		1	3			2	
7								
					3			9
4		7						
5			2	9				
6			5			2		
						6		

E123

	2			7		4		1
					4		5	2
8		9						
					3			
			7					
9						2		
		2	3			5		
		8					2	

E124

	5			4				
							6	5
			6					1
	2							
						6		
			2		3			
			3				2	
	4	2					1	
	8		4		1			

E125

				9			4	
4		5					2	7
	1				2			
6								
			6					
					1	9		
				2				
	6	8	9					
			8					2

E126

			8			7		
			7	4	1			
		9	2					
8								
1					4			
							1	7
						5		
		2	1		9			
					8		9	

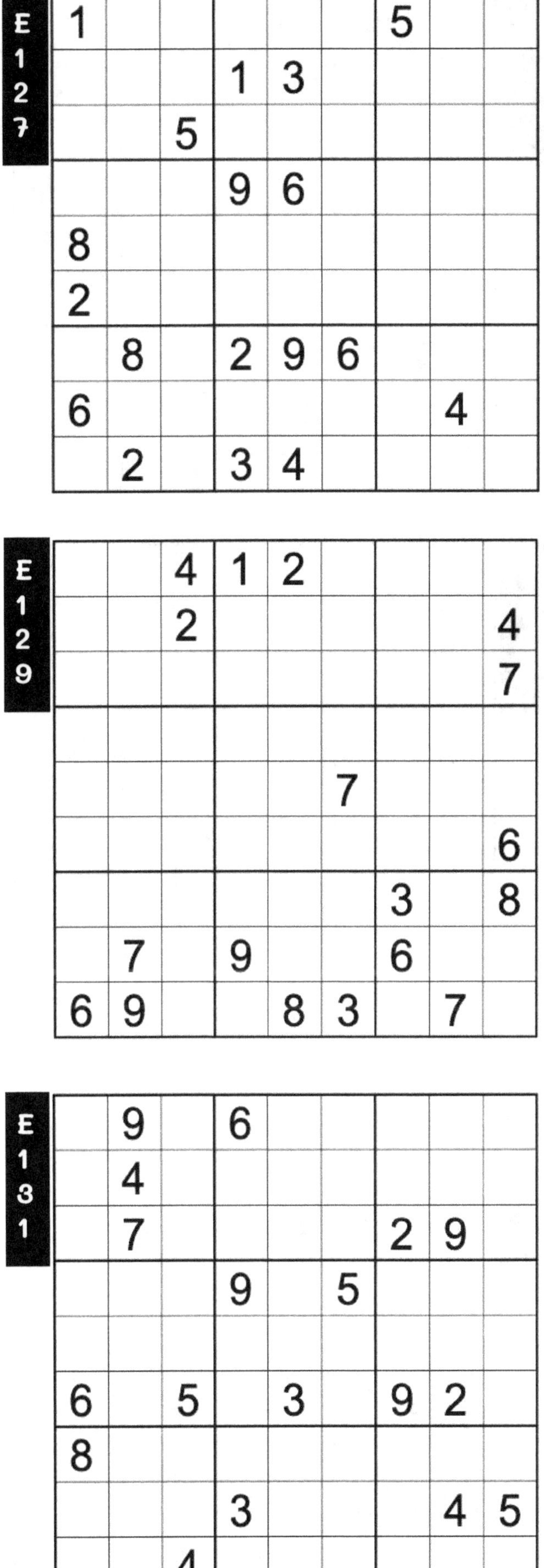

E127

1						5		
			1	3				
		5						
			9	6				
8								
2								
	8		2	9	6			
6							4	
	2		3	4				

E128

	2				8			6
7	8		2		4			
6								7
			5					
9							2	
2							1	
1	6					4		
				4				

E129

		4	1	2				
		2						4
								7
					7			
								6
						3		8
	7		9			6		
6	9			8	3		7	

E130

5			3					9
6		4					3	
			2					
2						9	8	
1							7	
	5							
		6			7			
	2		8					
		1						

E131

	9		6					
	4							
	7					2	9	
			9		5			
6		5		3		9	2	
8								
			3				4	5
		4						

E132

	1							9
					9			
	4					3		
					5			7
7						8		
		5						
1		4					8	
2		8						3
				3		1		

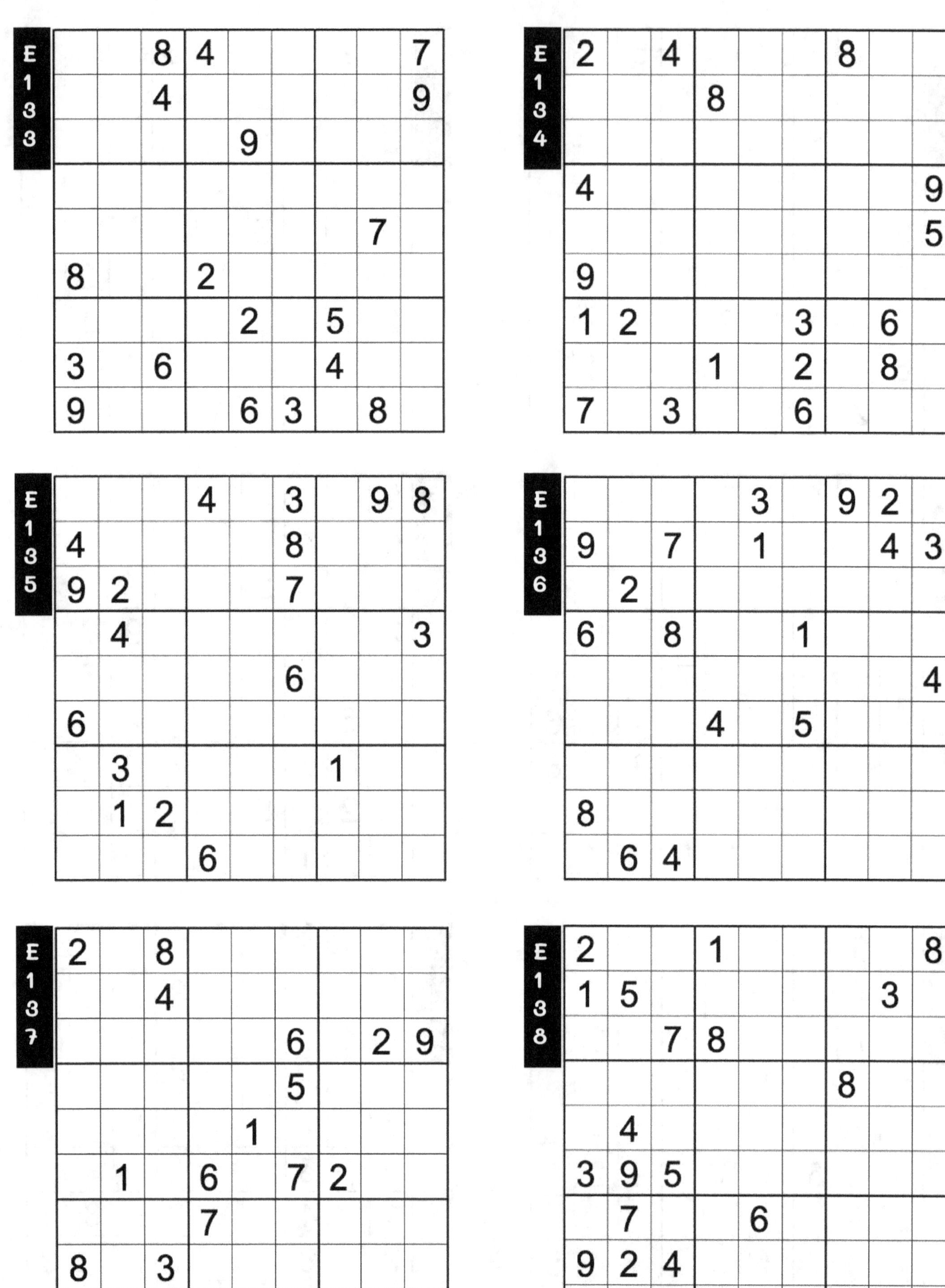

E133

		8	4					7
		4						9
				9				
							7	
8			2					
				2		5		
3		6				4		
9				6	3		8	

E134

2		4				8		
			8					
4								9
								5
9								
1	2				3		6	
			1		2		8	
7		3			6			

E135

			4		3		9	8
4					8			
9	2				7			
	4							3
					6			
6								
	3					1		
	1	2						
			6					

E136

				3		9	2	
9		7		1			4	3
	2							
6		8			1			
								4
			4		5			
8								
	6	4						

E137

2		8						
		4						
					6		2	9
					5			
				1				
	1		6		7	2		
			7					
8		3						
			3	5			7	

E138

2			1					8
1	5						3	
		7	8					
						8		
	4							
3	9	5						
	7			6				
9	2	4						

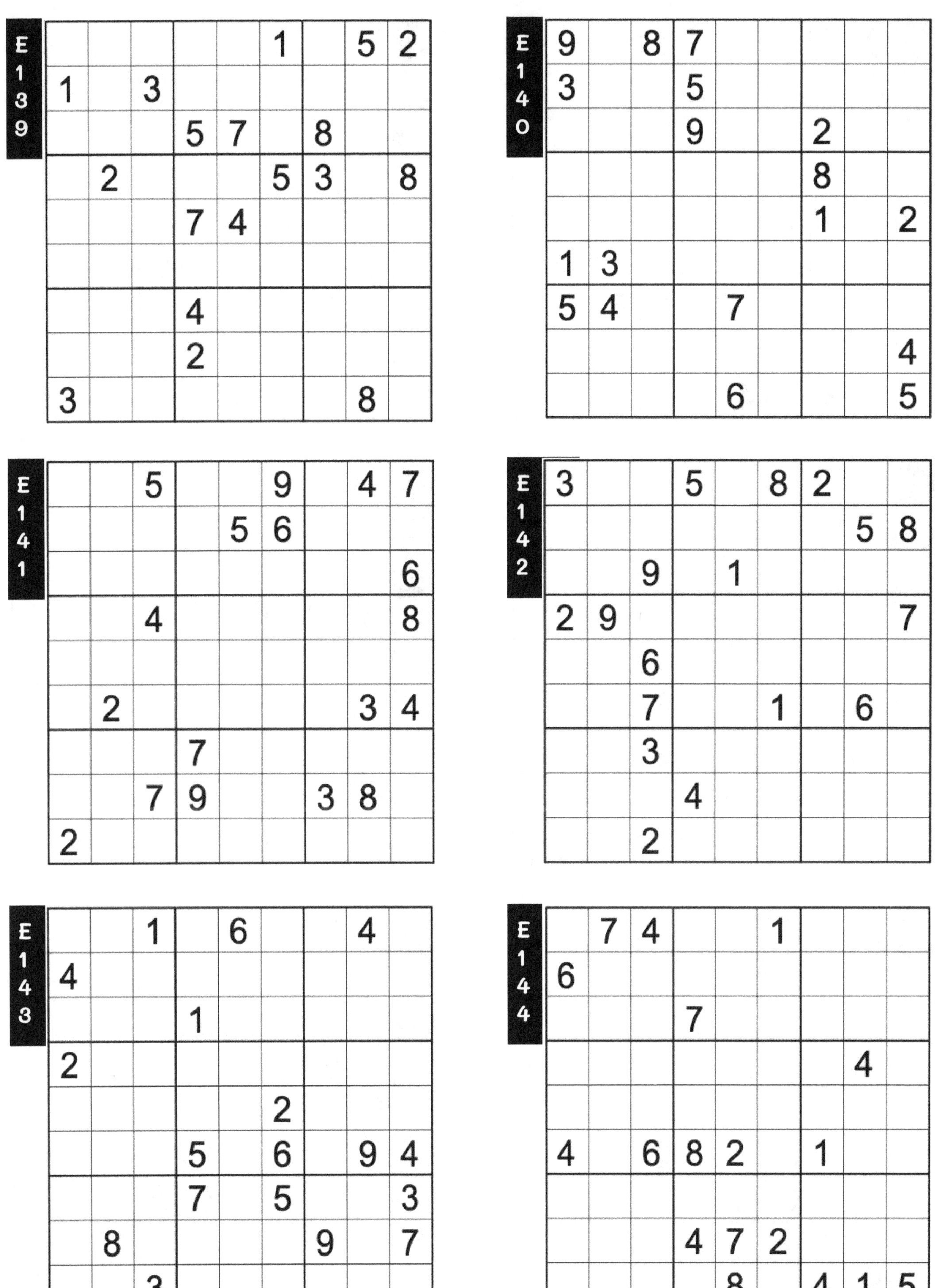
E139
E140
E141
E142
E143
E144

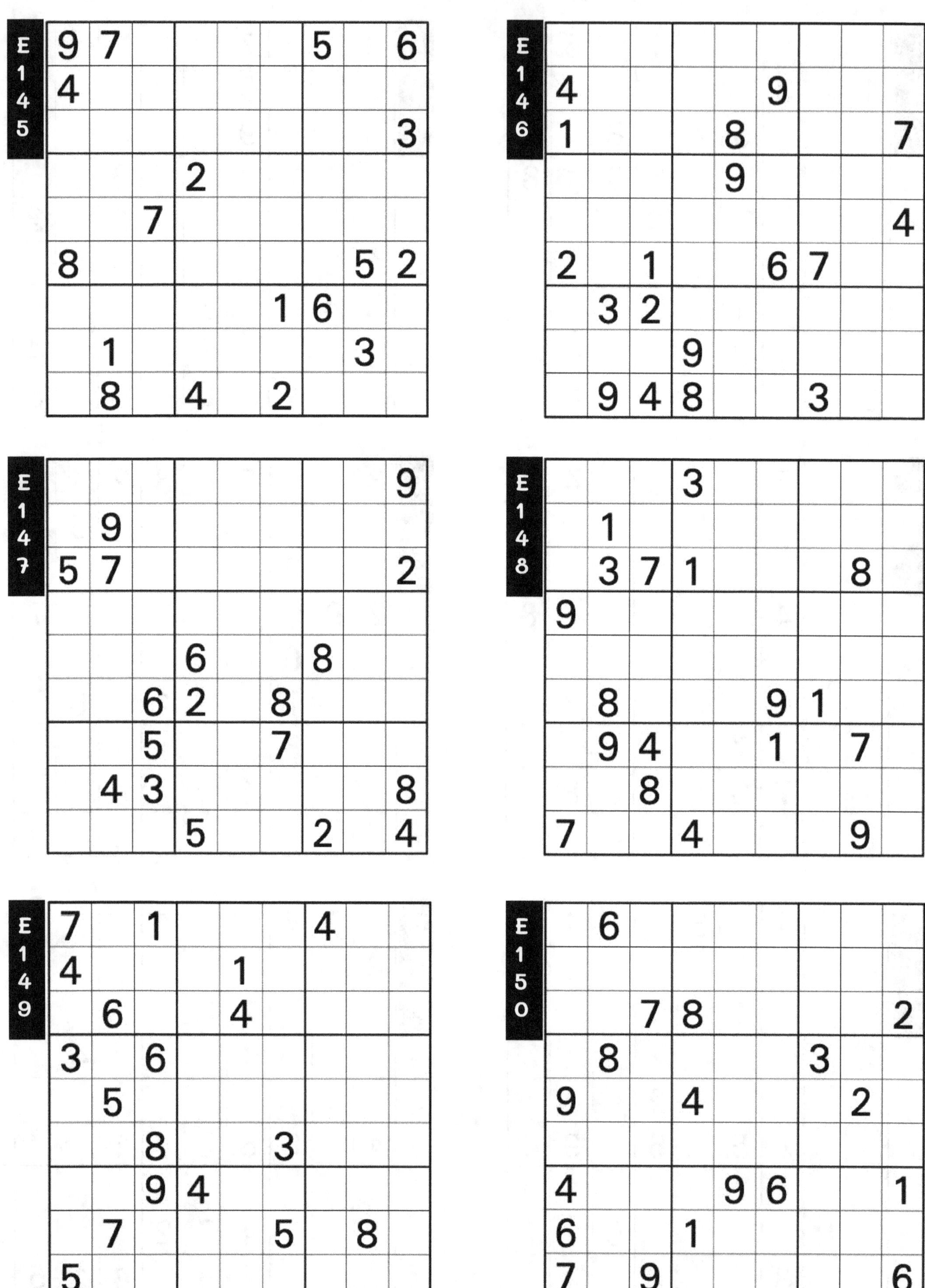
E145
E146
E147
E148
E149
E150

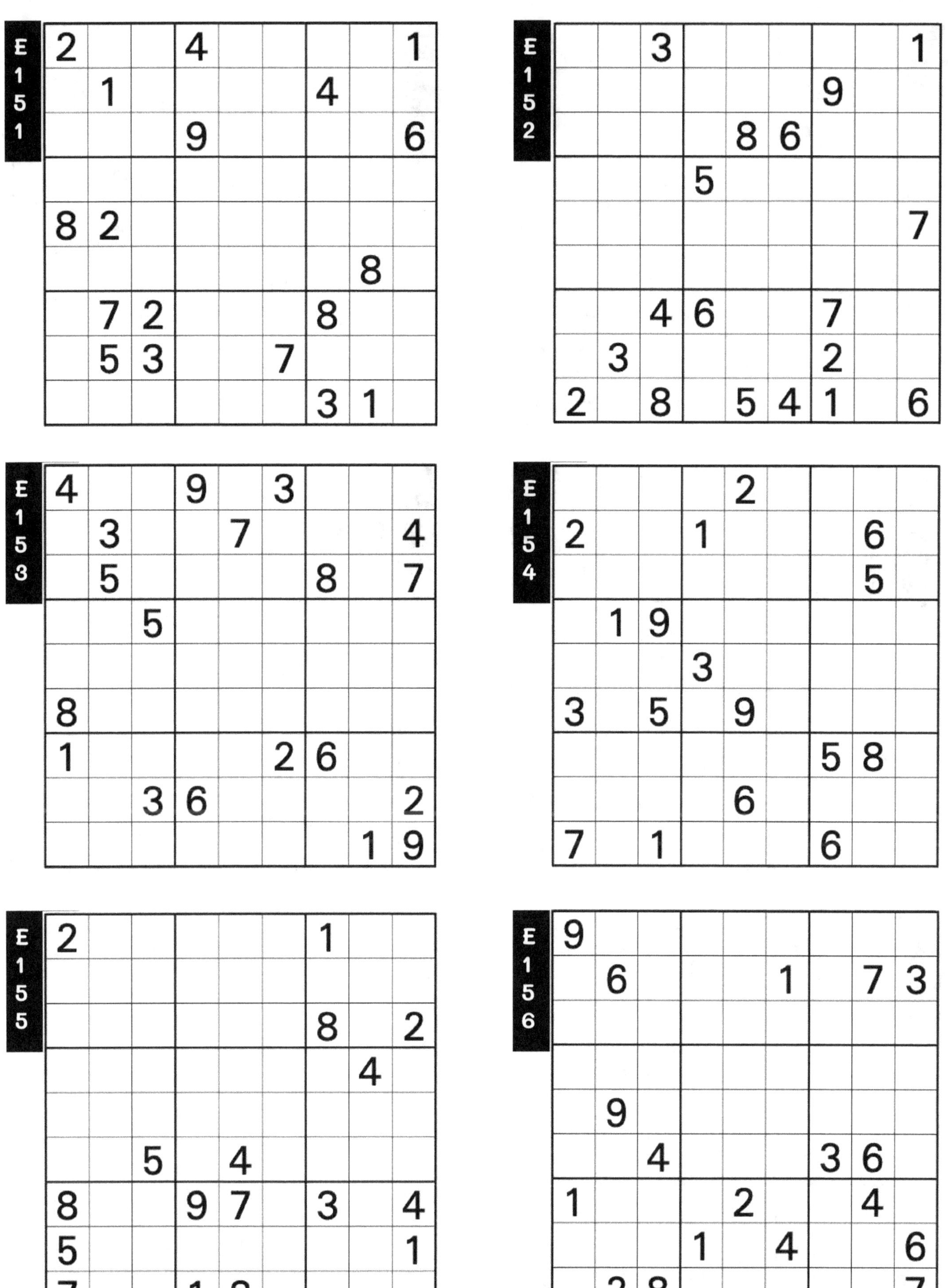
E151
E152
E153
E154
E155
E156

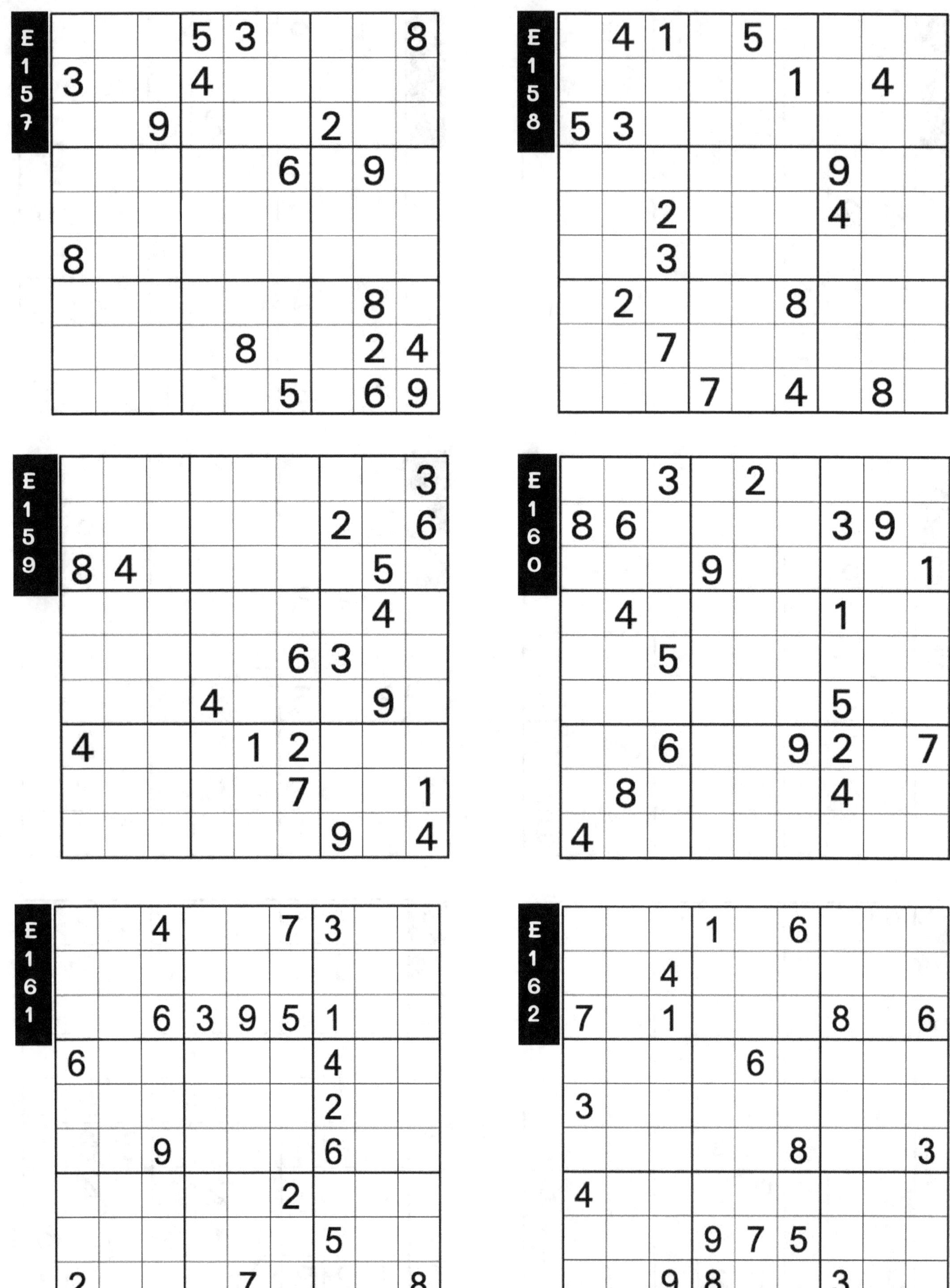

E157

			5	3				8
3			4					
		9				2		
					6		9	
8								
							8	
				8			2	4
					5		6	9

E158

	4	1		5				
					1		4	
5	3							
						9		
		2				4		
		3						
	2				8			
		7						
			7		4		8	

E159

								3
						2		6
8	4						5	
							4	
					6	3		
			4				9	
4				1	2			
					7			1
						9		4

E160

		3		2				
8	6					3	9	
			9					1
	4					1		
		5						
						5		
		6			9	2		7
	8					4		
4								

E161

		4			7	3		
		6	3	9	5	1		
6						4		
						2		
		9				6		
					2			
						5		
2				7				8

E162

			1		6			
		4						
7		1				8		6
				6				
3								
					8			3
4								
			9	7	5			
		9	8			3		

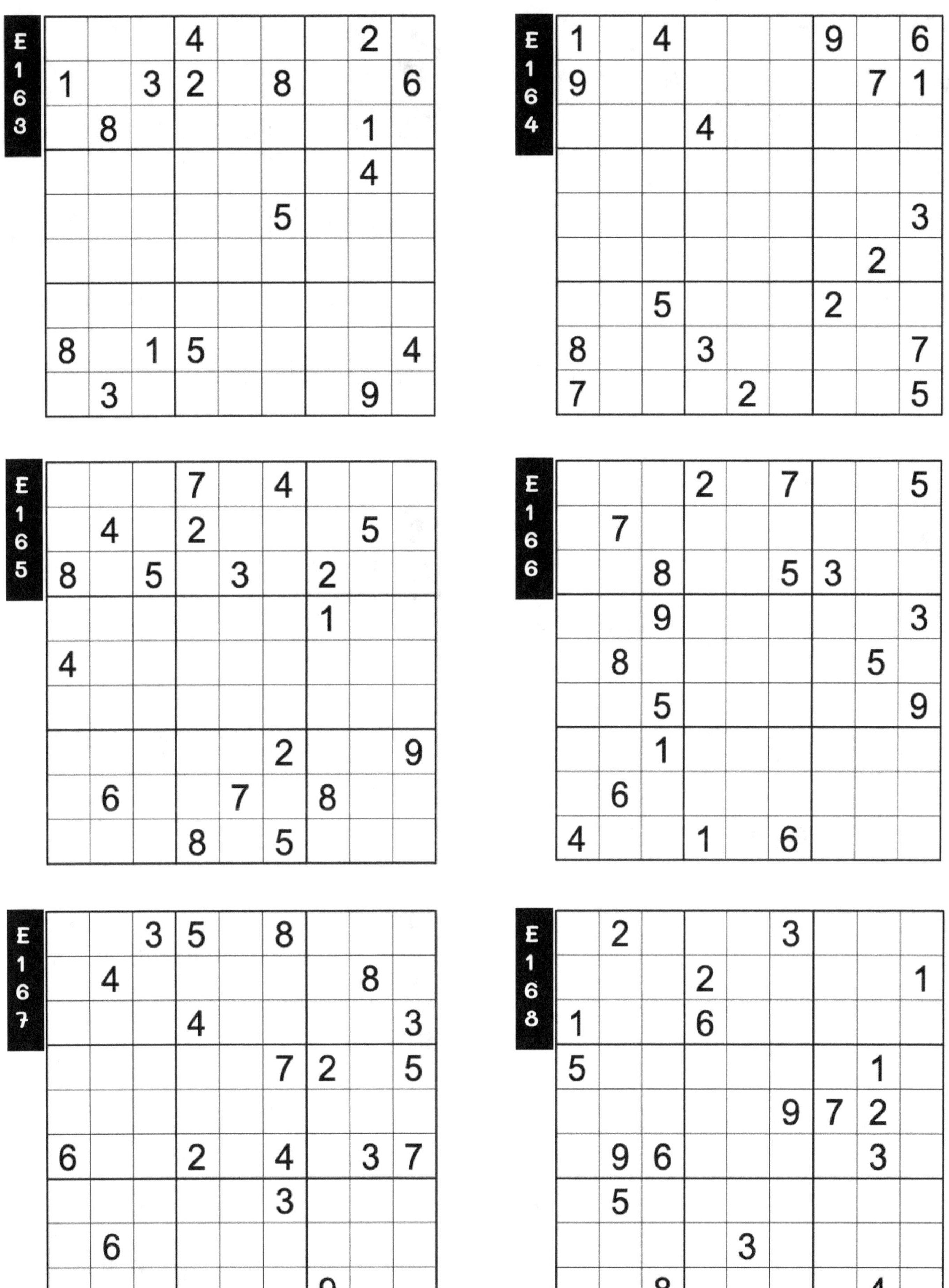

E163

			4				2	
1		3	2		8			6
	8						1	
							4	
					5			
8		1	5					4
	3						9	

E164

1		4				9		6
9							7	1
			4					
								3
							2	
		5				2		
8			3					7
7				2				5

E165

			7		4			
	4		2				5	
8		5		3		2		
						1		
4								
					2			9
	6			7		8		
			8		5			

E166

			2		7			5
	7							
		8			5	3		
		9						3
	8						5	
		5						9
		1						
	6							
4			1		6			

E167

		3	5		8			
	4						8	
			4					3
					7	2		5
6			2		4		3	7
					3			
	6							
						9		

E168

	2				3			
			2					1
1			6					
5							1	
					9	7	2	
	9	6					3	
	5							
				3				
		8					4	

E169

		8				6		
7					8			9
				2				
							7	4
	3						9	
1								3
5			1		2		6	
		9		5				

E170

8		1				7		6
			5		7			8
2	8						3	
							2	
1	9							
		2	4					
4			9	5				

E171

		9			3		6	
		2	6					3
2						8		5
					7			9
		8		5		7		
3								
		5	4			3		

E172

			8					
	3			7			9	
4			1					
		4						
		2			9			
		9		5				
8			5		1			
2				8				
			7		2			

E173

						8	6	4
	7							
		4		2	9			7
							4	
9								
					1			6
	1	7						
	9		2			5		

E174

7	6						8	9
				6				
	1	8						
	7	1			4			
		4						8
					3			
9							5	3
5		6						

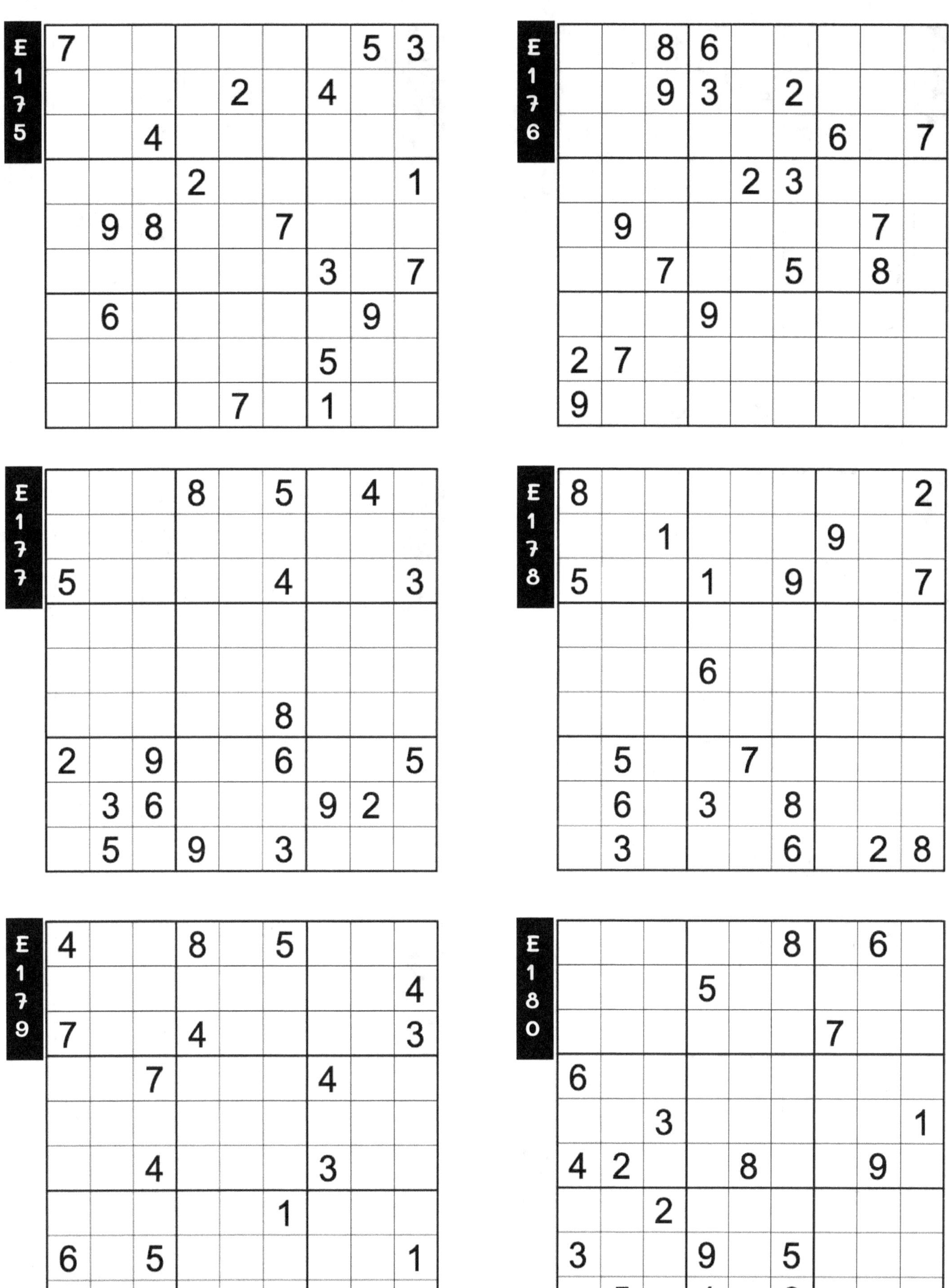
E175
E176
E177
E178
E179
E180

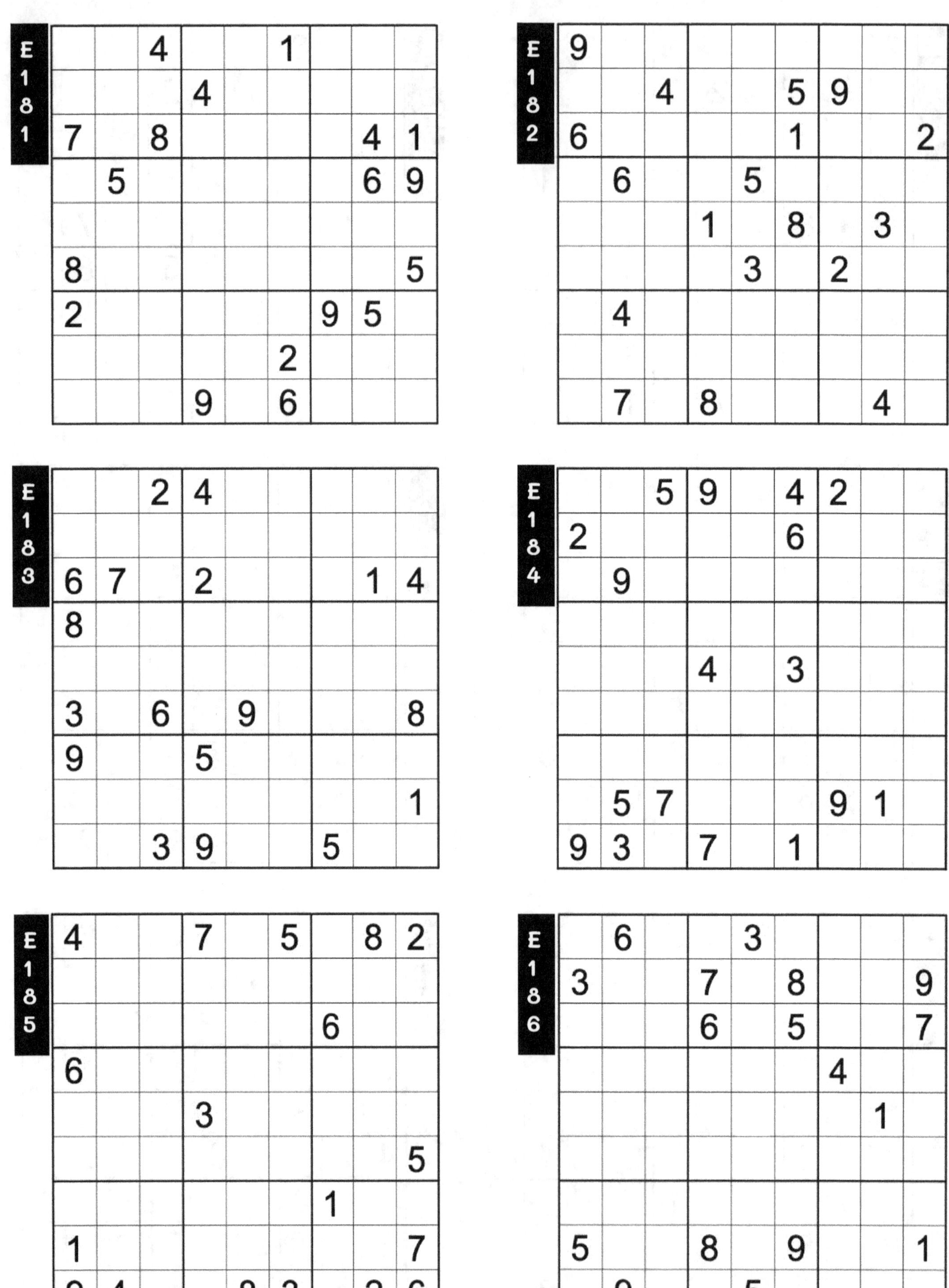
E 181
4 1
4
7 8 4 1
5 6 9
8 5
2 9 5
2
9 6
E 182
9
4 5 9
6 1 2
6 5
1 8 3
3 2
4
7 8 4
E 183
2 4
6 7 2 1 4
8
3 6 9 8
9 5
1
3 9 5
E 184
5 9 4 2
2 6
9
4 3
5 7 9 1
9 3 7 1
E 185
4 7 5 8 2
6
6
3
5
1
1 7
9 4 8 3 2 6
E 186
6 3
3 7 8 9
6 5 7
4
1
5 8 9 1
9 5

E187

	2	9		1			8	
			9					
	7				8			2
		2				5		
		5					2	
7			4		6			
			1					
	6	4						

E188

				3		2	5	
3		6			5	8		
	9							
7								8
						7	1	
	7						2	
		2			6	1		5

E189

	9						8	
2		5						9
		8						
					7			
	5				3		1	
		2						
			7		6	9		1
	6						2	

E190

8			6					
	2	1		4		7	3	
4					3			
							8	
2								7
		6			8			
1								
	4			9				
	7							

E191

3			5					
		5						
4				7				3
	9						1	
	7		9		1			
		4	6		8	2		
9								
8								4

E192

5		1	6		9	8		2
								3
		9				3		
	5						2	
7				6			9	
9	1							
			8			4		

E193

					1			
	2							5
								1
	1							
					5			
				9				
6				1	9		2	
9				6	7			
	8	2					9	

E194

		1			4			
		9	7		5	1		
		8						7
	2			3		5		8
9	3							
				6				
					2			
6								
4								

E195

							8	6
							1	
			6	2				7
					8	9		
				9				
					5			
		2	3	1				
	8	3						5
		9	8					

E196

7		9				5	2	
5			9					
			5					
					1			4
1		7						
						8	4	
9		2			3			
		3			8			

E197

7			5			3		
							2	
4			8					
							1	
5								
			3				4	
					3			2
1		7						
		6			8	1		4

E198

			5		8		2	
4	6							5
8						9		
	3							
						2		1
	9							
	7	1						
		8			4	1		
		2						

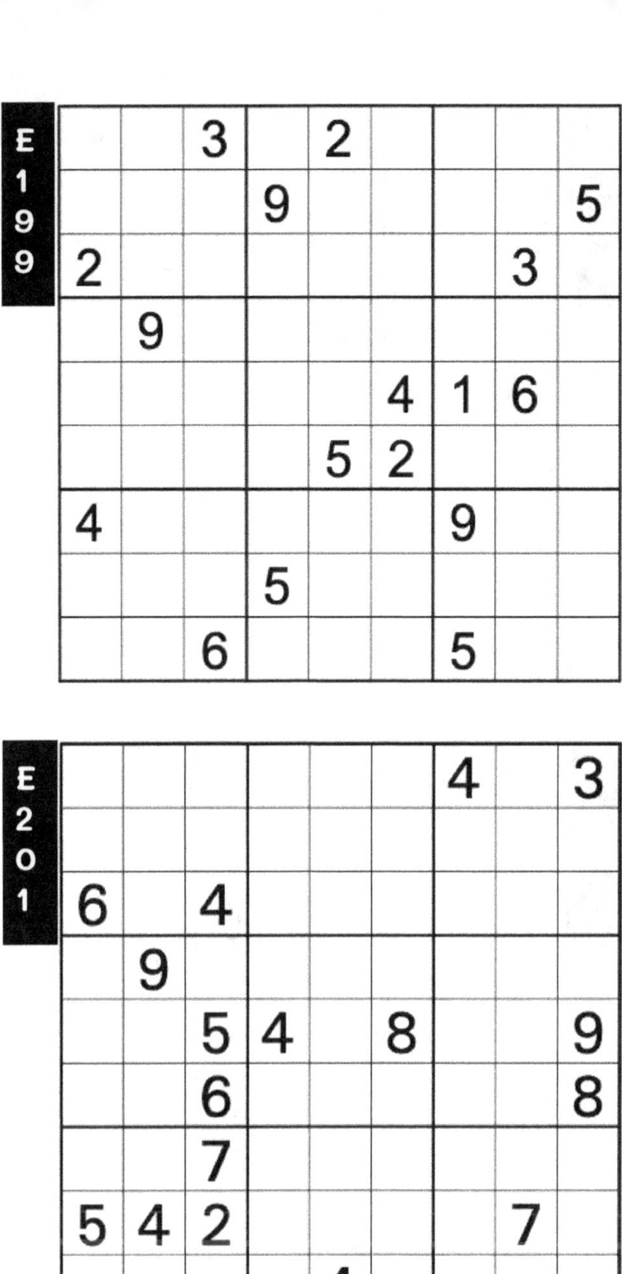

E199

		3		2				
			9					5
2							3	
	9							
					4	1	6	
				5	2			
4						9		
			5					
		6				5		

E200

	3	8	2				1	
			5					
3	6	9				7		
8						4		9
	9			5				2
7					3			

E201

						4		3
6		4						
	9							
		5	4		8			9
		6						8
		7						
5	4	2					7	
				4				

E202

			5		9			
	5						1	
			2			9		
6	8	5		2				
								2
	7		1					
7								
	3		4					1

E203

	8						5	
4								
7			6	3	8			1
	6				4			9
	7				2			
9						1		5
			5					
		3						

E204

2					6			
								7
					9			
			3			9		
	3	8			1			
	1		7	5				
		3		9			4	
	4	9					7	

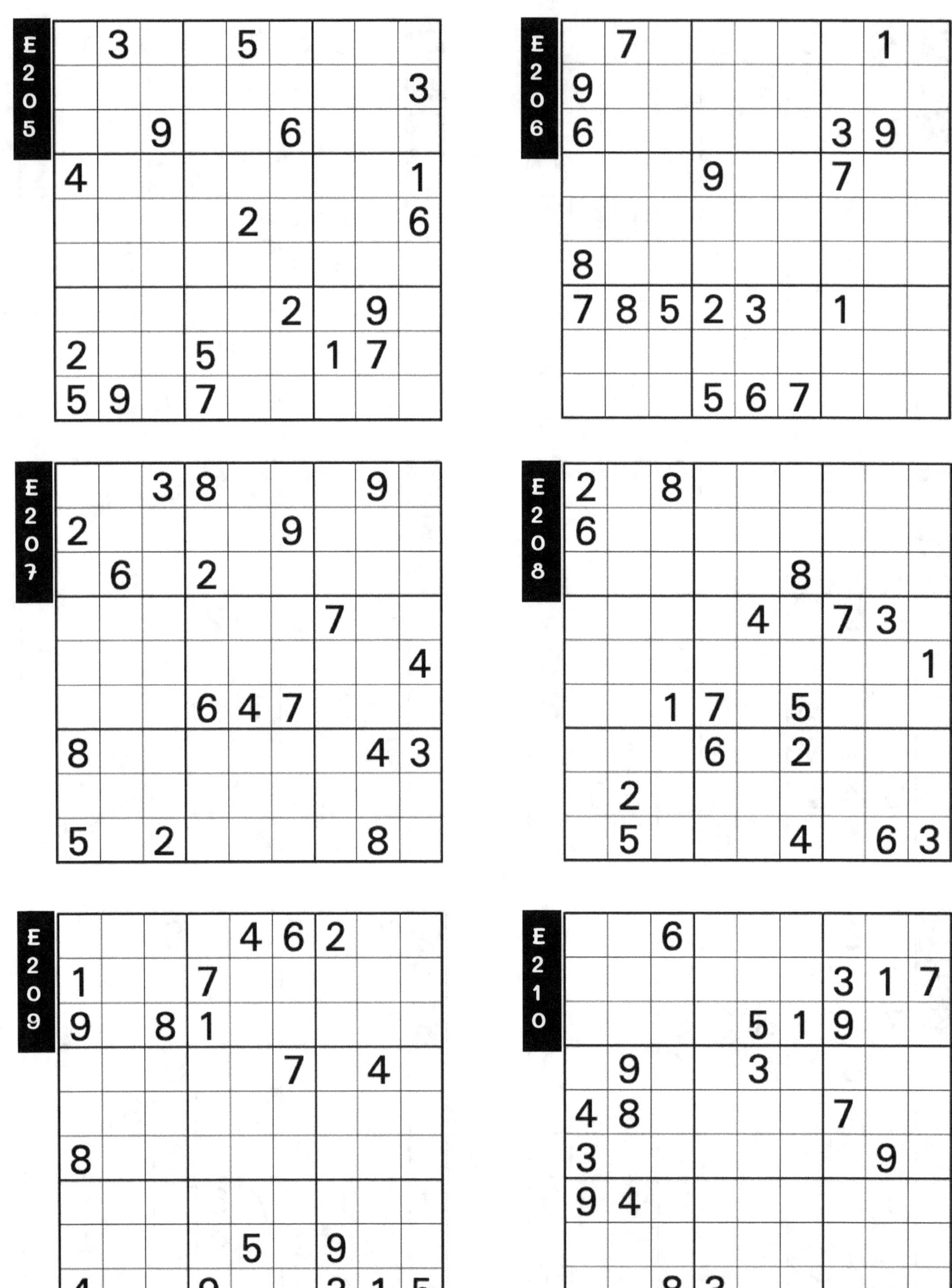

E205

	3			5				
								3
		9			6			
4								1
				2				6
					2		9	
2			5			1	7	
5	9		7					

E206

	7						1	
9								
6						3	9	
			9			7		
8								
7	8	5	2	3		1		
			5	6	7			

E207

		3	8				9	
2					9			
	6		2					
						7		
								4
			6	4	7			
8							4	3
5		2					8	

E208

2		8						
6								
					8			
				4		7	3	
								1
		1	7		5			
			6		2			
	2							
	5				4		6	3

E209

				4	6	2		
1			7					
9		8	1					
					7		4	
8								
				5		9		
4			9			3	1	5

E210

		6						
						3	1	7
				5	1	9		
	9			3				
4	8					7		
3							9	
9	4							
		8	3					

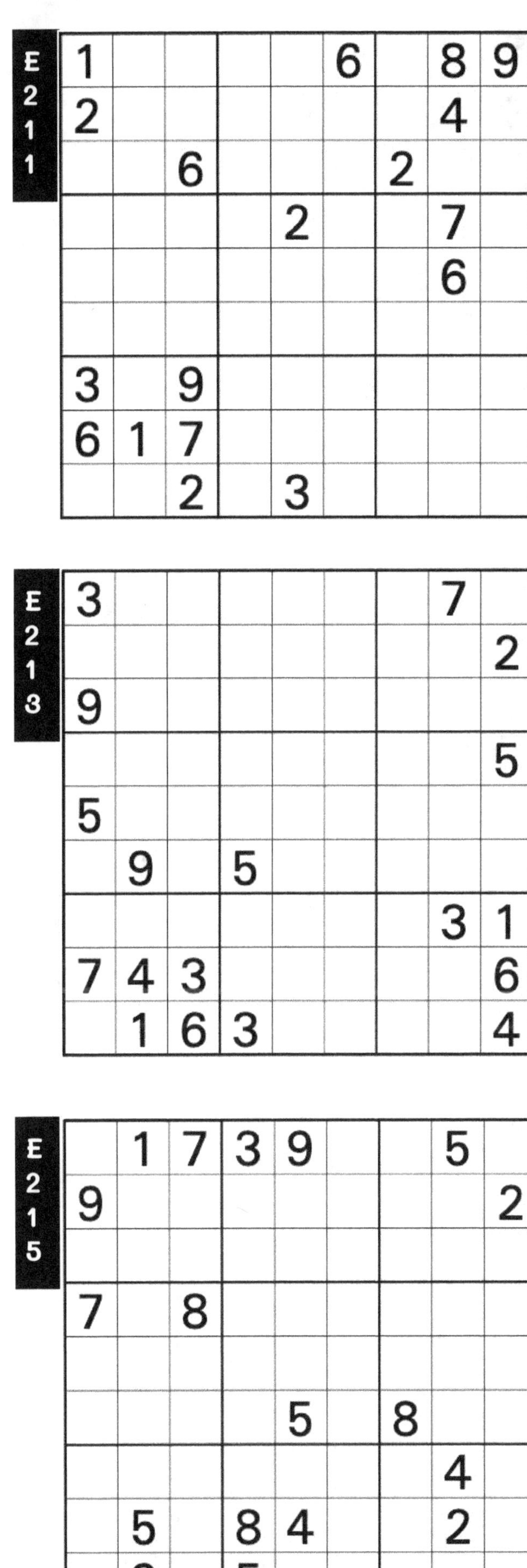

E211

1					6		8	9
2							4	
		6				2		
				2			7	
							6	
3		9						
6	1	7						
		2		3				

E212

8		5						
7	6					9		
			6					
		9						
2								
	7							
5				6	4			
4					9	3		
9				3			5	

E213

3							7	
								2
9								
								5
5								
	9		5					
							3	1
7	4	3						6
	1	6	3					4

E214

				6	9			3
3	8			5			9	2
	9	5		8	2			
			6					
			8	9				
					4		6	1

E215

	1	7	3	9			5	
9								2
7		8						
				5		8		
							4	
	5		8	4			2	
	9		5					

E216

		2						
			5				6	8
			3					5
2								
4		8				9		3
7			6			8		
				6				
	5							
	7							

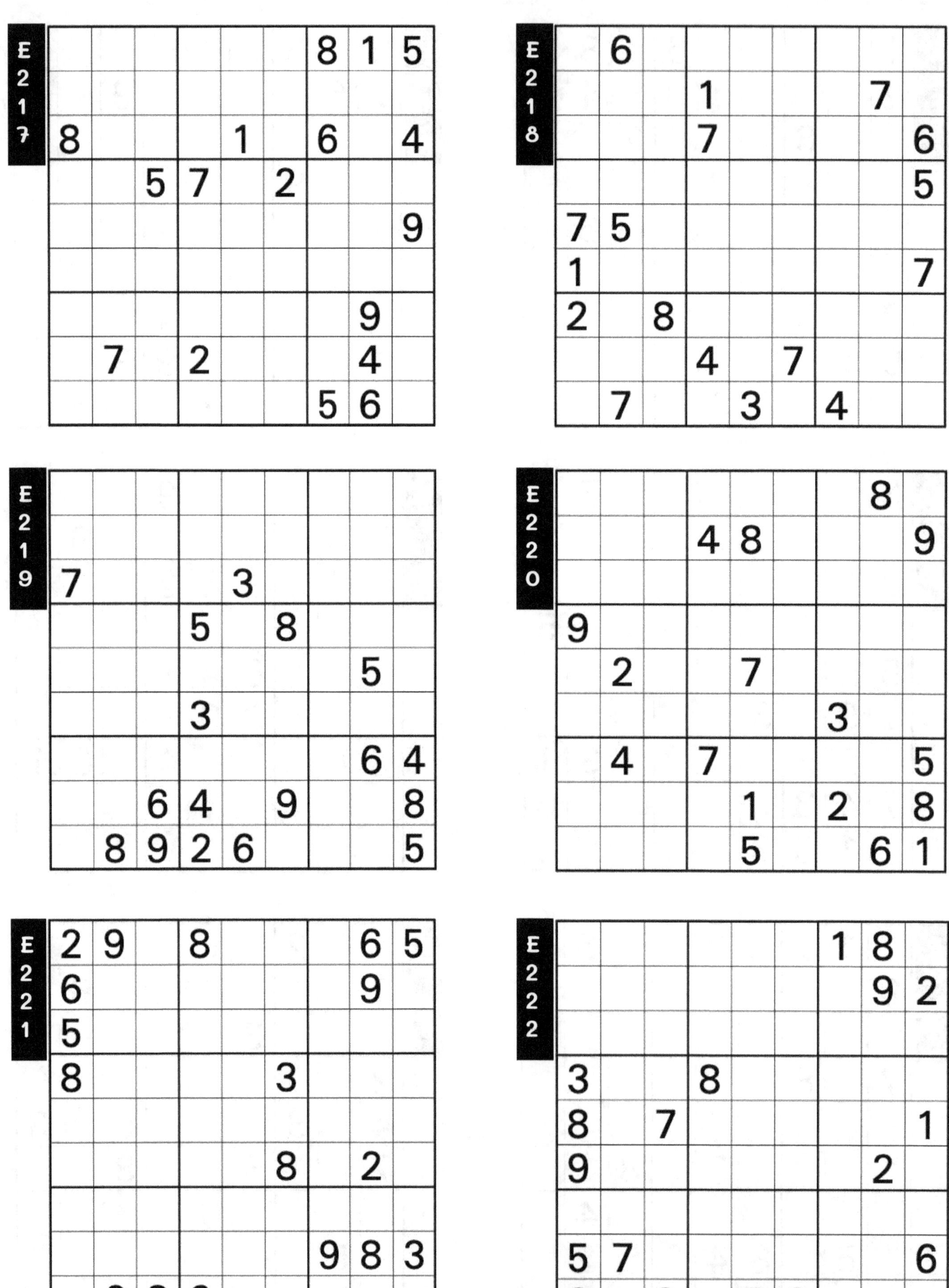

E217

						8	1	5
8				1		6		4
		5	7		2			
								9
							9	
	7		2				4	
						5	6	

E218

	6							
			1				7	
			7					6
								5
7	5							
1								7
2		8						
			4		7			
	7			3		4		

E219

7				3				
			5		8			
							5	
			3					
							6	4
		6	4		9			8
	8	9	2	6				5

E220

							8	
			4	8				9
9								
	2			7				
						3		
	4		7					5
				1		2		8
				5			6	1

E221

2	9		8				6	5
6							9	
5								
8					3			
					8		2	
						9	8	3
	2	8	9					

E222

						1	8	
							9	2
3			8					
8		7						1
9							2	
5	7							6
2		8		5	6			

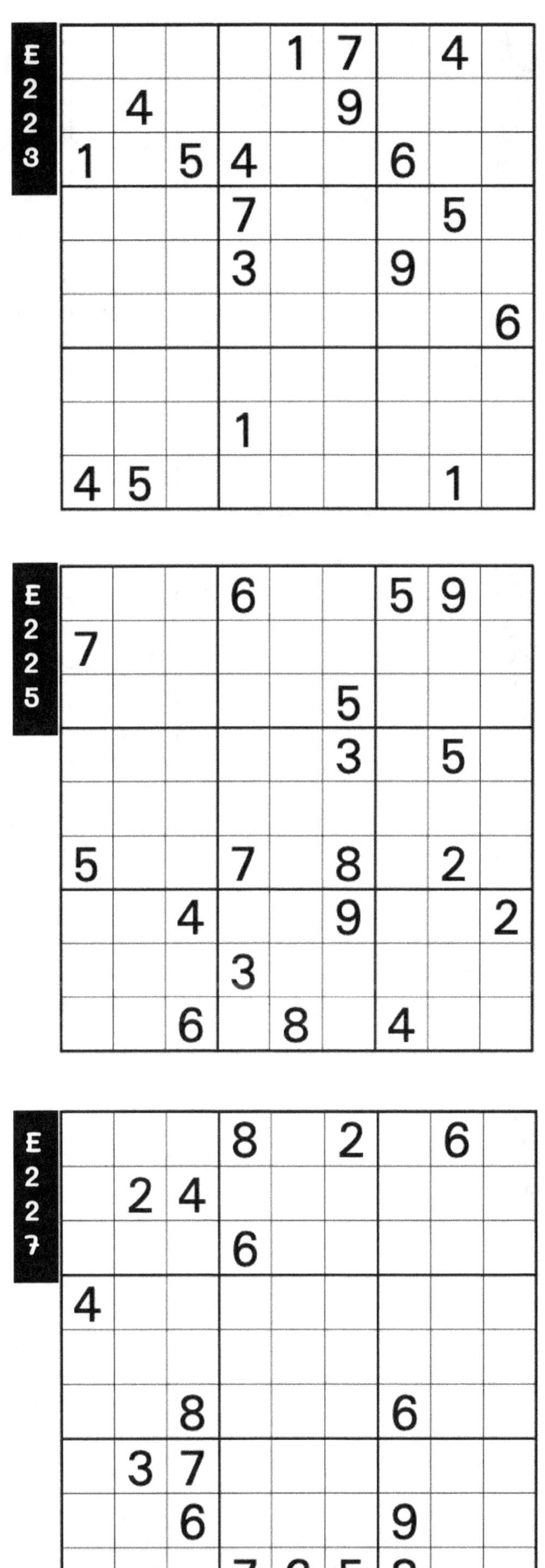

E223

				1	7		4	
	4				9			
1		5	4			6		
			7				5	
			3			9		
								6
			1					
4	5						1	

E224

6	2	3				7		
7	4					5		6
	1							
2								
		1						
							9	
3		9						4
			5			8		

E225

			6			5	9	
7								
					5			
					3		5	
5			7		8		2	
		4			9			2
			3					
		6		8		4		

E226

					2			
		7						6
5				7				
		6		2			9	4
					6			
1			4					9
					1	6		
	6				9			

E227

			8		2		6	
	2	4						
			6					
4								
		8				6		
	3	7						
		6				9		
			7	6	5	8		

E228

9								
					8			
							9	
	5							
1							7	
			1	7	5	4		
			3					
	9				2			8
3			5	4		9		

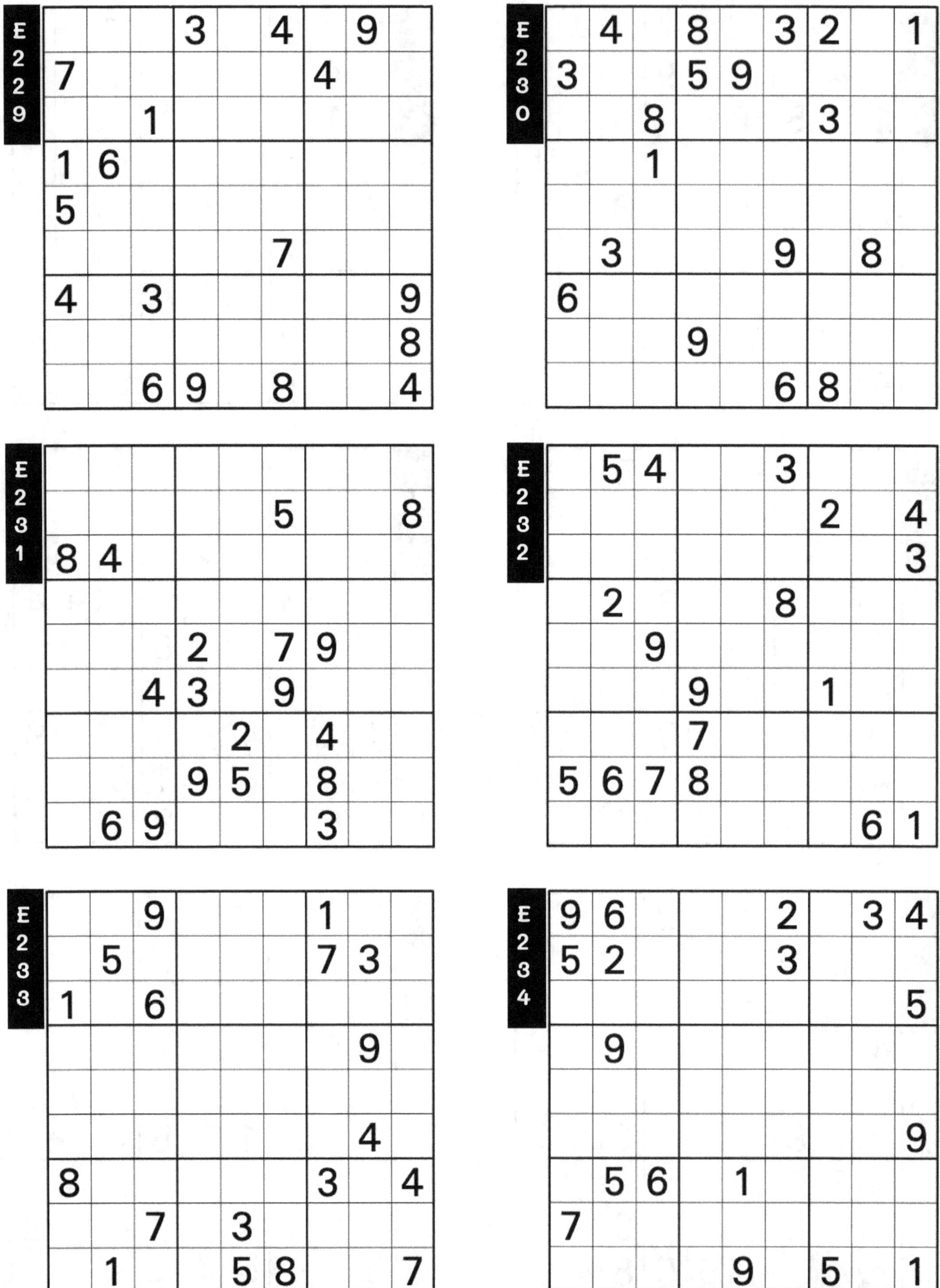

E229

			3		4		9	
7						4		
		1						
1	6							
5								
					7			
4		3						9
								8
		6	9		8			4

E230

	4		8		3	2		1
3			5	9				
		8				3		
		1						
	3				9		8	
6								
			9					
					6	8		

E231

					5			8
8	4							
			2		7	9		
		4	3		9			
				2		4		
			9	5		8		
	6	9				3		

E232

	5	4			3			
						2		4
								3
	2				8			
		9						
			9			1		
			7					
5	6	7	8					
							6	1

E233

		9				1		
	5					7	3	
1		6						
							9	
							4	
8						3		4
		7		3				
	1			5	8			7

E234

9	6				2		3	4
5	2				3			
								5
	9							
								9
	5	6		1				
7								
				9		5		1

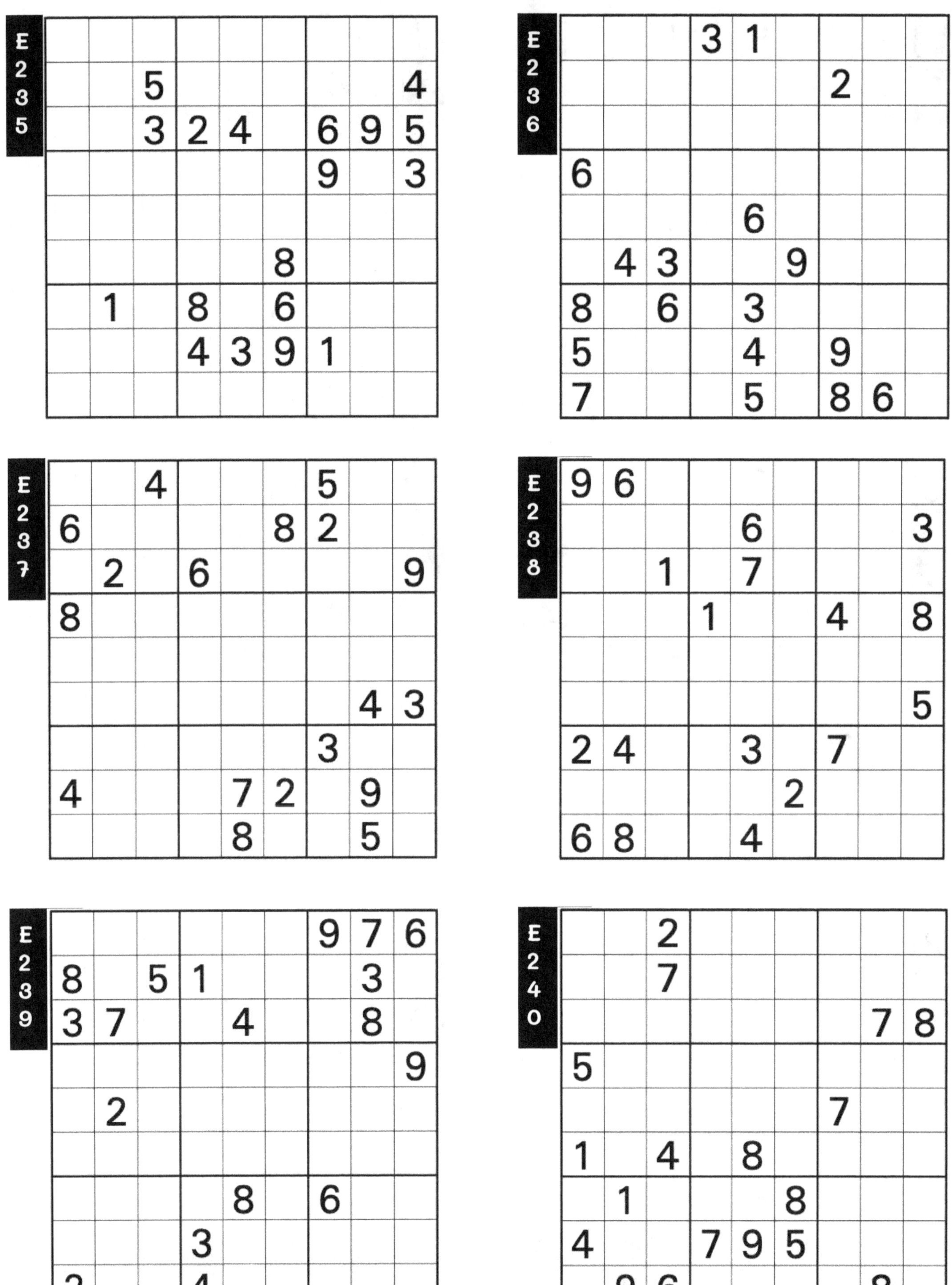

E235

		5						4
		3	2	4		6	9	5
						9		3
					8			
	1		8		6			
			4	3	9	1		

E236

			3	1				
						2		
6								
				6				
	4	3			9			
8		6		3				
5				4		9		
7				5		8	6	

E237

		4				5		
6					8	2		
	2		6					9
8								
							4	3
						3		
4				7	2		9	
				8			5	

E238

9	6							
				6				3
		1		7				
			1			4		8
								5
2	4			3		7		
					2			
6	8			4				

E239

						9	7	6
8		5	1				3	
3	7			4			8	
								9
	2							
				8		6		
			3					
2			4					

E240

		2						
		7						
							7	8
5								
						7		
1		4		8				
	1				8			
4			7	9	5			
	9	6					8	

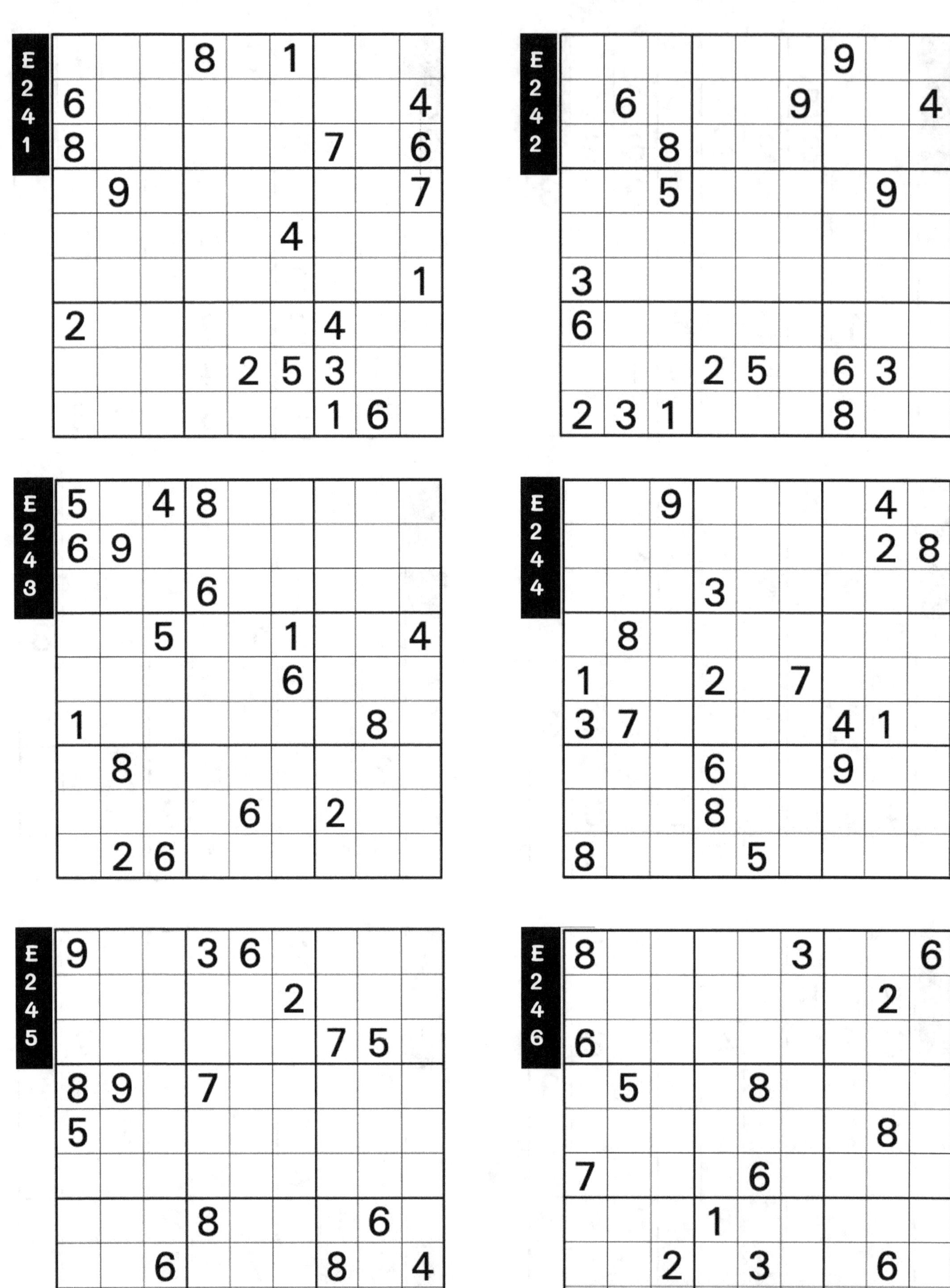
E241
E242
E243
E244
E245
E246

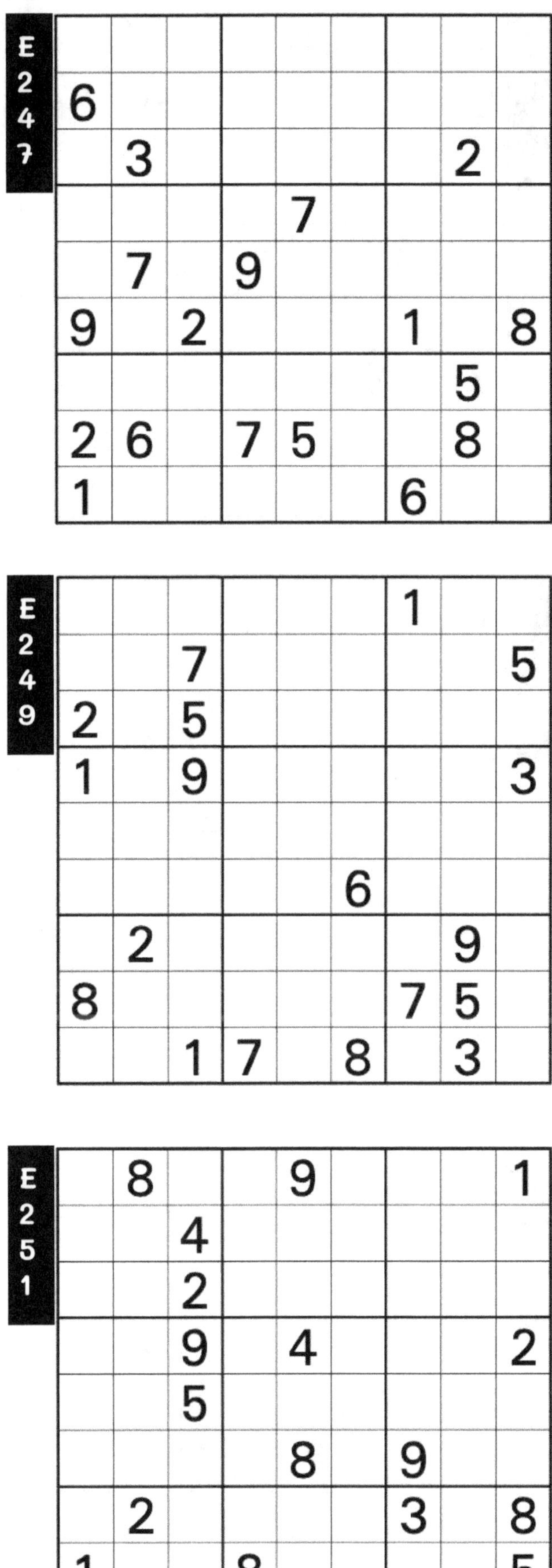

E247

6								
	3						2	
				7				
	7		9					
9		2				1		8
							5	
2	6		7	5			8	
1						6		

E248

1		4					9	
						6		
				9				
				4				
			5		3			
					6			
		3			2		6	
8							3	
6			8		4		2	

E249

						1		
		7						5
2		5						
1		9						3
					6			
	2						9	
8						7	5	
		1	7		8		3	

E250

			9		1	6		
1	2					4		9
		5		7	9			
	6							
		9						
			3					
5	7			8				
					5			8

E251

	8			9				1
		4						
		2						
		9		4				2
		5						
				8		9		
	2					3		8
1			8					5
5			4					

E252

			9		6	1		
		4						
		1						
	5			8				
2					3		9	5
6								
				2				
4					8			
	9					4		

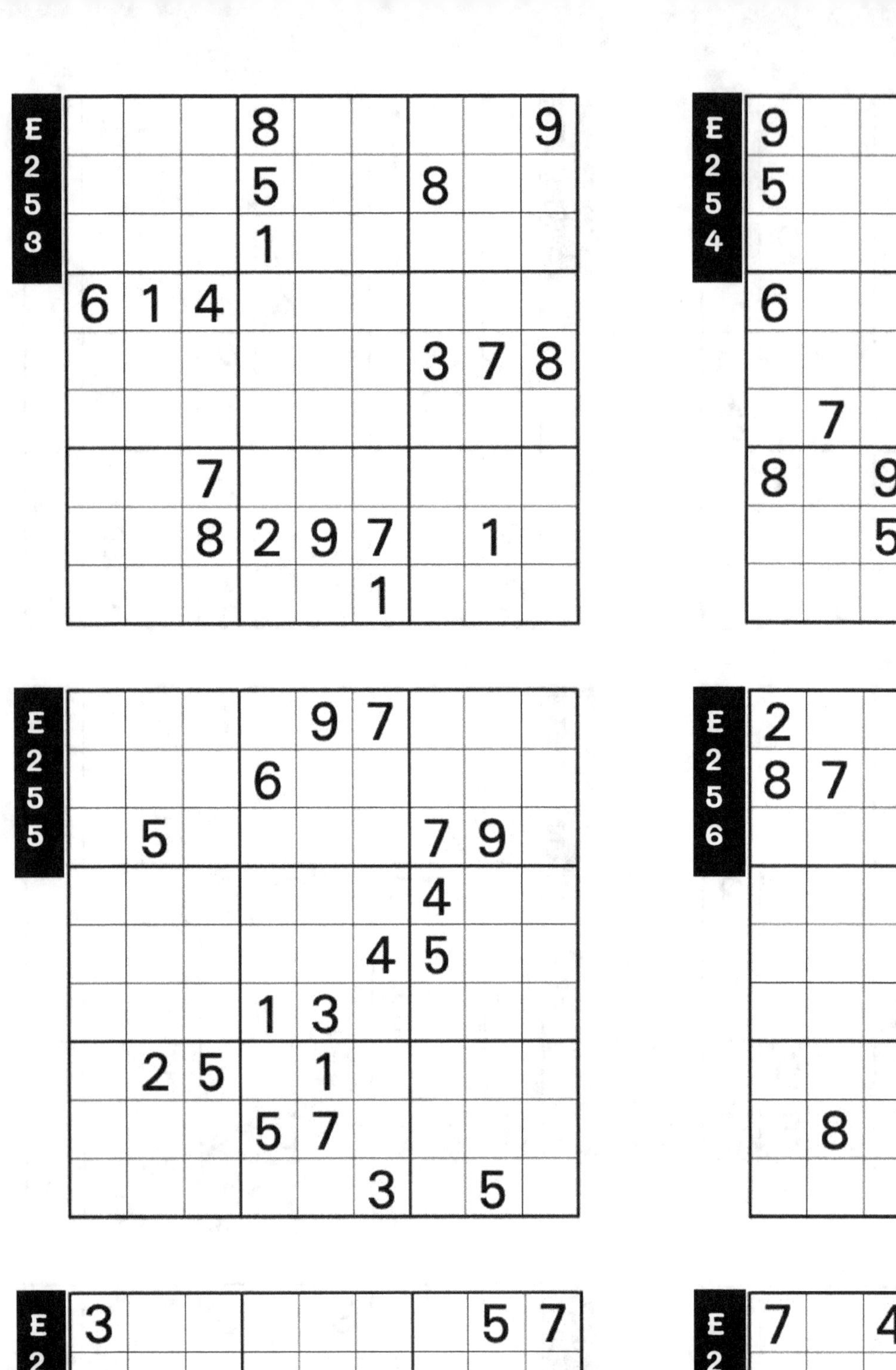

E253

			8					9
			5			8		
			1					
6	1	4						
						3	7	8
		7						
		8	2	9	7		1	
					1			

E254

9			6					
5						9		
6						5		
			9	7				
	7							
8		9	1					
		5		3			9	
					8	1	2	

E255

				9	7			
			6					
	5					7	9	
						4		
					4	5		
			1	3				
	2	5		1				
			5	7				
					3		5	

E256

2								
8	7		9		2		3	
						8		
					5			7
						9	6	5
	8		6		7			4
			2	9				

E257

3							5	7
4	7							
	9		7					5
5				8				
7	8		5					
8	1							
					1	7		8

E258

7		4	9					2
				6	7			
	2	5					9	6
						2		
9			4					
					5			
			3					
	9							
4	5							

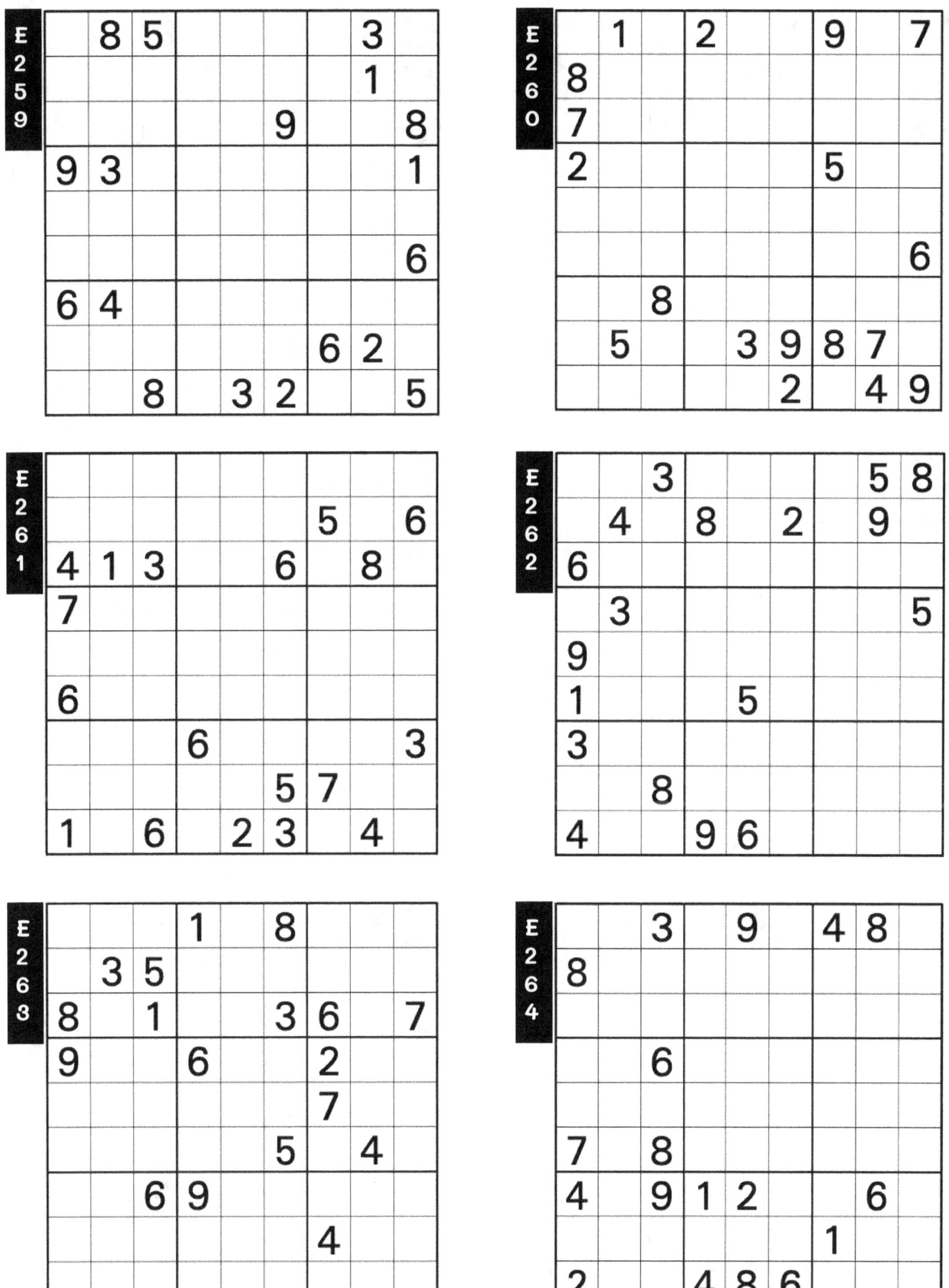

E259

	8	5					3	
							1	
					9			8
9	3							1
								6
6	4							
						6	2	
		8		3	2			5

E260

	1		2			9		7
8								
7								
2						5		
								6
		8						
	5			3	9	8	7	
					2		4	9

E261

						5		6
4	1	3			6		8	
7								
6								
			6					3
					5	7		
1		6		2	3		4	

E262

		3					5	8
	4		8		2		9	
6								
	3							5
9								
1				5				
3								
		8						
4			9	6				

E263

			1		8			
	3	5						
8		1			3	6		7
9			6			2		
						7		
					5		4	
		6	9					
						4		

E264

		3		9		4	8	
8								
		6						
7		8						
4		9	1	2			6	
						1		
2			4	8	6			

E265

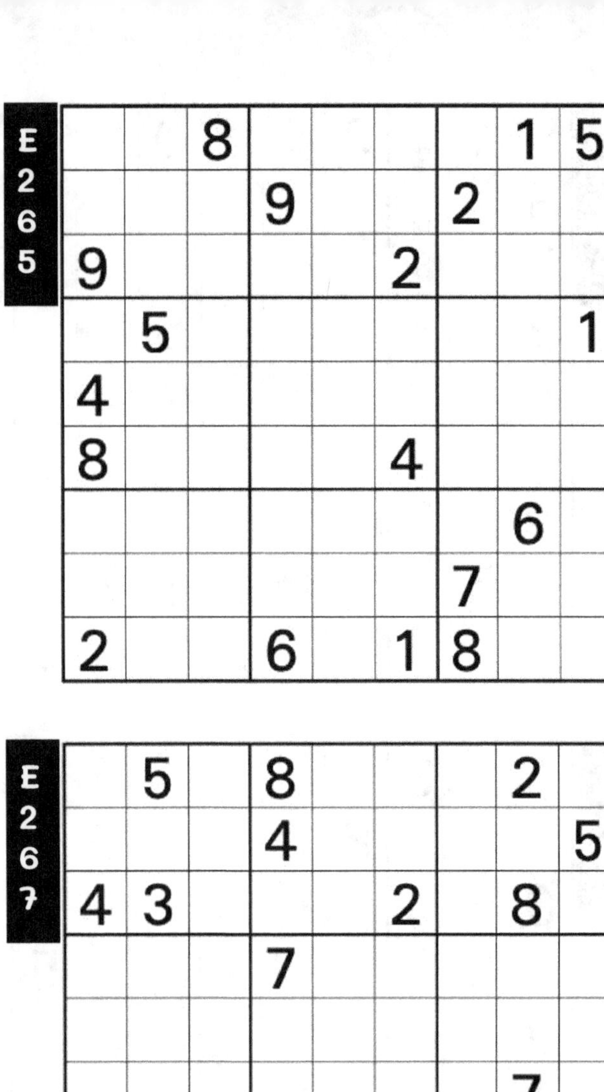

		8					1	5
			9			2		
9					2			
	5							1
4								
8					4			
							6	
						7		
2			6		1	8		

E266

			9		8			
6				1				
		4				9		1
5						7	9	
			5					
						2		
					7			
3		1						
	7		4	5				

E267

	5		8				2	
			4					5
4	3				2		8	
			7					
							7	
			9		4			
		1						9
3		9						8

E268

4	9							
							5	
		6				2		
8		2	6					
	5							
	6	3						
7			5			4		
		4	8		7			

E269

			6			5		8
								7
2								3
					9			
3	9							
						1		
4		7			2			5
			4	7			2	9

E270

8			9		7			
				8				6
1			4			3		8
								2
		2						
							9	
				5	4	6		
	2	9						
5								

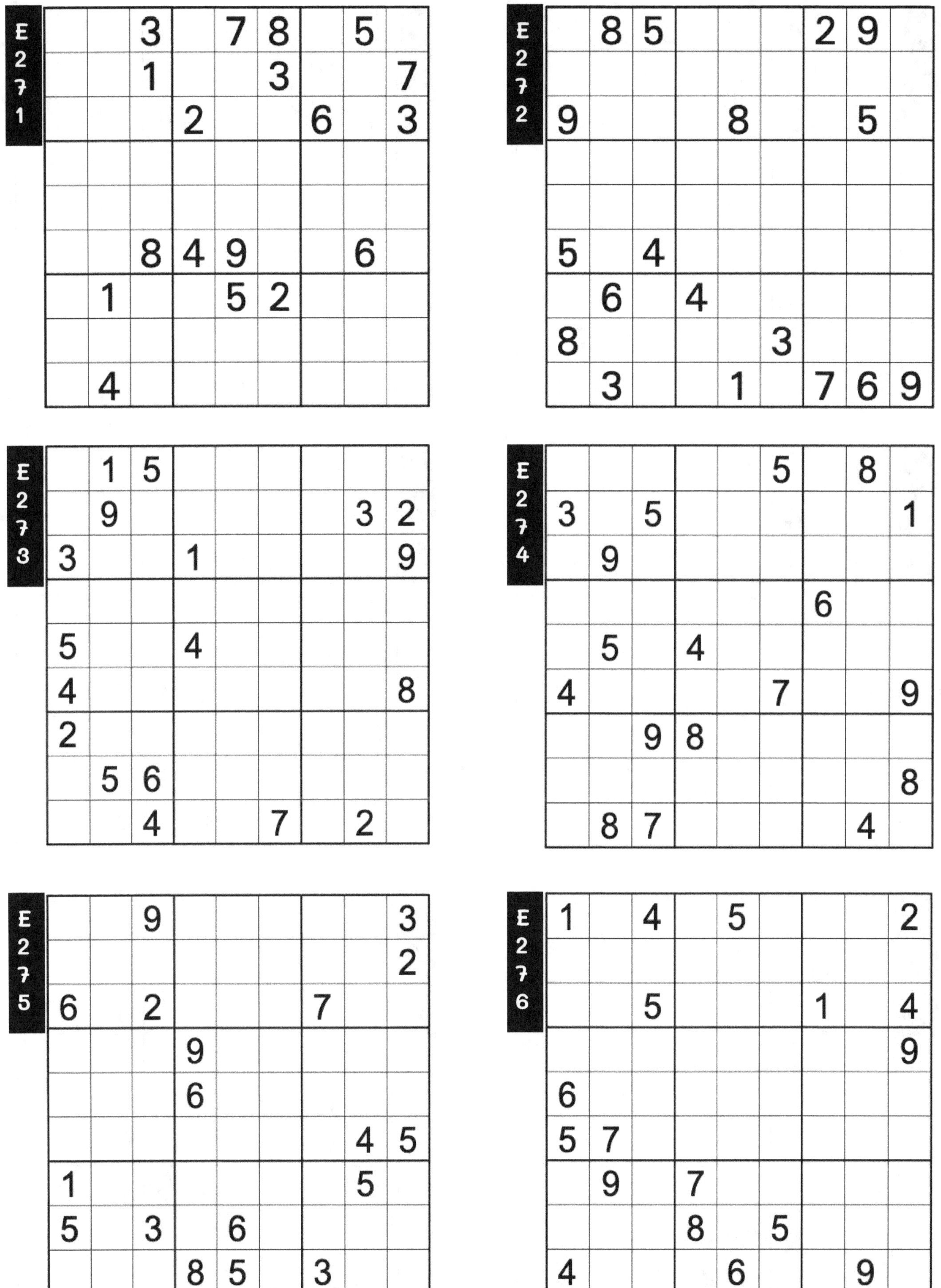

E271

		3		7	8		5	
		1			3			7
			2			6		3
		8	4	9			6	
	1			5	2			
	4							

E272

	8	5				2	9	
9				8			5	
5		4						
	6		4					
8					3			
	3			1		7	6	9

E273

	1	5						
	9						3	2
3			1					9
5			4					
4								8
2								
	5	6						
		4			7		2	

E274

					5		8	
3		5						1
	9							
						6		
	5		4					
4					7			9
		9	8					
								8
	8	7					4	

E275

		9						3
								2
6		2				7		
			9					
			6					
							4	5
1							5	
5		3		6				
			8	5		3		

E276

1		4		5				2
		5				1		4
								9
6								
5	7							
	9		7					
			8		5			
4				6			9	

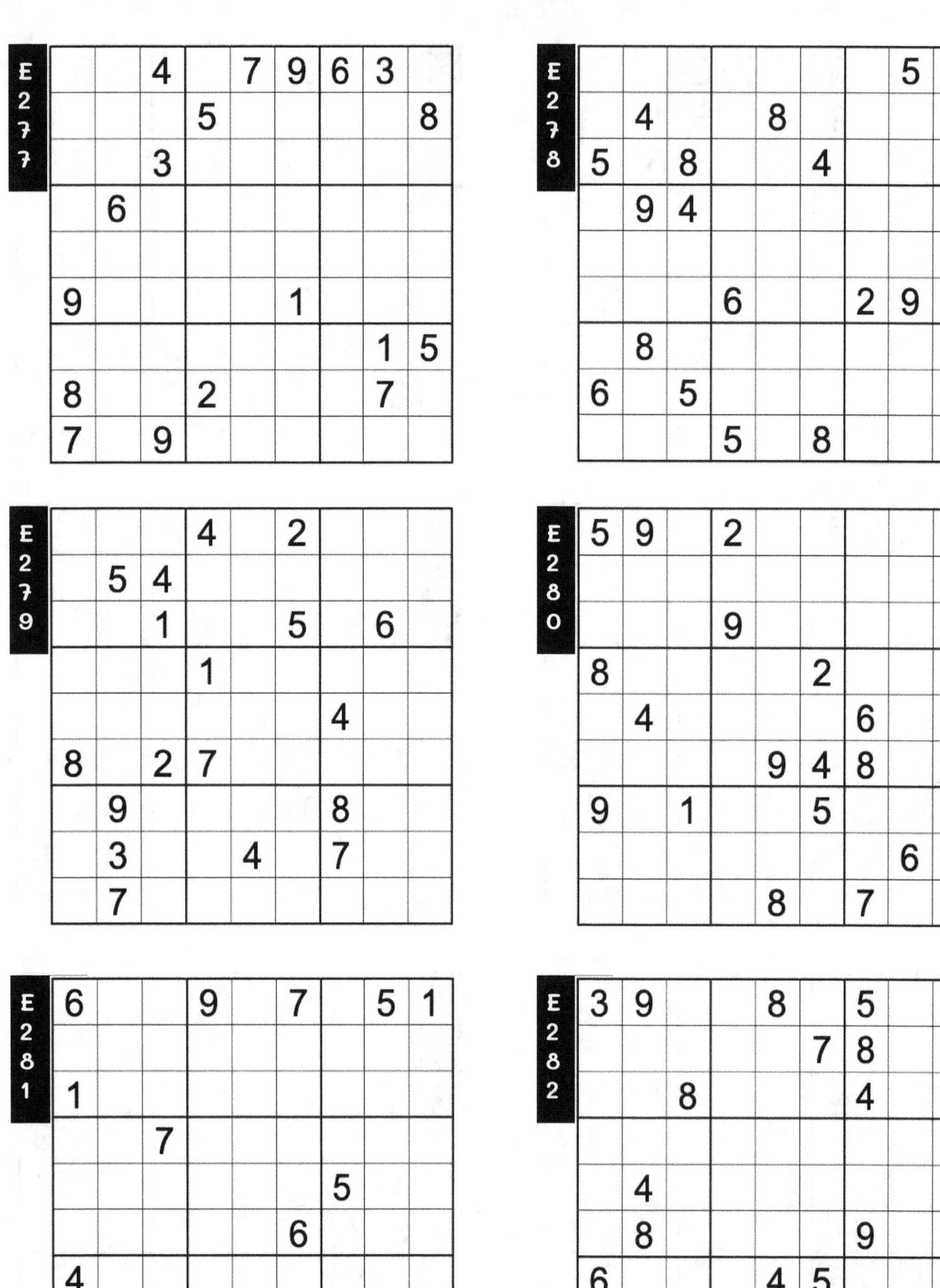

E277

		4		7	9	6	3	
			5					8
		3						
	6							
9					1			
							1	5
8			2				7	
7		9						

E278

							5	
	4			8				
5		8			4			
	9	4						
			6			2	9	
	8							9
6		5						
			5		8			6

E279

			4		2			
	5	4						
		1			5		6	
			1					
						4		
8		2	7					
	9					8		
	3			4		7		
	7							

E280

5	9		2					8
			9					
8					2			
	4					6		
				9	4	8		
9		1			5			
							6	
				8		7		

E281

6			9		7		5	1
1								
		7						
						5		
					6			
4								
		6	4	9			7	8
			8	2		6		

E282

3	9			8		5		
					7	8		
		8				4		9
	4							
	8					9		
6				4	5			
5	3	9						

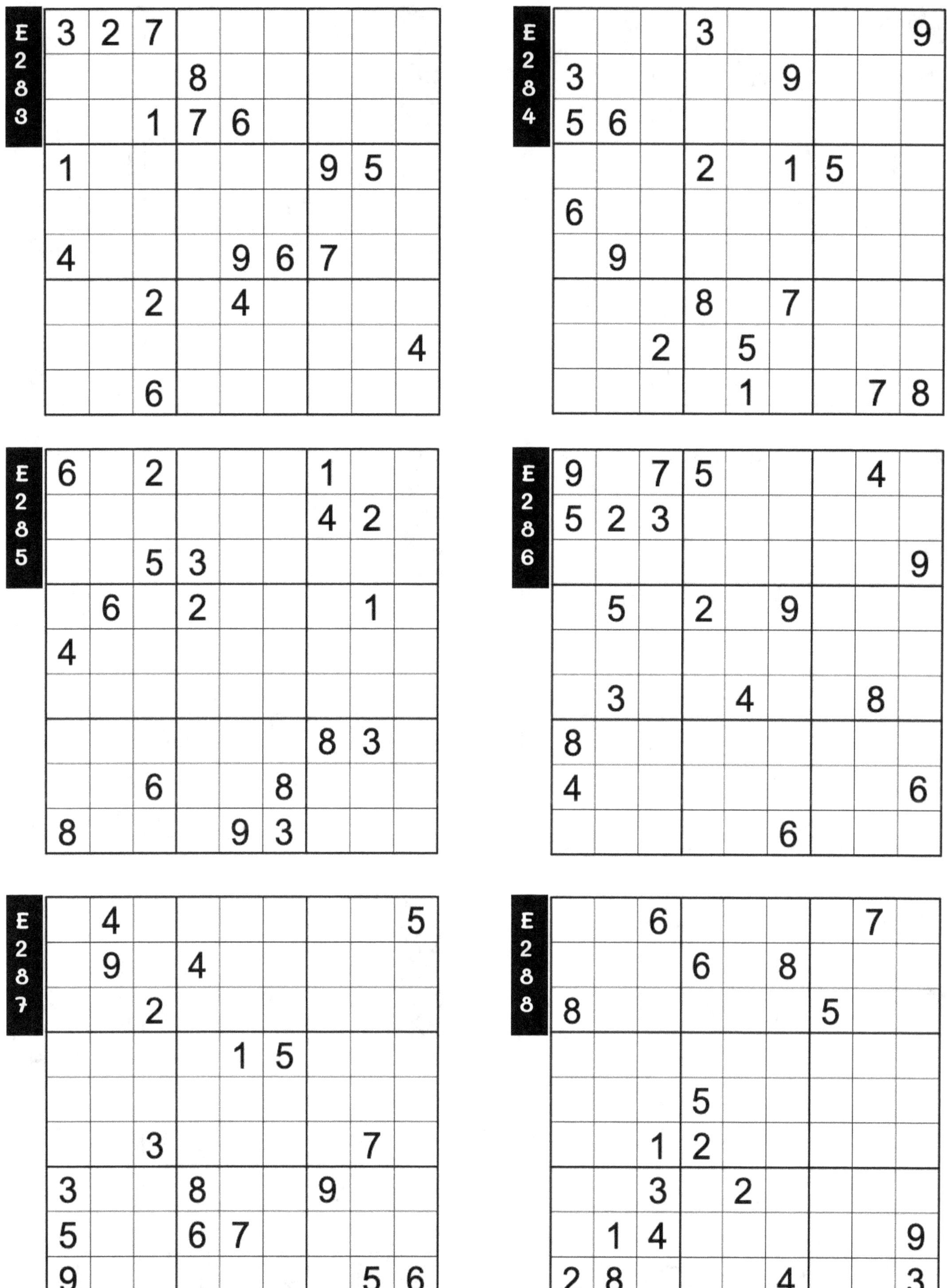

E283

3	2	7						
			8					
		1	7	6				
1						9	5	
4				9	6	7		
		2		4				
								4
		6						

E284

			3					9
3					9			
5	6							
			2		1	5		
6								
	9							
			8		7			
		2		5				
				1			7	8

E285

6		2				1		
						4	2	
		5	3					
	6		2				1	
4								
						8	3	
		6			8			
8				9	3			

E286

9		7	5				4	
5	2	3						
								9
	5		2		9			
	3			4			8	
8								
4								6
					6			

E287

	4							5
	9		4					
		2						
				1	5			
		3					7	
3			8			9		
5			6	7				
9							5	6

E288

		6					7	
			6		8			
8						5		
			5					
		1	2					
		3		2				
	1	4						9
2	8				4			3

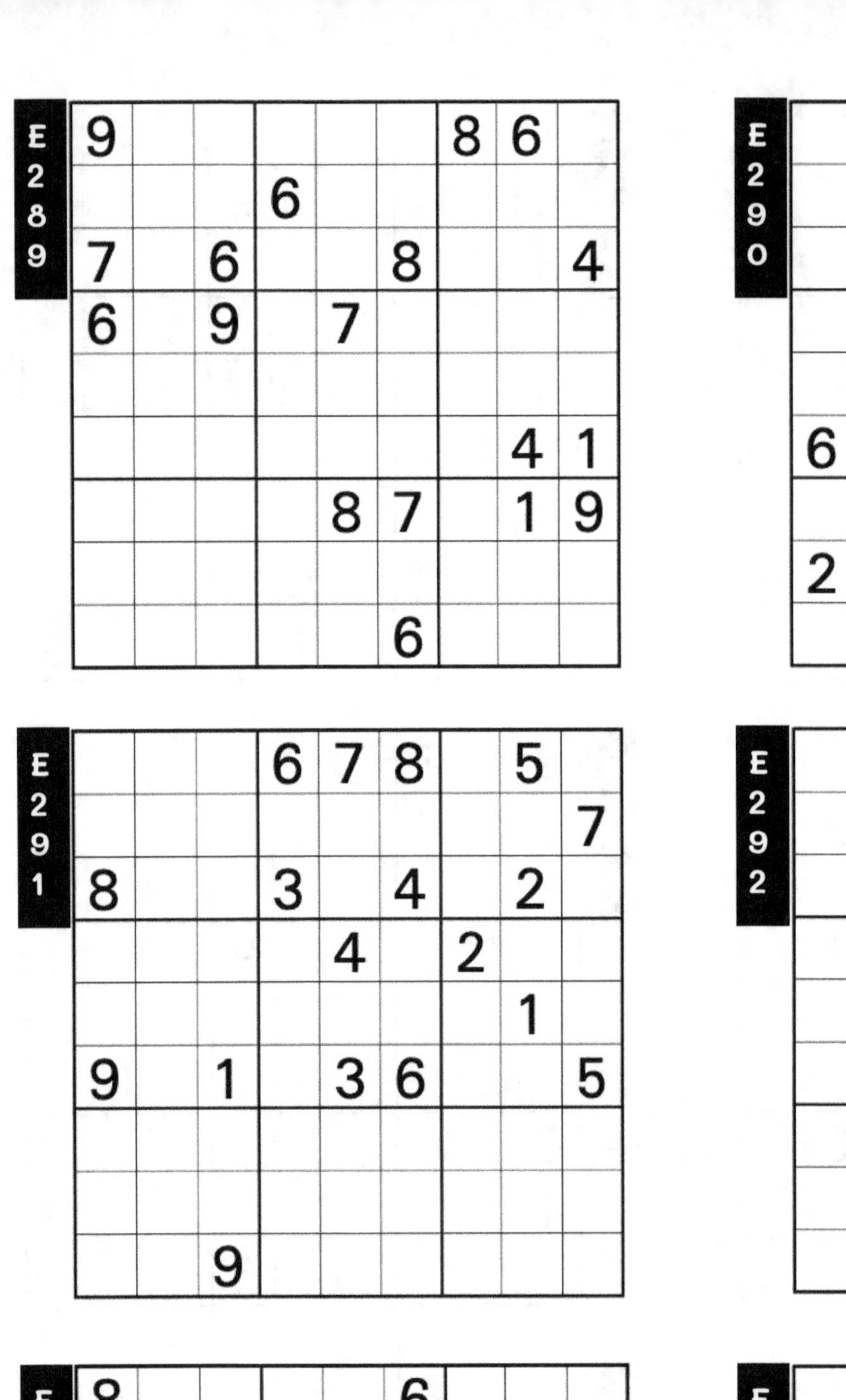

E289

9						8	6	
			6					
7		6			8			4
6		9		7				
							4	1
				8	7		1	9
					6			

E290

	4							
							1	
		1					9	
						9		
		9					4	
6		3			5			8
							3	
2	8					4		
	9					5		2

E291

			6	7	8		5	
								7
8			3		4		2	
				4		2		
							1	
9		1		3	6			5
		9						

E292

	4	1						
	3				2		1	
				3	6			
							7	
			6					
				4				
		2			4			
						9		
			5	2	3	7		4

E293

8					6			
				4		9		8
9		5						
					9			
			6					2
		9	3				7	
3								9
5		8			7			

E294

				8				
						1	3	
						5		6
						9	7	4
3		9					8	
				9				
	5	6						
	8	4		5			1	

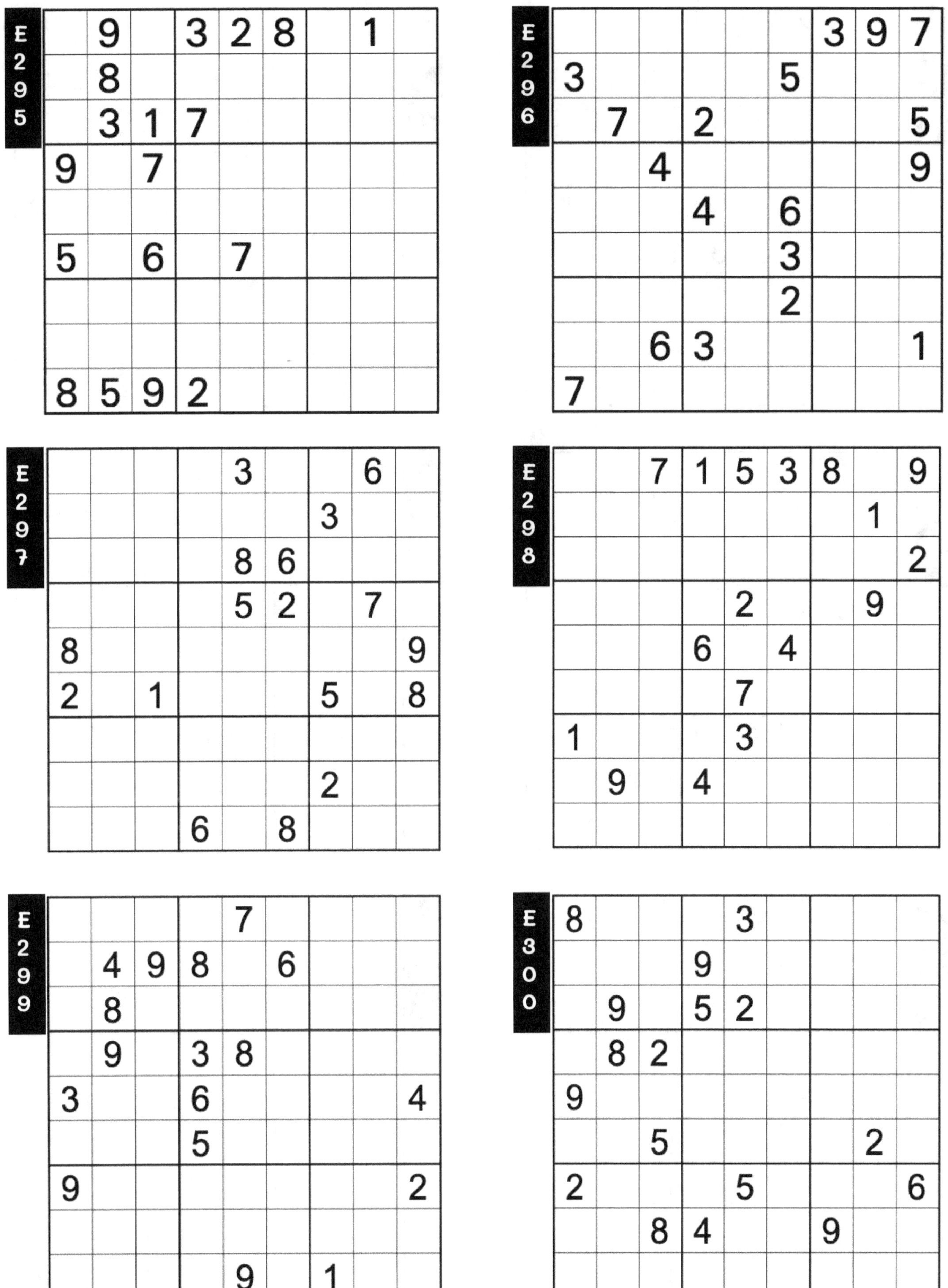

E295

	9		3	2	8		1	
	8							
	3	1	7					
9		7						
5		6		7				
8	5	9	2					

E296

						3	9	7
3					5			
	7		2					5
		4						9
			4		6			
					3			
					2			
		6	3					1
7								

E297

				3			6	
						3		
				8	6			
				5	2		7	
8								9
2		1				5		8
						2		
			6		8			

E298

		7	1	5	3	8		9
							1	
								2
				2			9	
			6		4			
				7				
1				3				
	9		4					

E299

				7				
	4	9	8		6			
	8							
	9		3	8				
3			6					4
			5					
9								2
				9		1		

E300

8				3				
			9					
	9		5	2				
	8	2						
9								
		5					2	
2				5				6
		8	4			9		

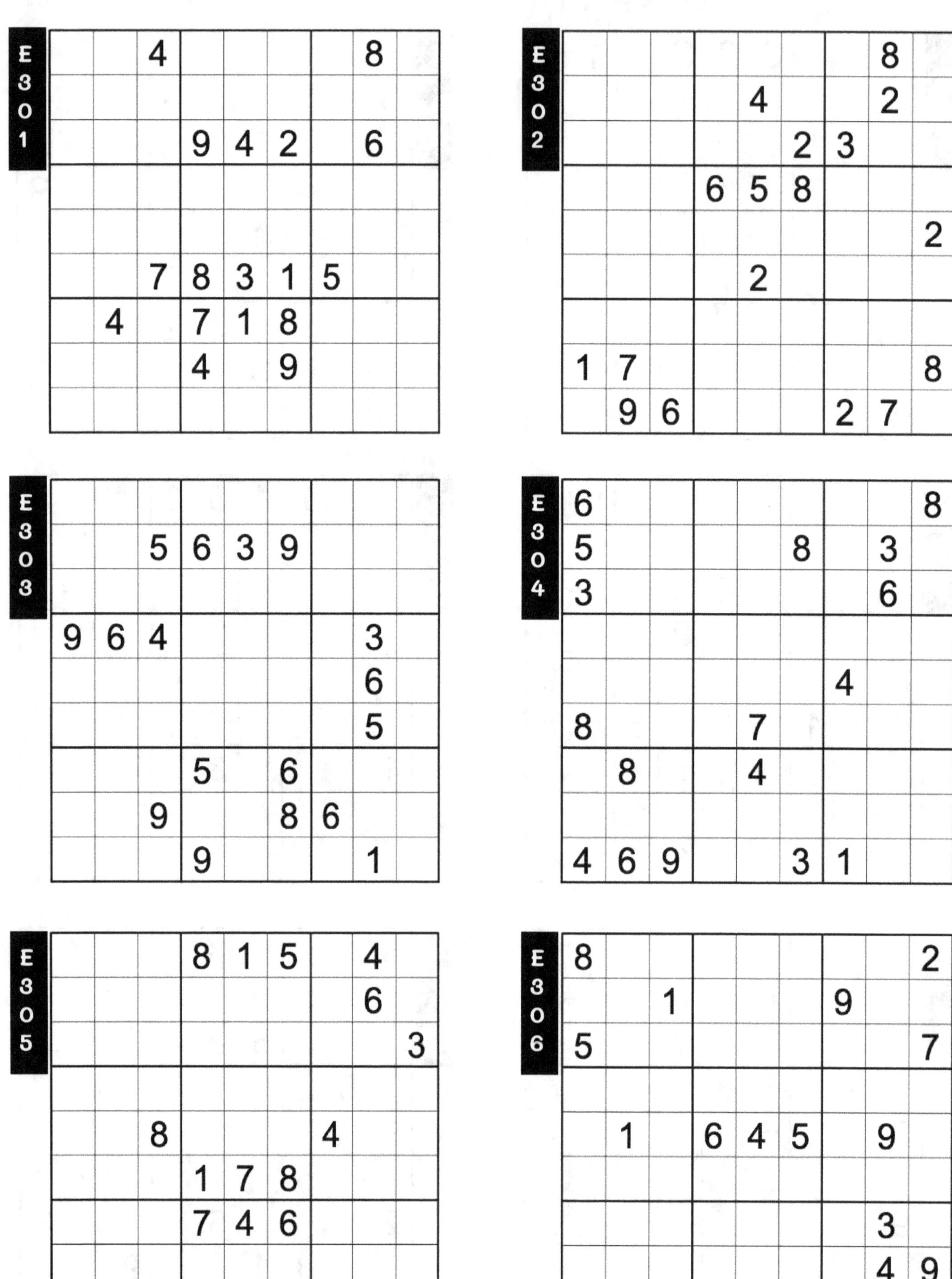
E301
E302
E303
E304
E305
E306

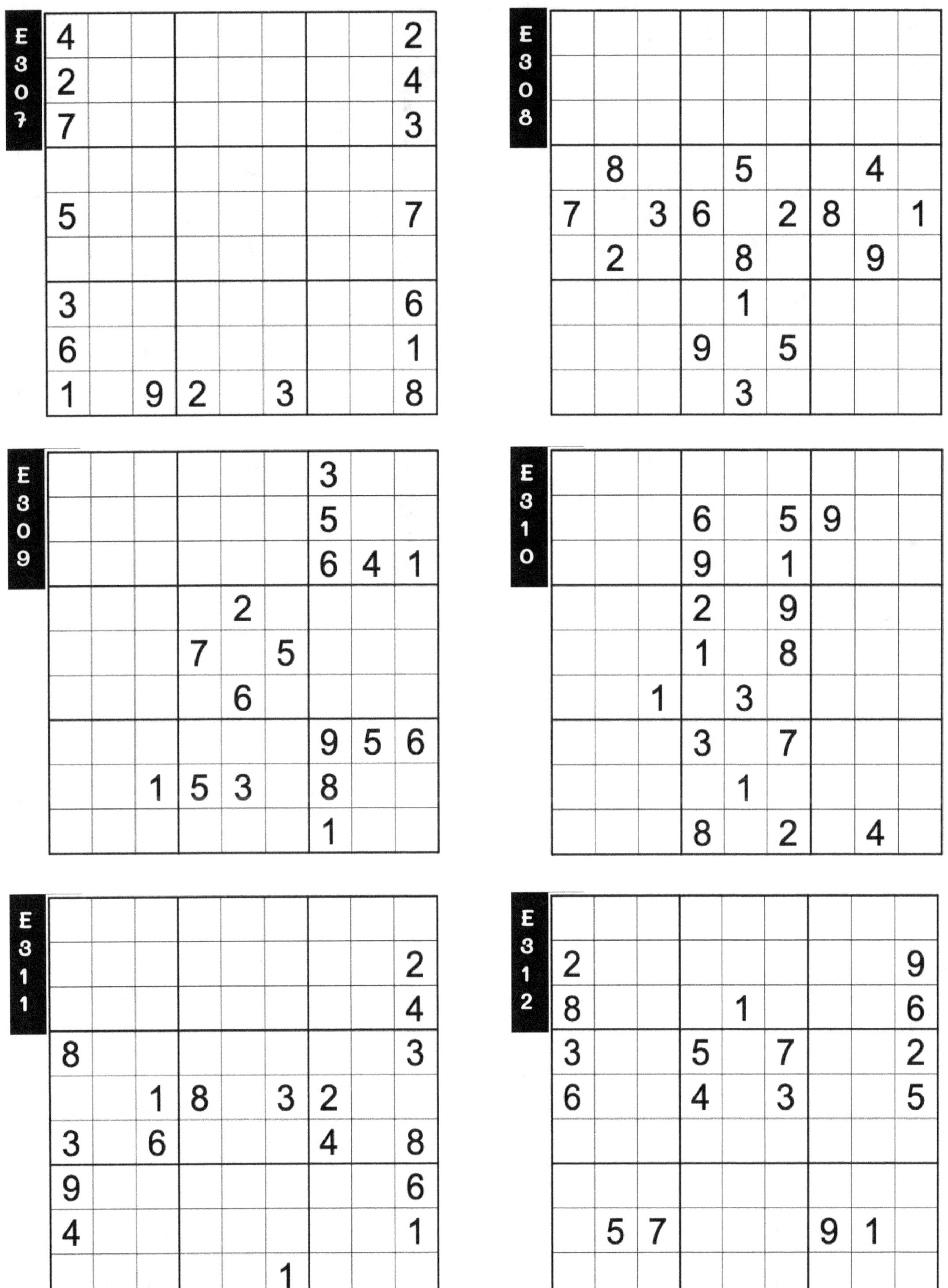

E313

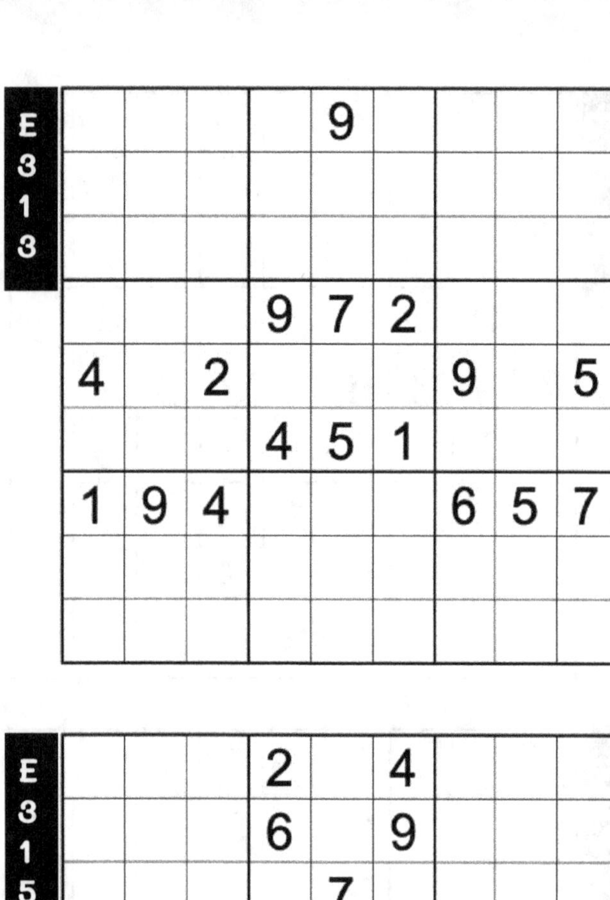

				9				
			9	7	2			
4		2				9		5
			4	5	1			
1	9	4				6	5	7

E314

		7	2		5	4		
	1						9	
	2						8	
			3		2			
6		1				7		2
	3		7		1		4	

E315

			2		4			
			6		9			
				7				
3	2			9				
				6				
7	1			4				
	4			3				
			4		1			
			9		7			

E316

			8			3		
							9	
			6		9	8		
			7	8	6			9
			4	9	5			
		3				9		
		4				1		

E317

		2		6		9		
	6						5	
			5	3	7			
8								7
	7						3	
2								9
		6		8		1		

E318

		2		4		6		
		7		6		4		
	4						2	
6								7
1		4		8		7		3
			5		4			

E319

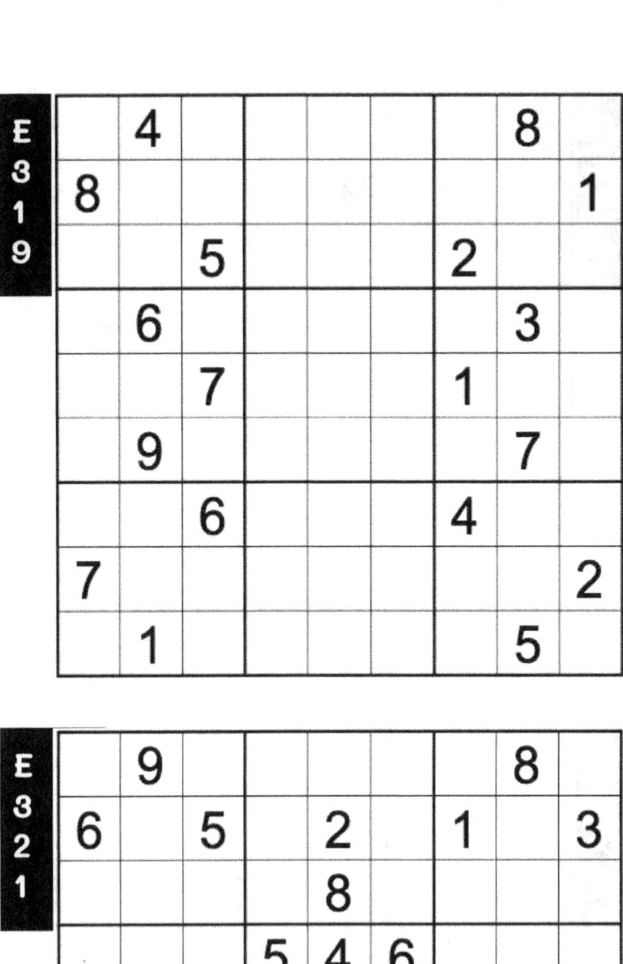

	4						8	
8								1
		5				2		
	6						3	
		7				1		
	9						7	
		6				4		
7								2
	1						5	

E320

	3						7	
7								1
	1						5	
1								4
4								7
	8						4	
3		7				6		8
	4						2	

E321

	9						8	
6		5		2		1		3
				8				
			5	4	6			
		8				6		
			2	9	8			
				1				
				6				

E322

6				7				2
	5	8		6		4	7	
			9		8			
9	6						1	4
8	4						3	5

E323

	5		9		7		6	
		7		2		3		
		3	5		6	9		
			8	5	2			
2		1				5		8

E324

6								9
	8						1	
5								2
				2				
		1	6		4	2		
3				7				6
1								8
8								4

E325

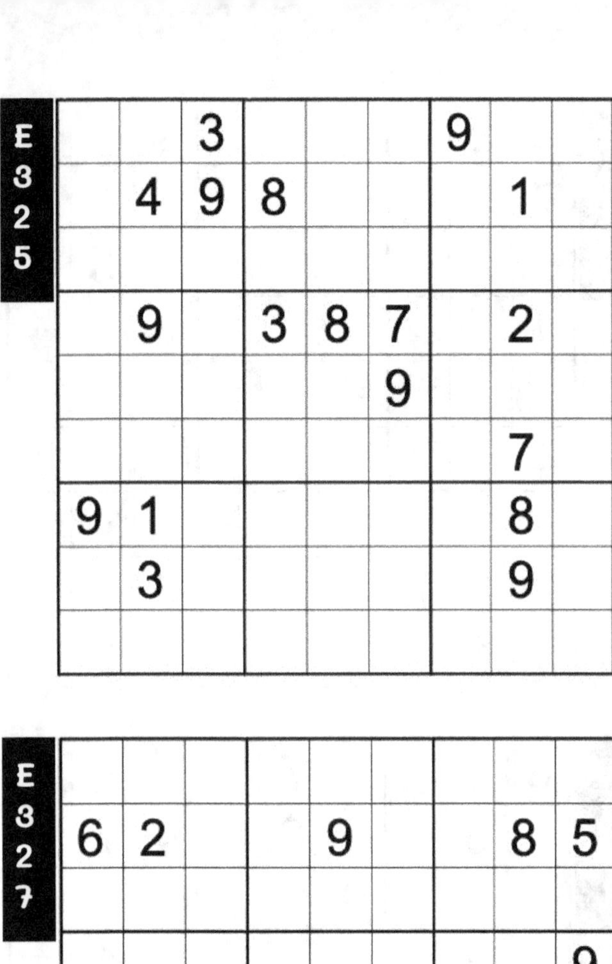

		3				9		
	4	9	8				1	
	9		3	8	7		2	
					9			
							7	
9	1						8	
	3						9	

E326

8				3				4
		3	9		4	7		
4								3
	8	2				6	4	
	7						2	
				5				
			4		2			

E327

6	2			9			8	5
								9
								3
			3		6			
2	9			4			5	1
	7		5		9		2	

E328

							5	
8	3							
	1				3			2
	8							
	6			3		8		5
3			4					
	4	1						
7	9		2					

E329

4	6		7	3	5		8	2
2								1
6								3
7								8
3								5
		2		5		1		

E330

	6							
			7		8			
		2				4		
	5						1	
		8				9		
1			4	2	7			8
5								1
	9						2	

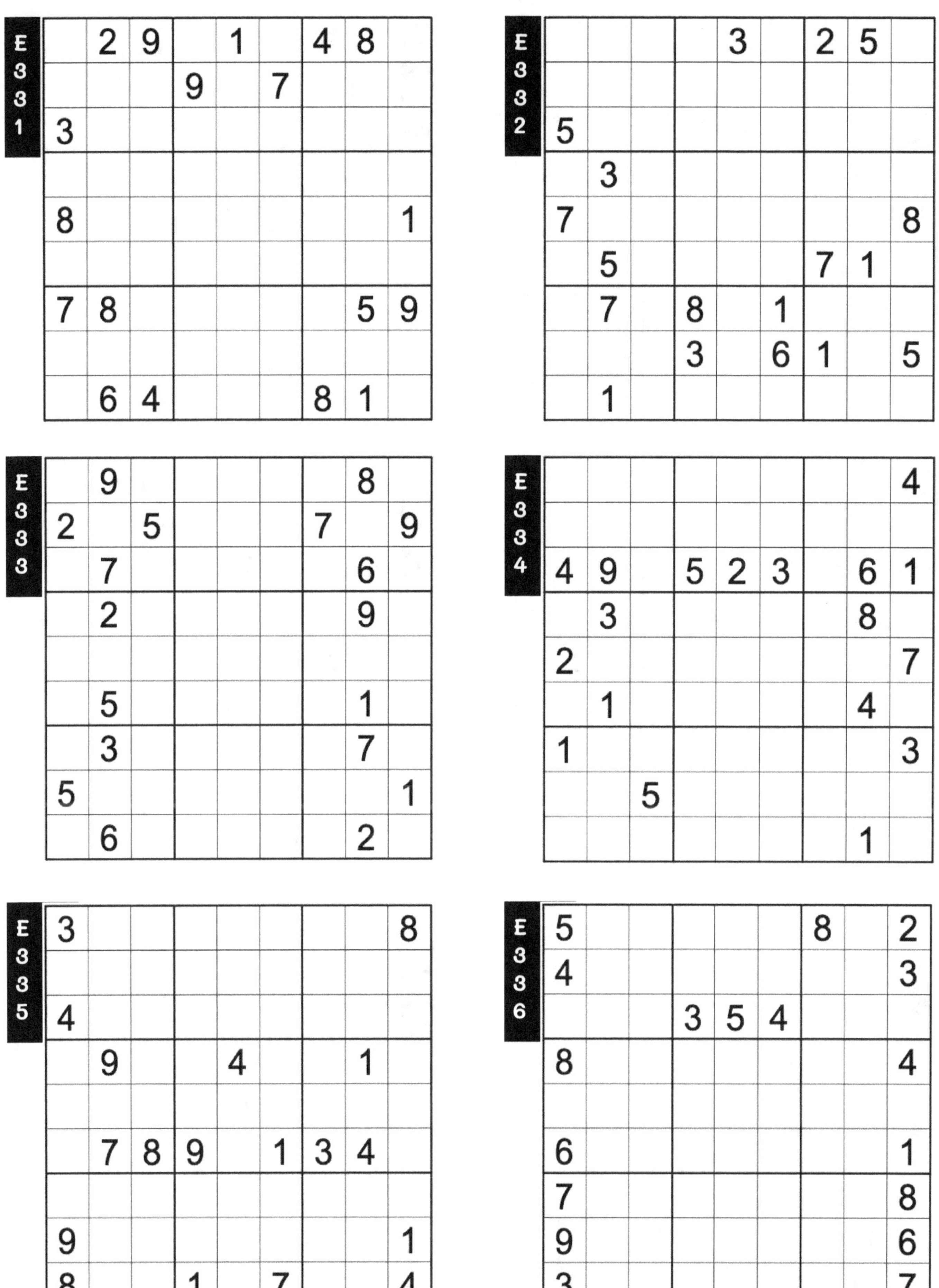

E331

	2	9		1		4	8	
			9		7			
3								
8								1
7	8						5	9
	6	4				8	1	

E332

				3		2	5	
5								
	3							
7								8
	5					7	1	
	7		8		1			
			3		6	1		5
	1							

E333

	9						8	
2		5				7		9
	7						6	
	2						9	
	5						1	
	3						7	
5								1
	6						2	

E334

								4
4	9		5	2	3		6	1
	3						8	
2								7
	1						4	
1								3
		5						
							1	

E335

3								8
4								
	9			4			1	
	7	8	9		1	3	4	
9								1
8			1		7			4

E336

5						8		2
4								3
			3	5	4			
8								4
6								1
7								8
9								6
3								7

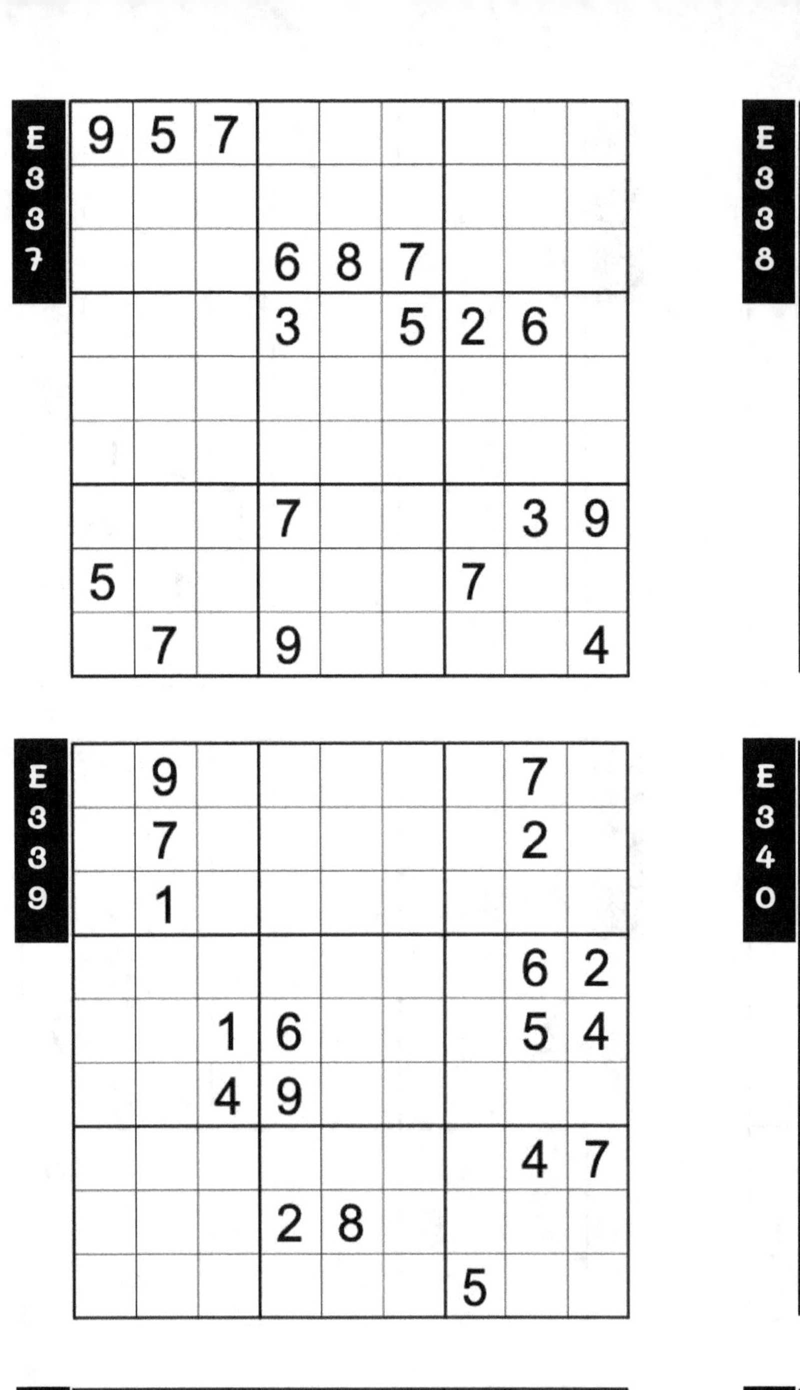

E337

9	5	7						
			6	8	7			
			3		5	2	6	
			7				3	9
5						7		
	7		9					4

E338

7	4	1						
				5		1	3	8
6								
5		7			4			
	7		3					1
	1	8					9	4

E339

	9						7	
	7						2	
	1							
							6	2
		1	6				5	4
		4	9					
							4	7
			2	8				
						5		

E340

						7		5
			9		7		1	6
				6		8		4
5	2							
	5	1				6	2	
		6	5		2			

E341

						3		
2	1	9			6	8		
4	6							
	2	1						
			7					
						7		
3	7					2		
8	4				3			

E342

		6	4					
		5	9				2	
1	8				5	7		
9	3		1					
			2	4				
7	2							
5								
3								

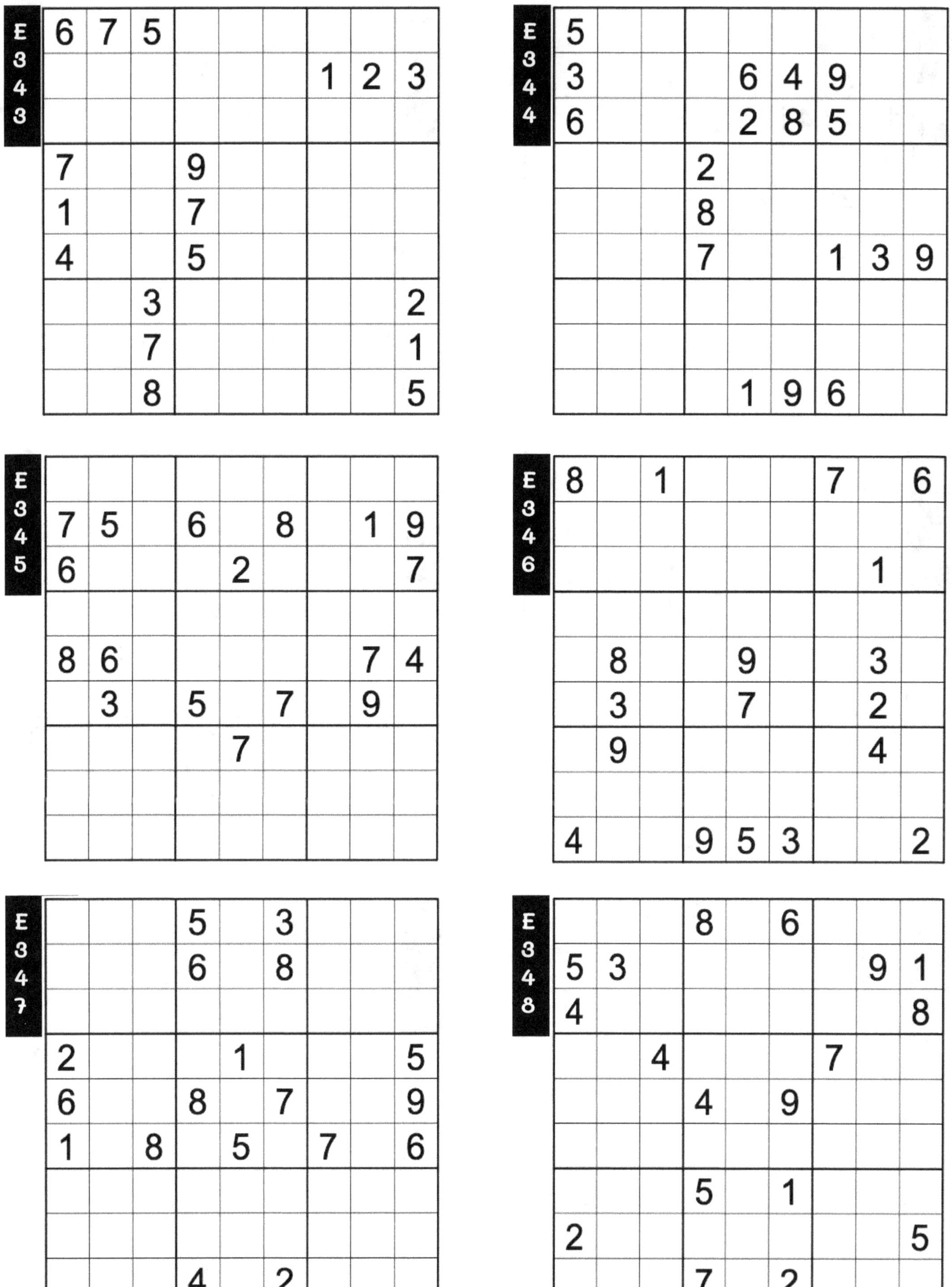

E343

6	7	5						
						1	2	3
7			9					
1			7					
4			5					
		3						2
		7						1
		8						5

E344

5								
3				6	4	9		
6				2	8	5		
			2					
			8					
			7			1	3	9
				1	9	6		

E345

7	5		6		8		1	9
6				2				7
8	6						7	4
	3		5		7		9	
				7				

E346

8		1				7		6
							1	
	8			9			3	
	3			7			2	
	9						4	
4			9	5	3			2

E347

			5		3			
			6		8			
2				1				5
6			8		7			9
1		8		5		7		6
			4		2			

E348

			8		6			
5	3						9	1
4								8
		4				7		
			4		9			
			5		1			
2								5
			7		2			

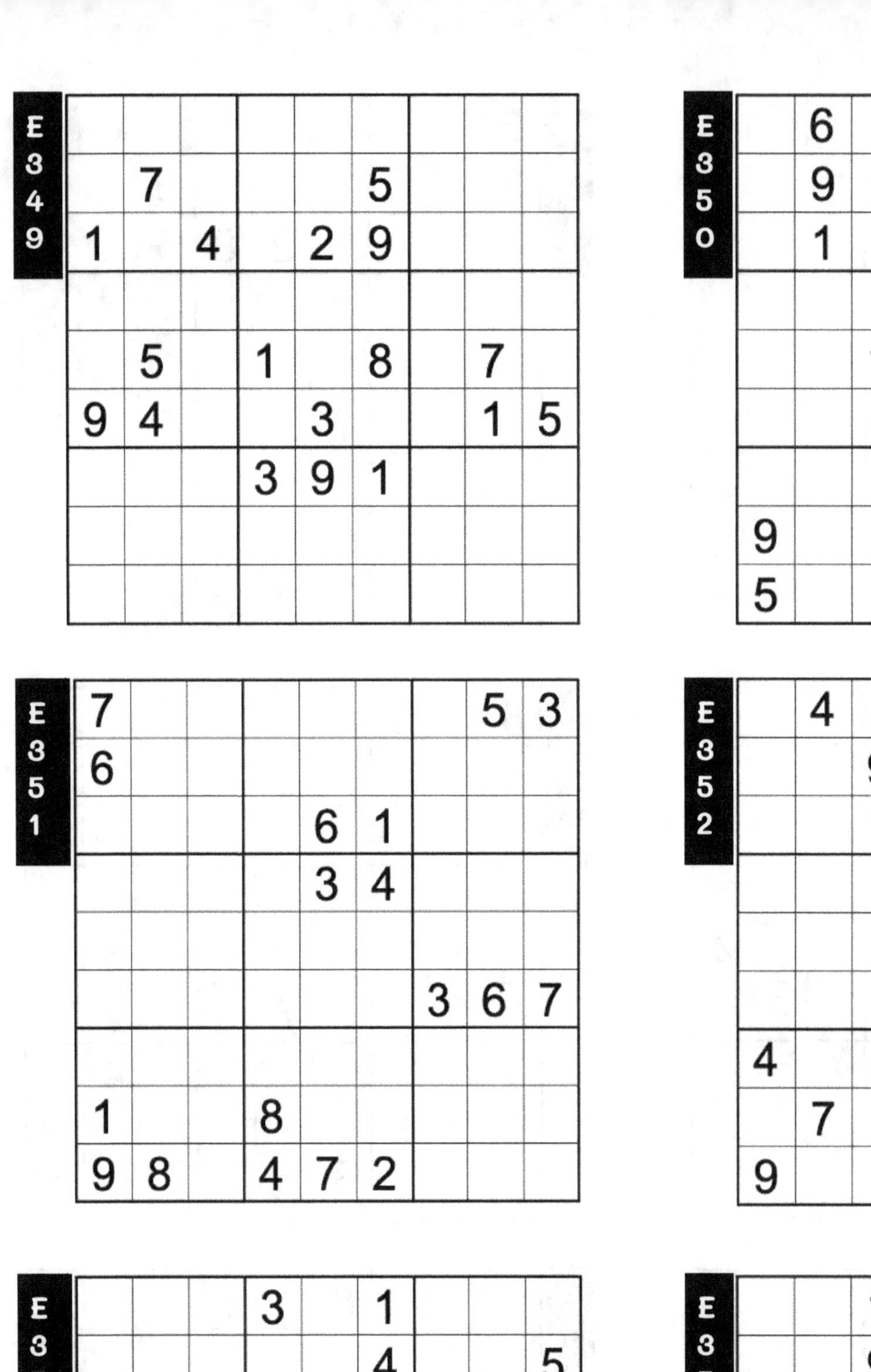

E349

	7				5			
1		4		2	9			
	5		1		8		7	
9	4			3			1	5
			3	9	1			

E350

	6						8	9
	9		7	6				1
	1		4					
		1	2	9				
					3			
9					1		5	3
5								

E351

7							5	3
6								
				6	1			
				3	4			
						3	6	7
1			8					
9	8		4	7	2			

E352

	4		6		1			
		9	3		2			
				2	3			
						1		
4				1				8
	7			6				4
9				3	4			

E353

			3		1			
					4			5
							6	1
	1	9	4			8		
					5			
				1	9	4	2	
	8	2					9	

E354

		1			4			
		9			5			
		8					9	7
								8
9	3							
					1			
							5	
							7	9
4	5			7			6	

E355

							8	6
7		4				5	1	
			6	2				
	2					9		
1		8				6		
						7		
	8	3					4	5

E356

7		9				5	2	
5			9					
	1		5	8				
								4
			3	4				9
1		7						5
9								
			1					

E357

7	8		5		2	3		
				3			2	
			8					
								6
5	4							
			3	2			4	
		7				6		
		6				1		

E358

			5				2	
4	6							5
8						9		
	3							
			6					1
2								
	7	1					8	6
		8						
		2	8					

E359

	7	3		2			1	
			9	3		6		5
	9	8						
4								6
			5	7				2
		6	3			5		

E360

	3	8	2					
	1	2	5					
	8					3		4
3	6	9						
						4		9
				5				2
					3	8		

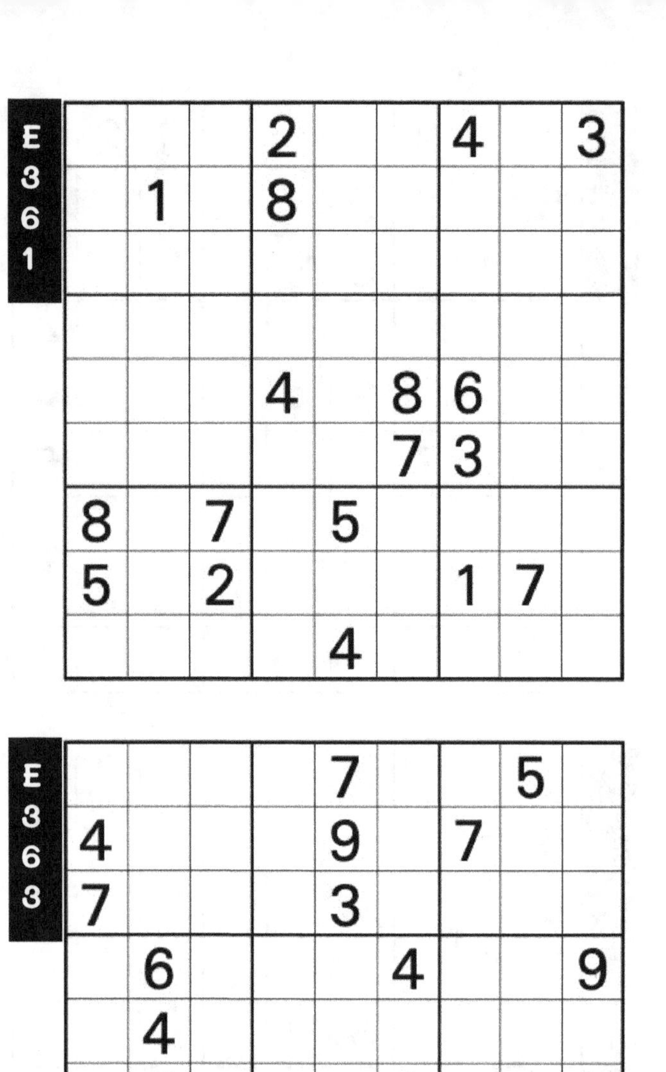

E361

			2			4		3
	1		8					
			4		8	6		
					7	3		
8		7		5				
5		2				1	7	
				4				

E362

	2		5	1	9			
	5							
	6					9		
	7		1	4				
7							5	9
					1			
			4	9			2	1

E363

				7			5	
4				9		7		
7				3				
	6				4			9
	4							
	7				2		3	8
9						1		5

E364

2				3	6			
								7
		4			5			3
						9	6	4
	3	8			1			
		3		9				
	4	9					7	

E365

	3			5	4			
							2	3
		9			6			
4		6		8		3		1
	8			2		9		6
			6					8

E366

2	7							
			7					
						3	9	
								1
8			3					
7	8	5	2	3				
						2		
			5	6	7			8

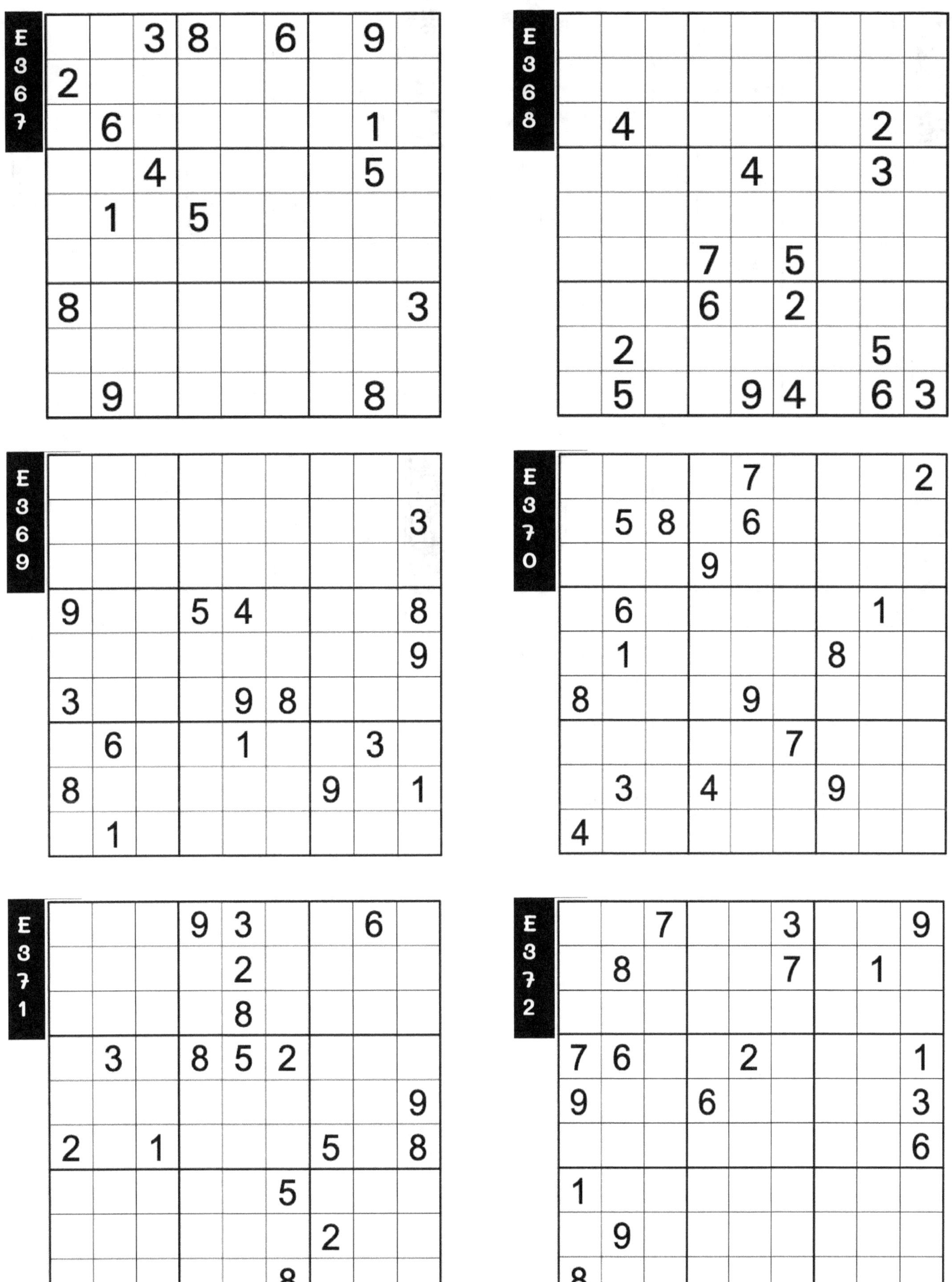

E367

		3	8		6		9	
2								
	6						1	
		4					5	
	1		5					
8								3
	9						8	

E368

	4						2	
				4			3	
			7		5			
			6		2			
	2						5	
	5			9	4		6	3

E369

								3
9			5	4				8
								9
3				9	8			
	6			1			3	
8						9		1
	1							

E370

				7				2
	5	8		6				
			9					
	6						1	
	1					8		
8				9				
					7			
	3		4			9		
4								

E371

			9	3			6	
				2				
				8				
	3		8	5	2			
								9
2		1				5		8
					5			
						2		
					8			

E372

		7			3			9
	8				7		1	
7	6			2				1
9			6					3
								6
1								
	9							
8								

E373

				7				
			8		6			
1							4	3
	9				7		2	
3								4
			5		1			
							8	
		7	2					
						1		

E374

		7						
4					7		6	3
		2						
		4						7
	7					1	2	
2	1			5			8	
		8	4		2			

E375

	1		2					
6								5
5						2		
	3		9		1		6	
1			7	8				
					6			
2				4			5	

E376

		4			9			1
8						9		
	1							
1		3		5				
							1	
	6							5
3							6	
	4			8				
			2					

Solutions

MEDIUM

5	9	7	3	4	1	6	8	2
2	4	8	5	6	9	1	3	7
6	3	1	8	7	2	4	5	9
8	6	4	7	2	5	9	1	3
1	5	3	4	9	6	7	2	8
9	7	2	1	3	8	5	4	6
4	1	9	6	8	3	2	7	5
3	2	5	9	1	7	8	6	4
7	8	6	2	5	4	3	9	1

1

9	4	8	6	5	2	1	3	7
7	1	6	8	4	3	9	5	2
3	2	5	1	9	7	6	8	4
1	6	3	7	8	9	2	4	5
2	5	7	3	1	4	8	9	6
4	8	9	5	2	6	3	7	1
6	7	2	4	3	8	5	1	9
5	3	4	9	6	1	7	2	8
8	9	1	2	7	5	4	6	3

2

1	3	6	2	9	4	5	7	8
8	9	4	6	5	7	1	3	2
2	7	5	1	8	3	6	9	4
3	2	1	8	6	5	9	4	7
4	5	7	9	3	2	8	6	1
9	6	8	7	4	1	3	2	5
5	1	9	4	7	6	2	8	3
6	4	2	3	1	8	7	5	9
7	8	3	5	2	9	4	1	6

3

1	3	9	7	8	4	2	6	5
8	2	7	5	1	6	9	3	4
5	6	4	9	3	2	1	7	8
4	9	8	3	2	5	6	1	7
3	7	5	6	9	1	4	8	2
6	1	2	8	4	7	3	5	9
2	4	3	1	7	8	5	9	6
9	8	6	2	5	3	7	4	1
7	5	1	4	6	9	8	2	3

4

6	5	9	2	8	7	1	3	4
1	8	4	9	5	3	2	6	7
3	2	7	6	1	4	8	5	9
4	1	6	5	9	2	7	8	3
5	3	2	7	6	8	4	9	1
7	9	8	4	3	1	6	2	5
8	7	3	1	2	9	5	4	6
2	4	5	3	7	6	9	1	8
9	6	1	8	4	5	3	7	2

5

7	8	3	2	1	5	4	9	6
4	6	2	3	7	9	1	5	8
9	5	1	6	8	4	7	3	2
2	9	4	1	3	7	6	8	5
3	1	8	5	2	6	9	7	4
6	7	5	9	4	8	2	1	3
8	4	9	7	6	3	5	2	1
5	2	6	8	9	1	3	4	7
1	3	7	4	5	2	8	6	9

6

2	5	3	6	7	1	9	4	8
6	8	7	5	9	4	1	3	2
1	4	9	8	2	3	5	6	7
7	2	5	3	1	8	4	9	6
8	1	4	9	6	2	7	5	3
3	9	6	7	4	5	2	8	1
4	3	2	1	8	9	6	7	5
9	7	8	2	5	6	3	1	4
5	6	1	4	3	7	8	2	9

7

3	4	8	2	7	9	6	1	5
2	1	7	3	6	5	9	4	8
9	5	6	8	1	4	3	2	7
6	3	2	9	8	1	7	5	4
7	8	5	4	3	2	1	9	6
1	9	4	6	5	7	2	8	3
5	6	1	7	2	8	4	3	9
8	7	9	1	4	3	5	6	2
4	2	3	5	9	6	8	7	1

8

4	1	6	8	9	2	7	5	3
5	9	3	4	7	6	8	2	1
2	8	7	1	5	3	4	6	9
3	7	4	2	1	8	5	9	6
6	5	1	9	4	7	2	3	8
9	2	8	6	3	5	1	4	7
1	3	5	7	6	4	9	8	2
8	4	9	3	2	1	6	7	5
7	6	2	5	8	9	3	1	4

9

3	9	6	4	7	2	8	1	5
1	4	2	8	6	5	9	7	3
8	5	7	3	1	9	4	6	2
2	8	4	7	5	6	1	3	9
6	7	5	9	3	1	2	4	8
9	1	3	2	4	8	6	5	7
5	2	1	6	8	3	7	9	4
7	6	9	5	2	4	3	8	1
4	3	8	1	9	7	5	2	6

10

5	8	9	6	1	7	2	3	4
3	6	2	8	9	4	7	1	5
4	7	1	5	3	2	6	9	8
6	4	7	9	2	3	5	8	1
2	9	3	1	8	5	4	7	6
1	5	8	7	4	6	3	2	9
8	2	6	3	5	1	9	4	7
9	3	5	4	7	8	1	6	2
7	1	4	2	6	9	8	5	3

11

1	8	6	2	5	4	3	7	9
7	2	3	9	1	6	4	5	8
9	4	5	7	3	8	2	1	6
2	1	8	6	4	7	9	3	5
5	9	4	8	2	3	7	6	1
6	3	7	5	9	1	8	4	2
8	7	1	4	6	9	5	2	3
4	6	2	3	8	5	1	9	7
3	5	9	1	7	2	6	8	4

12

1	5	2	8	4	9	6	3	7
6	8	3	5	7	2	1	9	4
9	7	4	3	1	6	5	8	2
3	4	6	7	8	5	2	1	9
8	9	5	4	2	1	7	6	3
2	1	7	9	6	3	4	5	8
4	3	8	6	5	7	9	2	1
5	2	9	1	3	4	8	7	6
7	6	1	2	9	8	3	4	5

13

6	7	9	2	1	5	8	3	4
4	8	2	9	6	3	5	1	7
5	3	1	7	8	4	2	6	9
1	4	5	8	3	6	9	7	2
3	2	6	4	9	7	1	8	5
7	9	8	5	2	1	3	4	6
8	5	4	1	7	2	6	9	3
2	1	3	6	4	9	7	5	8
9	6	7	3	5	8	4	2	1

14

4	1	5	7	6	8	9	2	3
9	3	6	2	1	5	8	4	7
2	7	8	4	3	9	1	6	5
6	9	2	8	5	3	7	1	4
1	5	7	9	2	4	3	8	6
3	8	4	1	7	6	5	9	2
5	2	9	3	4	1	6	7	8
7	6	1	5	8	2	4	3	9
8	4	3	6	9	7	2	5	1

15

2	6	3	5	4	1	9	8	7
5	9	8	2	3	7	1	4	6
1	7	4	6	8	9	3	2	5
6	8	9	1	2	3	7	5	4
4	5	7	9	6	8	2	1	3
3	2	1	4	7	5	6	9	8
9	1	6	7	5	4	8	3	2
8	4	2	3	1	6	5	7	9
7	3	5	8	9	2	4	6	1

16

Solutions

MEDIUM

5	9	3	6	8	2	1	7	4
2	7	1	4	5	3	8	6	9
4	6	8	1	7	9	2	3	5
3	5	2	7	9	1	4	8	6
9	8	4	5	3	6	7	1	2
6	1	7	8	2	4	9	5	3
7	3	9	2	1	5	6	4	8
1	4	5	9	6	8	3	2	7
8	2	6	3	4	7	5	9	1

17

2	9	8	6	7	4	1	3	5
5	6	1	3	2	8	7	4	9
7	4	3	1	9	5	8	6	2
4	8	6	2	3	9	5	1	7
1	5	2	8	4	7	3	9	6
9	3	7	5	1	6	2	8	4
3	7	9	4	5	1	6	2	8
6	2	5	9	8	3	4	7	1
8	1	4	7	6	2	9	5	3

18

8	4	5	3	2	9	1	7	6
7	9	2	1	5	6	8	3	4
1	6	3	7	4	8	5	9	2
9	7	8	4	1	2	3	6	5
3	5	4	8	6	7	2	1	9
6	2	1	9	3	5	4	8	7
5	8	9	2	7	3	6	4	1
2	1	7	6	8	4	9	5	3
4	3	6	5	9	1	7	2	8

19

7	5	8	6	3	1	2	9	4
4	3	9	8	7	2	6	1	5
6	1	2	4	9	5	7	8	3
2	7	1	9	5	4	8	3	6
8	9	4	7	6	3	5	2	1
5	6	3	2	1	8	4	7	9
1	2	7	5	4	9	3	6	8
3	4	6	1	8	7	9	5	2
9	8	5	3	2	6	1	4	7

20

8	5	3	4	6	1	9	2	7
9	6	2	3	7	8	1	5	4
4	1	7	5	2	9	6	8	3
6	9	1	2	4	3	5	7	8
2	4	5	7	8	6	3	1	9
7	3	8	9	1	5	4	6	2
5	7	4	1	3	2	8	9	6
1	2	6	8	9	4	7	3	5
3	8	9	6	5	7	2	4	1

21

3	6	5	1	2	8	7	4	9
1	2	8	4	9	7	6	5	3
9	4	7	5	6	3	8	1	2
4	5	1	2	8	9	3	6	7
2	3	9	7	4	6	1	8	5
8	7	6	3	1	5	2	9	4
7	9	2	8	5	1	4	3	6
5	8	4	6	3	2	9	7	1
6	1	3	9	7	4	5	2	8

22

8	7	4	3	5	1	6	2	9
6	9	2	4	8	7	1	5	3
1	5	3	6	2	9	4	8	7
4	2	9	1	6	5	3	7	8
5	8	7	2	4	3	9	1	6
3	6	1	9	7	8	2	4	5
7	1	6	8	3	2	5	9	4
9	3	8	5	1	4	7	6	2
2	4	5	7	9	6	8	3	1

23

6	9	1	3	2	7	8	5	4
4	8	2	5	6	1	7	9	3
5	7	3	4	9	8	2	6	1
9	1	4	7	5	2	6	3	8
8	3	6	9	1	4	5	7	2
2	5	7	6	8	3	4	1	9
3	2	8	1	7	5	9	4	6
7	4	9	2	3	6	1	8	5
1	6	5	8	4	9	3	2	7

24

4	1	3	7	5	6	2	8	9
2	8	7	1	9	3	4	5	6
6	9	5	8	2	4	1	7	3
5	7	1	4	3	2	6	9	8
3	6	8	5	1	9	7	4	2
9	4	2	6	8	7	3	1	5
1	2	9	3	7	8	5	6	4
8	5	6	2	4	1	9	3	7
7	3	4	9	6	5	8	2	1

25

5	1	7	8	2	3	9	4	6
6	2	9	5	7	4	3	8	1
8	4	3	6	9	1	2	7	5
3	6	1	9	4	5	8	2	7
7	5	8	1	3	2	6	9	4
4	9	2	7	8	6	5	1	3
1	7	5	2	6	8	4	3	9
9	8	4	3	5	7	1	6	2
2	3	6	4	1	9	7	5	8

26

1	8	4	9	5	7	2	6	3
7	6	2	4	8	3	5	9	1
3	5	9	2	6	1	7	8	4
9	7	1	5	3	6	8	4	2
6	2	8	1	4	9	3	5	7
4	3	5	8	7	2	9	1	6
5	9	6	7	2	4	1	3	8
2	1	3	6	9	8	4	7	5
8	4	7	3	1	5	6	2	9

27

8	9	5	6	7	3	1	2	4
6	2	3	9	1	4	5	8	7
4	7	1	5	8	2	9	6	3
3	5	4	8	2	7	6	9	1
7	6	9	3	5	1	8	4	2
1	8	2	4	9	6	3	7	5
2	4	6	1	3	9	7	5	8
9	1	8	7	4	5	2	3	6
5	3	7	2	6	8	4	1	9

28

1	7	3	5	6	9	4	2	8
4	9	6	2	1	8	5	7	3
2	5	8	7	4	3	1	6	9
6	4	9	1	5	7	8	3	2
3	1	7	8	2	6	9	5	4
8	2	5	9	3	4	6	1	7
5	8	1	4	7	2	3	9	6
9	6	2	3	8	5	7	4	1
7	3	4	6	9	1	2	8	5

29

2	4	9	1	3	6	8	7	5
5	8	3	4	7	9	1	2	6
7	1	6	2	8	5	3	4	9
6	3	7	8	5	1	2	9	4
1	5	2	9	6	4	7	8	3
8	9	4	3	2	7	5	6	1
9	2	5	6	1	8	4	3	7
3	6	1	7	4	2	9	5	8
4	7	8	5	9	3	6	1	2

30

2	3	6	1	4	5	8	9	7
1	9	7	2	3	8	5	4	6
8	4	5	6	9	7	3	1	2
3	7	2	5	6	4	9	8	1
5	1	9	8	2	3	7	6	4
6	8	4	7	1	9	2	5	3
4	2	3	9	5	6	1	7	8
7	5	1	4	8	2	6	3	9
9	6	8	3	7	1	4	2	5

31

9	1	7	2	3	4	6	5	8
8	3	6	5	9	7	1	2	4
2	5	4	6	8	1	3	7	9
5	7	9	3	6	8	4	1	2
4	2	1	7	5	9	8	3	6
3	6	8	1	4	2	7	9	5
7	8	2	4	1	5	9	6	3
1	9	3	8	2	6	5	4	7
6	4	5	9	7	3	2	8	1

32

Solutions

MEDIUM

2	4	3	8	6	1	7	5	9
8	1	7	5	9	3	2	6	4
6	5	9	4	2	7	3	8	1
4	8	1	9	3	6	5	2	7
5	7	2	1	4	8	6	9	3
9	3	6	7	5	2	1	4	8
1	6	8	2	7	4	9	3	5
3	9	4	6	1	5	8	7	2
7	2	5	3	8	9	4	1	6

33

8	2	7	9	1	6	5	3	4
3	4	9	8	5	7	2	6	1
1	6	5	4	3	2	9	8	7
2	5	3	6	4	9	7	1	8
4	8	6	7	2	1	3	9	5
9	7	1	5	8	3	4	2	6
6	9	8	3	7	4	1	5	2
5	1	4	2	9	8	6	7	3
7	3	2	1	6	5	8	4	9

34

4	9	8	7	3	5	1	2	6
2	3	5	6	4	1	8	7	9
6	1	7	8	9	2	5	4	3
3	8	1	2	6	4	7	9	5
9	2	6	1	5	7	4	3	8
5	7	4	9	8	3	6	1	2
1	5	3	4	2	6	9	8	7
8	4	2	5	7	9	3	6	1
7	6	9	3	1	8	2	5	4

35

6	9	3	7	5	4	2	1	8
4	5	1	6	2	8	7	9	3
2	7	8	3	1	9	5	4	6
3	8	5	1	6	2	4	7	9
7	4	2	8	9	5	3	6	1
9	1	6	4	7	3	8	5	2
8	6	7	5	3	1	9	2	4
5	2	4	9	8	6	1	3	7
1	3	9	2	4	7	6	8	5

36

8	4	2	5	7	1	9	6	3
7	3	1	4	9	6	5	2	8
5	9	6	8	2	3	7	1	4
9	8	5	2	1	7	3	4	6
2	6	7	9	3	4	1	8	5
4	1	3	6	5	8	2	7	9
1	5	4	3	8	2	6	9	7
6	2	9	7	4	5	8	3	1
3	7	8	1	6	9	4	5	2

37

4	6	2	3	7	5	8	9	1
7	1	8	9	6	4	2	3	5
5	9	3	8	1	2	4	7	6
9	8	4	7	2	1	5	6	3
2	3	5	4	9	6	7	1	8
6	7	1	5	8	3	9	2	4
1	4	6	2	5	7	3	8	9
8	5	7	6	3	9	1	4	2
3	2	9	1	4	8	6	5	7

38

9	5	7	4	2	6	8	3	1
2	6	1	7	8	3	4	9	5
3	8	4	1	9	5	6	7	2
8	7	2	3	1	9	5	4	6
6	3	9	2	5	4	7	1	8
1	4	5	6	7	8	3	2	9
4	9	3	5	6	1	2	8	7
5	2	8	9	4	7	1	6	3
7	1	6	8	3	2	9	5	4

39

8	9	3	1	4	2	5	7	6
2	4	7	6	3	5	1	9	8
6	5	1	9	8	7	3	4	2
1	3	8	5	9	6	7	2	4
4	7	5	2	1	8	6	3	9
9	2	6	3	7	4	8	1	5
5	1	4	8	2	3	9	6	7
7	8	9	4	6	1	2	5	3
3	6	2	7	5	9	4	8	1

40

4	7	2	5	8	9	6	3	1
5	1	8	2	6	3	4	9	7
3	6	9	4	7	1	2	8	5
6	4	1	9	5	8	3	7	2
7	2	3	6	1	4	8	5	9
9	8	5	3	2	7	1	6	4
2	9	4	7	3	6	5	1	8
1	5	6	8	9	2	7	4	3
8	3	7	1	4	5	9	2	6

41

2	9	5	3	6	7	1	8	4
6	4	3	5	1	8	9	7	2
7	8	1	2	4	9	6	3	5
9	5	4	7	8	1	3	2	6
1	2	8	4	3	6	5	9	7
3	6	7	9	2	5	4	1	8
4	1	2	6	7	3	8	5	9
5	3	6	8	9	2	7	4	1
8	7	9	1	5	4	2	6	3

42

5	6	9	4	1	3	8	7	2
3	8	7	9	2	5	6	1	4
4	1	2	7	8	6	9	5	3
9	7	3	2	4	8	1	6	5
6	2	1	5	3	7	4	9	8
8	5	4	6	9	1	3	2	7
7	3	5	8	6	9	2	4	1
1	4	6	3	5	2	7	8	9
2	9	8	1	7	4	5	3	6

43

6	4	5	3	1	2	8	7	9
9	1	7	6	8	5	2	4	3
3	8	2	4	9	7	5	6	1
1	6	3	9	7	8	4	5	2
8	7	9	2	5	4	3	1	6
2	5	4	1	3	6	9	8	7
5	3	1	7	4	9	6	2	8
4	9	6	8	2	1	7	3	5
7	2	8	5	6	3	1	9	4

44

6	7	4	1	8	9	3	5	2
5	2	8	6	3	4	1	9	7
1	9	3	2	7	5	4	6	8
4	5	1	9	2	7	8	3	6
9	3	6	4	1	8	7	2	5
2	8	7	5	6	3	9	1	4
3	6	5	8	4	1	2	7	9
7	4	9	3	5	2	6	8	1
8	1	2	7	9	6	5	4	3

45

3	7	9	4	5	6	8	1	2
2	5	4	3	1	8	7	6	9
1	8	6	2	9	7	3	4	5
8	9	1	7	2	5	4	3	6
6	2	3	9	4	1	5	8	7
5	4	7	8	6	3	2	9	1
4	3	5	6	7	9	1	2	8
9	1	2	5	8	4	6	7	3
7	6	8	1	3	2	9	5	4

46

3	2	1	5	4	9	6	7	8
7	4	6	2	8	1	5	3	9
5	9	8	7	6	3	4	1	2
6	8	7	4	1	5	2	9	3
9	1	2	6	3	8	7	4	5
4	3	5	9	7	2	8	6	1
2	5	4	3	9	6	1	8	7
8	6	9	1	2	7	3	5	4
1	7	3	8	5	4	9	2	6

47

6	4	3	7	8	2	9	1	5
8	7	5	3	1	9	2	4	6
1	9	2	6	4	5	8	3	7
3	6	1	5	7	8	4	2	9
7	2	4	9	6	3	5	8	1
9	5	8	1	2	4	7	6	3
4	1	7	2	5	6	3	9	8
2	3	6	8	9	7	1	5	4
5	8	9	4	3	1	6	7	2

48

Solutions

MEDIUM

5	6	9	3	4	1	8	2	7
8	2	3	9	5	7	1	6	4
1	7	4	8	6	2	9	3	5
3	8	2	1	9	4	7	5	6
4	9	1	6	7	5	2	8	3
6	5	7	2	8	3	4	9	1
2	3	6	4	1	9	5	7	8
7	4	8	5	2	6	3	1	9
9	1	5	7	3	8	6	4	2

49

7	9	1	2	6	3	4	5	8
6	5	3	1	8	4	2	7	9
4	8	2	9	5	7	3	6	1
5	1	7	6	2	8	9	3	4
3	2	4	7	1	9	6	8	5
8	6	9	4	3	5	7	1	2
9	4	5	3	7	1	8	2	6
1	7	6	8	9	2	5	4	3
2	3	8	5	4	6	1	9	7

50

5	6	1	9	7	2	3	8	4
9	8	2	4	6	3	7	5	1
4	3	7	8	5	1	9	6	2
7	2	8	3	9	4	5	1	6
1	5	4	6	8	7	2	3	9
6	9	3	2	1	5	8	4	7
2	7	5	1	3	6	4	9	8
8	4	6	5	2	9	1	7	3
3	1	9	7	4	8	6	2	5

51

7	4	6	9	8	1	5	3	2
5	3	1	4	2	6	7	9	8
9	8	2	5	7	3	1	6	4
3	9	4	1	5	8	6	2	7
1	6	7	3	4	2	9	8	5
2	5	8	6	9	7	4	1	3
6	2	3	7	1	5	8	4	9
4	1	5	8	3	9	2	7	6
8	7	9	2	6	4	3	5	1

52

1	4	5	2	9	6	7	3	8
2	3	7	8	1	5	4	9	6
6	8	9	3	4	7	5	2	1
7	9	6	1	8	2	3	5	4
5	1	3	9	7	4	8	6	2
4	2	8	5	6	3	9	1	7
3	5	1	4	2	8	6	7	9
9	7	4	6	3	1	2	8	5
8	6	2	7	5	9	1	4	3

53

8	3	4	2	1	6	7	5	9
6	5	9	8	3	7	2	1	4
7	1	2	9	5	4	8	6	3
9	4	8	3	2	5	6	7	1
2	7	1	6	8	9	4	3	5
5	6	3	4	7	1	9	8	2
3	9	6	5	4	8	1	2	7
1	8	5	7	9	2	3	4	6
4	2	7	1	6	3	5	9	8

54

1	5	7	9	6	4	2	3	8
2	8	9	1	7	3	4	5	6
3	6	4	5	8	2	9	1	7
8	3	1	4	5	6	7	2	9
9	7	5	2	1	8	6	4	3
6	4	2	7	3	9	5	8	1
5	2	3	6	9	1	8	7	4
7	9	8	3	4	5	1	6	2
4	1	6	8	2	7	3	9	5

55

3	2	6	8	5	4	7	9	1
8	7	5	3	9	1	6	4	2
1	4	9	7	6	2	3	5	8
7	9	1	2	8	6	5	3	4
2	6	4	1	3	5	8	7	9
5	3	8	4	7	9	2	1	6
4	1	7	6	2	3	9	8	5
6	5	3	9	1	8	4	2	7
9	8	2	5	4	7	1	6	3

56

1	4	2	6	3	9	8	5	7
9	3	8	5	4	7	6	1	2
5	7	6	2	8	1	4	3	9
6	2	3	4	5	8	7	9	1
4	9	5	1	7	3	2	6	8
7	8	1	9	2	6	5	4	3
2	5	7	3	1	4	9	8	6
3	6	4	8	9	2	1	7	5
8	1	9	7	6	5	3	2	4

57

9	3	6	8	2	5	4	1	7
8	4	5	1	3	7	9	2	6
7	2	1	9	6	4	5	8	3
3	6	9	7	5	2	8	4	1
2	5	8	4	1	3	7	6	9
4	1	7	6	8	9	3	5	2
5	7	4	2	9	6	1	3	8
6	8	3	5	7	1	2	9	4
1	9	2	3	4	8	6	7	5

58

5	2	3	6	7	8	4	9	1
6	7	1	9	3	4	8	5	2
8	4	9	2	5	1	7	3	6
7	8	5	1	2	3	6	4	9
2	1	4	7	9	6	3	8	5
9	3	6	4	8	5	2	1	7
1	6	2	3	4	9	5	7	8
3	5	7	8	1	2	9	6	4
4	9	8	5	6	7	1	2	3

59

2	5	6	1	4	7	3	8	9
1	7	4	8	3	9	2	6	5
3	9	8	6	5	2	4	7	1
8	2	1	5	6	4	9	3	7
7	3	5	9	1	8	6	4	2
4	6	9	2	7	3	1	5	8
9	1	7	3	8	6	5	2	4
6	4	2	7	9	5	8	1	3
5	8	3	4	2	1	7	9	6

60

3	2	7	5	9	8	1	4	6
4	9	5	1	3	6	8	2	7
8	1	6	7	4	2	3	5	9
6	5	9	3	7	4	2	8	1
1	8	2	6	5	9	7	3	4
7	4	3	2	8	1	9	6	5
5	3	1	4	2	7	6	9	8
2	6	8	9	1	5	4	7	3
9	7	4	8	6	3	5	1	2

61

2	1	5	8	9	6	7	4	3
6	8	3	7	4	1	2	5	9
4	7	9	2	3	5	1	6	8
8	2	6	9	1	7	4	3	5
1	9	7	3	5	4	6	8	2
3	5	4	6	8	2	9	1	7
9	6	8	4	7	3	5	2	1
5	3	2	1	6	9	8	7	4
7	4	1	5	2	8	3	9	6

62

1	3	8	6	7	9	5	2	4
4	6	2	1	3	5	9	7	8
9	7	5	4	2	8	6	3	1
3	1	7	9	6	2	4	8	5
8	5	9	7	1	4	3	6	2
2	4	6	5	8	3	7	1	9
7	8	4	2	9	6	1	5	3
6	9	3	8	5	1	2	4	7
5	2	1	3	4	7	8	9	6

63

3	2	1	9	7	8	5	4	6
7	8	5	2	6	4	3	9	1
6	4	9	1	3	5	2	8	7
8	7	2	4	1	3	9	6	5
4	1	6	5	2	9	7	3	8
9	5	3	6	8	7	1	2	4
2	3	4	7	5	6	8	1	9
1	6	7	8	9	2	4	5	3
5	9	8	3	4	1	6	7	2

64

Solutions

MEDIUM

6	8	4	2	1	7	5	3	9
2	9	7	8	3	5	4	1	6
5	3	1	6	4	9	2	8	7
7	2	5	3	8	6	1	9	4
3	4	6	9	7	1	8	5	2
8	1	9	4	5	2	7	6	3
1	5	2	7	9	3	6	4	8
4	7	3	1	6	8	9	2	5
9	6	8	5	2	4	3	7	1

65

4	9	6	3	2	7	8	1	5
8	1	5	4	6	9	3	2	7
2	3	7	1	5	8	4	9	6
7	2	1	8	3	6	9	5	4
9	4	3	7	1	5	6	8	2
6	5	8	2	9	4	7	3	1
1	7	9	6	8	2	5	4	3
3	8	4	5	7	1	2	6	9
5	6	2	9	4	3	1	7	8

66

3	8	7	4	9	6	1	5	2
2	9	4	7	1	5	6	8	3
6	1	5	3	8	2	7	4	9
5	4	8	1	3	7	9	2	6
9	3	2	5	6	8	4	7	1
1	7	6	9	2	4	5	3	8
8	5	1	2	7	9	3	6	4
7	6	9	8	4	3	2	1	5
4	2	3	6	5	1	8	9	7

67

6	5	8	2	9	3	4	1	7
7	4	1	5	6	8	9	2	3
9	3	2	1	7	4	5	6	8
3	8	5	9	2	1	7	4	6
1	6	7	4	8	5	2	3	9
4	2	9	7	3	6	8	5	1
2	7	4	3	1	9	6	8	5
8	9	3	6	5	2	1	7	4
5	1	6	8	4	7	3	9	2

68

5	2	3	6	9	4	8	7	1
9	7	4	2	8	1	3	6	5
8	1	6	7	3	5	2	4	9
1	8	5	3	6	2	7	9	4
2	3	7	4	5	9	1	8	6
4	6	9	8	1	7	5	2	3
6	9	8	5	2	3	4	1	7
3	4	1	9	7	8	6	5	2
7	5	2	1	4	6	9	3	8

69

5	8	9	4	2	1	7	3	6
4	6	2	5	7	3	8	1	9
7	3	1	8	9	6	2	5	4
8	9	3	2	4	5	6	7	1
6	1	7	3	8	9	5	4	2
2	4	5	1	6	7	9	8	3
1	2	6	7	5	4	3	9	8
9	5	4	6	3	8	1	2	7
3	7	8	9	1	2	4	6	5

70

3	7	2	4	6	9	8	1	5
9	8	1	3	7	5	6	2	4
6	5	4	8	1	2	7	9	3
5	6	7	1	8	3	9	4	2
2	9	8	5	4	6	3	7	1
1	4	3	2	9	7	5	6	8
7	2	5	9	3	1	4	8	6
8	3	6	7	2	4	1	5	9
4	1	9	6	5	8	2	3	7

71

8	3	4	1	5	7	2	9	6
5	2	1	8	6	9	4	7	3
6	9	7	3	2	4	1	5	8
1	6	5	2	9	3	7	8	4
7	8	3	6	4	5	9	2	1
2	4	9	7	1	8	3	6	5
4	7	8	5	3	2	6	1	9
3	1	2	9	8	6	5	4	7
9	5	6	4	7	1	8	3	2

72

7	2	3	8	4	6	1	5	9
6	1	5	3	9	2	4	7	8
8	4	9	7	1	5	6	3	2
3	7	8	6	5	4	9	2	1
1	9	4	2	8	7	3	6	5
2	5	6	9	3	1	8	4	7
5	6	1	4	7	9	2	8	3
4	8	7	1	2	3	5	9	6
9	3	2	5	6	8	7	1	4

73

3	2	7	1	5	8	9	4	6
6	1	9	4	3	7	5	8	2
5	4	8	9	6	2	7	1	3
1	8	6	5	7	4	3	2	9
4	3	2	6	8	9	1	5	7
9	7	5	3	2	1	4	6	8
7	6	4	2	1	3	8	9	5
8	5	1	7	9	6	2	3	4
2	9	3	8	4	5	6	7	1

74

1	5	3	8	4	7	6	2	9
9	4	8	2	6	1	5	3	7
7	6	2	3	5	9	8	1	4
2	7	5	6	9	3	4	8	1
8	1	4	7	2	5	3	9	6
6	3	9	4	1	8	7	5	2
5	2	6	9	3	4	1	7	8
4	8	1	5	7	2	9	6	3
3	9	7	1	8	6	2	4	5

75

3	2	1	6	5	8	9	4	7
7	8	4	3	1	9	2	6	5
9	5	6	7	2	4	1	3	8
5	4	9	1	3	2	7	8	6
6	7	2	4	8	5	3	1	9
8	1	3	9	7	6	5	2	4
1	9	5	8	6	3	4	7	2
4	3	8	2	9	7	6	5	1
2	6	7	5	4	1	8	9	3

76

5	9	4	1	6	3	7	8	2
2	6	3	5	8	7	4	1	9
8	7	1	9	4	2	3	6	5
4	8	9	6	7	5	2	3	1
3	1	5	2	9	4	8	7	6
6	2	7	8	3	1	5	9	4
9	4	2	7	1	8	6	5	3
7	3	6	4	5	9	1	2	8
1	5	8	3	2	6	9	4	7

77

5	2	4	9	7	3	1	8	6
8	1	3	5	4	6	9	2	7
9	6	7	8	1	2	3	4	5
2	3	1	6	5	8	7	9	4
7	5	9	4	3	1	8	6	2
6	4	8	7	2	9	5	3	1
3	8	5	2	6	7	4	1	9
1	7	2	3	9	4	6	5	8
4	9	6	1	8	5	2	7	3

78

2	3	6	8	7	4	5	9	1
8	1	5	6	3	9	2	4	7
4	9	7	1	5	2	3	8	6
9	6	4	7	8	5	1	3	2
5	2	3	4	9	1	7	6	8
7	8	1	2	6	3	9	5	4
3	4	2	5	1	6	8	7	9
1	7	9	3	4	8	6	2	5
6	5	8	9	2	7	4	1	3

79

6	9	1	2	3	5	7	4	8
5	7	4	1	6	8	2	3	9
3	2	8	4	9	7	5	6	1
9	4	6	3	1	2	8	5	7
2	3	7	8	5	9	4	1	6
8	1	5	6	7	4	3	9	2
1	8	2	5	4	6	9	7	3
7	5	3	9	8	1	6	2	4
4	6	9	7	2	3	1	8	5

80

Solutions

MEDIUM

7	6	4	1	2	5	9	8	3
9	3	2	7	6	8	1	5	4
1	5	8	3	4	9	2	6	7
5	2	7	8	3	6	4	1	9
4	1	6	2	9	7	8	3	5
3	8	9	5	1	4	7	2	6
2	4	5	6	7	1	3	9	8
8	7	3	9	5	2	6	4	1
6	9	1	4	8	3	5	7	2

81

5	7	2	3	6	1	8	4	9
6	1	4	7	9	8	5	3	2
3	9	8	2	4	5	1	6	7
2	6	7	4	5	3	9	8	1
1	4	9	6	8	2	3	7	5
8	5	3	1	7	9	6	2	4
4	3	6	9	1	7	2	5	8
9	2	5	8	3	4	7	1	6
7	8	1	5	2	6	4	9	3

82

2	9	8	6	7	3	5	1	4
5	4	6	2	9	1	7	3	8
3	7	1	5	8	4	2	9	6
1	2	7	9	6	5	4	8	3
4	3	9	1	2	8	6	5	7
6	8	5	4	3	7	9	2	1
8	5	3	7	4	2	1	6	9
7	6	2	3	1	9	8	4	5
9	1	4	8	5	6	3	7	2

83

8	1	2	3	6	4	5	7	9
3	7	6	1	5	9	2	4	8
5	4	9	8	2	7	3	6	1
4	2	1	9	8	5	6	3	7
7	9	3	6	4	1	8	2	5
6	8	5	2	7	3	9	1	4
1	3	4	5	9	2	7	8	6
2	5	8	7	1	6	4	9	3
9	6	7	4	3	8	1	5	2

84

6	9	8	4	3	5	1	2	7
1	3	4	8	7	2	6	5	9
5	2	7	1	9	6	3	4	8
4	7	9	6	5	8	2	1	3
2	6	5	3	1	9	8	7	4
8	1	3	2	4	7	9	6	5
7	8	1	9	2	4	5	3	6
3	5	6	7	8	1	4	9	2
9	4	2	5	6	3	7	8	1

85

2	6	4	7	9	5	8	3	1
3	7	9	8	6	1	2	5	4
5	8	1	2	3	4	7	9	6
4	5	2	3	1	8	6	7	9
8	3	7	6	2	9	1	4	5
9	1	6	4	5	7	3	2	8
1	2	8	5	4	3	9	6	7
6	9	5	1	7	2	4	8	3
7	4	3	9	8	6	5	1	2

86

1	7	5	4	6	3	2	9	8
4	6	3	9	2	8	5	1	7
9	2	8	5	1	7	3	6	4
2	4	1	7	5	9	6	8	3
3	5	7	8	4	6	9	2	1
6	8	9	1	3	2	7	4	5
7	3	6	2	8	4	1	5	9
8	1	2	3	9	5	4	7	6
5	9	4	6	7	1	8	3	2

87

4	1	6	5	3	7	9	2	8
9	8	7	2	1	6	5	4	3
5	2	3	9	8	4	1	7	6
6	4	8	3	2	1	7	5	9
2	3	5	8	7	9	6	1	4
7	9	1	4	6	5	8	3	2
1	5	9	6	4	2	3	8	7
8	7	2	1	9	3	4	6	5
3	6	4	7	5	8	2	9	1

88

2	9	8	5	4	1	7	6	3
7	6	4	2	9	3	1	5	8
3	5	1	8	7	6	4	2	9
6	8	7	4	2	5	9	3	1
5	3	2	9	1	8	6	4	7
4	1	9	6	3	7	2	8	5
9	4	5	7	8	2	3	1	6
8	7	3	1	6	4	5	9	2
1	2	6	3	5	9	8	7	4

89

2	6	9	1	3	5	7	4	8
1	5	8	6	7	4	2	3	9
4	3	7	8	2	9	1	6	5
7	1	6	2	5	3	8	9	4
8	4	2	7	9	6	3	5	1
3	9	5	4	8	1	6	7	2
5	7	1	9	6	8	4	2	3
9	2	4	3	1	7	5	8	6
6	8	3	5	4	2	9	1	7

90

8	4	7	6	3	1	9	5	2
1	5	3	8	9	2	6	4	7
2	6	9	5	7	4	8	3	1
4	2	6	9	1	5	3	7	8
9	3	5	7	4	8	1	2	6
7	1	8	3	2	6	4	9	5
5	9	1	4	8	7	2	6	3
6	8	4	2	5	3	7	1	9
3	7	2	1	6	9	5	8	4

91

9	5	8	7	2	4	3	1	6
3	2	6	5	8	1	4	7	9
7	1	4	9	3	6	2	5	8
4	6	2	1	5	7	8	9	3
8	7	5	6	9	3	1	4	2
1	3	9	8	4	2	5	6	7
5	4	3	2	7	9	6	8	1
6	8	7	3	1	5	9	2	4
2	9	1	4	6	8	7	3	5

92

6	8	5	3	2	9	1	4	7
9	7	1	4	5	6	8	2	3
3	4	2	1	7	8	5	9	6
5	9	4	2	3	7	6	1	8
7	1	3	8	6	4	2	5	9
8	2	6	5	9	1	7	3	4
4	5	8	7	1	3	9	6	2
1	6	7	9	4	2	3	8	5
2	3	9	6	8	5	4	7	1

93

3	7	4	5	6	8	2	1	9
6	2	1	9	3	7	4	5	8
5	8	9	2	1	4	3	7	6
2	9	5	8	4	6	1	3	7
1	3	6	7	9	2	5	8	4
8	4	7	3	5	1	9	6	2
4	5	3	6	8	9	7	2	1
7	1	8	4	2	3	6	9	5
9	6	2	1	7	5	8	4	3

94

8	2	1	3	6	7	5	4	9
4	7	5	2	8	9	6	3	1
6	3	9	1	5	4	7	8	2
2	4	6	9	3	8	1	7	5
9	5	7	4	1	2	3	6	8
3	1	8	5	7	6	2	9	4
1	6	4	7	9	5	8	2	3
5	8	2	6	4	3	9	1	7
7	9	3	8	2	1	4	5	6

95

5	7	4	2	6	1	9	8	3
6	1	2	9	3	8	5	7	4
8	3	9	7	4	5	2	6	1
9	2	1	6	5	7	3	4	8
7	8	3	1	9	4	6	5	2
4	5	6	8	2	3	1	9	7
3	4	8	5	1	6	7	2	9
1	9	5	4	7	2	8	3	6
2	6	7	3	8	9	4	1	5

96

Solutions

MEDIUM

9	6	3	8	1	5	7	4	2
1	4	2	3	9	7	5	6	8
5	8	7	2	6	4	1	9	3
6	2	1	4	3	9	8	5	7
3	7	8	6	5	2	4	1	9
4	9	5	1	7	8	2	3	6
2	1	9	7	4	6	3	8	5
7	3	6	5	8	1	9	2	4
8	5	4	9	2	3	6	7	1

97

8	7	9	5	6	4	3	1	2
6	2	1	7	8	3	9	5	4
5	4	3	1	2	9	6	8	7
4	9	6	8	3	1	2	7	5
7	1	2	6	4	5	8	9	3
3	8	5	2	9	7	4	6	1
9	5	8	4	7	2	1	3	6
2	6	7	3	1	8	5	4	9
1	3	4	9	5	6	7	2	8

98

4	3	1	8	9	5	6	7	2
2	9	6	3	1	7	5	8	4
7	5	8	4	2	6	1	9	3
9	1	7	6	3	8	4	2	5
5	2	3	1	4	9	8	6	7
8	6	4	5	7	2	3	1	9
3	8	2	7	5	1	9	4	6
6	7	5	9	8	4	2	3	1
1	4	9	2	6	3	7	5	8

99

1	3	9	2	7	8	5	6	4
2	7	8	5	6	4	9	1	3
5	6	4	1	9	3	7	8	2
6	8	1	3	5	9	2	4	7
7	9	3	6	4	2	8	5	1
4	2	5	7	8	1	3	9	6
9	4	2	8	1	7	6	3	5
3	1	6	9	2	5	4	7	8
8	5	7	4	3	6	1	2	9

100

5	2	4	6	9	1	3	8	7
3	1	6	4	8	7	5	9	2
7	9	8	2	5	3	6	4	1
1	5	7	3	2	8	4	6	9
6	3	9	7	4	5	2	1	8
8	4	2	1	6	9	7	3	5
2	7	3	8	1	4	9	5	6
9	6	1	5	3	2	8	7	4
4	8	5	9	7	6	1	2	3

101

9	1	8	7	2	3	6	5	4
2	3	4	6	8	5	9	1	7
6	5	7	9	4	1	3	8	2
4	6	3	2	5	9	8	7	1
5	2	9	1	7	8	4	3	6
7	8	1	4	3	6	2	9	5
1	4	2	3	9	7	5	6	8
8	9	6	5	1	4	7	2	3
3	7	5	8	6	2	1	4	9

102

1	3	2	4	6	9	7	8	5
5	4	8	3	1	7	6	9	2
6	7	9	2	5	8	3	1	4
8	9	4	6	7	2	1	5	3
7	5	1	8	4	3	2	6	9
3	2	6	1	9	5	4	7	8
9	1	7	5	2	4	8	3	6
4	8	5	7	3	6	9	2	1
2	6	3	9	8	1	5	4	7

103

7	6	5	9	3	4	2	8	1
2	4	1	8	7	6	3	5	9
8	9	3	2	1	5	7	4	6
3	1	4	5	9	7	8	6	2
6	7	2	4	8	3	1	9	5
5	8	9	1	6	2	4	3	7
1	2	6	3	4	9	5	7	8
4	5	7	6	2	8	9	1	3
9	3	8	7	5	1	6	2	4

104

4	6	1	7	3	5	9	8	2
2	7	9	4	6	8	3	5	1
5	8	3	2	1	9	6	7	4
6	2	8	5	4	1	7	9	3
7	1	5	3	9	2	4	6	8
3	9	4	8	7	6	2	1	5
8	3	2	6	5	7	1	4	9
1	5	6	9	2	4	8	3	7
9	4	7	1	8	3	5	2	6

105

7	6	9	2	3	4	1	8	5
3	4	5	7	1	8	2	6	9
2	8	1	6	9	5	3	4	7
9	7	2	3	8	1	4	5	6
4	5	3	9	7	6	8	1	2
6	1	8	5	4	2	9	7	3
1	3	6	4	2	7	5	9	8
5	2	4	8	6	9	7	3	1
8	9	7	1	5	3	6	2	4

106

5	2	9	6	1	3	4	8	7
1	4	8	9	2	7	6	3	5
3	7	6	5	4	8	1	9	2
4	9	2	3	6	1	5	7	8
8	3	7	2	5	4	9	6	1
6	1	5	8	7	9	3	2	4
7	8	1	4	3	6	2	5	9
9	5	3	1	8	2	7	4	6
2	6	4	7	9	5	8	1	3

107

1	8	7	6	3	9	2	5	4
3	2	6	4	1	5	8	9	7
5	9	4	7	8	2	6	3	1
4	3	1	5	7	8	9	6	2
7	6	9	1	2	3	5	4	8
2	5	8	9	6	4	7	1	3
6	7	5	8	4	1	3	2	9
8	4	2	3	9	6	1	7	5
9	1	3	2	5	7	4	8	6

108

6	9	3	1	7	4	2	8	5
2	1	5	6	3	8	7	4	9
4	7	8	5	9	2	1	6	3
3	2	1	4	5	7	6	9	8
9	4	6	2	8	1	3	5	7
8	5	7	9	6	3	4	1	2
1	3	2	8	4	9	5	7	6
5	8	4	7	2	6	9	3	1
7	6	9	3	1	5	8	2	4

109

8	5	3	6	7	1	9	2	4
6	2	1	8	4	9	7	3	5
4	9	7	5	2	3	8	6	1
5	3	4	9	1	7	6	8	2
2	8	9	3	6	4	1	5	7
7	1	6	2	5	8	3	4	9
1	6	2	7	8	5	4	9	3
3	4	5	1	9	6	2	7	8
9	7	8	4	3	2	5	1	6

110

3	2	7	5	1	9	4	6	8
1	8	5	3	6	4	9	7	2
4	6	9	8	7	2	1	5	3
5	9	3	2	4	6	8	1	7
6	4	1	7	8	3	5	2	9
2	7	8	9	5	1	3	4	6
7	1	4	6	3	8	2	9	5
9	3	6	4	2	5	7	8	1
8	5	2	1	9	7	6	3	4

111

5	3	1	6	7	9	8	4	2
4	9	7	2	8	1	6	5	3
2	8	6	3	5	4	1	7	9
8	2	3	5	1	7	9	6	4
1	7	9	4	2	6	3	8	5
6	5	4	9	3	8	7	2	1
7	4	5	1	6	3	2	9	8
9	1	8	7	4	2	5	3	6
3	6	2	8	9	5	4	1	7

112

Solutions

MEDIUM

9	7	2	3	1	8	5	4	6
4	3	5	9	2	6	8	1	7
1	6	8	5	7	4	9	2	3
6	4	1	2	5	3	7	8	9
5	2	7	8	4	9	3	6	1
8	9	3	1	6	7	4	5	2
2	5	4	7	3	1	6	9	8
7	1	9	6	8	5	2	3	4
3	8	6	4	9	2	1	7	5

113

6	5	8	2	4	7	1	3	9
4	7	3	6	1	9	2	8	5
1	2	9	3	8	5	6	4	7
3	4	5	7	9	2	8	1	6
9	6	7	1	3	8	5	2	4
2	8	1	4	5	6	7	9	3
8	3	2	5	6	4	9	7	1
7	1	6	9	2	3	4	5	8
5	9	4	8	7	1	3	6	2

114

6	8	1	7	5	2	4	3	9
3	9	2	8	6	4	7	5	1
5	7	4	3	1	9	6	8	2
8	3	7	1	4	5	9	2	6
2	1	9	6	7	3	8	4	5
4	5	6	2	9	8	3	1	7
9	2	5	4	8	7	1	6	3
1	4	3	9	2	6	5	7	8
7	6	8	5	3	1	2	9	4

115

8	4	9	3	5	7	6	1	2
6	1	5	9	8	2	3	4	7
2	3	7	1	4	6	9	8	5
9	7	6	5	1	3	4	2	8
3	5	1	8	2	4	7	6	9
4	8	2	6	7	9	1	5	3
5	9	4	2	3	1	8	7	6
1	6	8	7	9	5	2	3	4
7	2	3	4	6	8	5	9	1

116

7	9	1	5	8	2	4	3	6
4	3	5	6	1	9	8	2	7
8	6	2	3	4	7	9	5	1
3	4	6	8	7	1	5	9	2
2	5	7	9	6	4	3	1	8
9	1	8	2	5	3	6	7	4
1	2	9	4	3	8	7	6	5
6	7	4	1	9	5	2	8	3
5	8	3	7	2	6	1	4	9

117

2	6	3	5	1	7	8	4	9
8	5	4	6	2	9	7	1	3
1	9	7	8	4	3	6	5	2
5	8	2	9	7	1	3	6	4
9	7	6	4	3	8	1	2	5
3	4	1	2	6	5	9	7	8
4	2	8	7	9	6	5	3	1
6	3	5	1	8	4	2	9	7
7	1	9	3	5	2	4	8	6

118

2	6	7	4	5	8	9	3	1
3	1	9	7	2	6	4	5	8
5	4	8	9	1	3	7	2	6
4	3	1	6	8	2	5	7	9
8	2	6	5	7	9	1	4	3
7	9	5	3	4	1	6	8	2
6	7	2	1	3	4	8	9	5
1	5	3	8	9	7	2	6	4
9	8	4	2	6	5	3	1	7

119

8	2	3	7	9	5	4	6	1
4	6	7	2	3	1	9	5	8
5	1	9	4	8	6	3	7	2
3	9	1	5	6	7	8	2	4
6	8	2	1	4	9	5	3	7
7	4	5	8	2	3	6	1	9
9	5	4	6	1	2	7	8	3
1	3	6	9	7	8	2	4	5
2	7	8	3	5	4	1	9	6

120

4	6	7	9	8	3	2	5	1
2	3	8	5	7	1	9	6	4
9	5	1	2	4	6	8	3	7
3	1	5	8	2	4	7	9	6
6	7	4	1	9	5	3	2	8
8	9	2	3	6	7	1	4	5
1	4	9	7	5	2	6	8	3
5	8	3	6	1	9	4	7	2
7	2	6	4	3	8	5	1	9

121

1	9	8	5	2	6	7	3	4
2	5	4	1	3	7	8	6	9
6	3	7	9	4	8	2	5	1
8	1	9	4	7	5	3	2	6
4	6	2	3	8	1	9	7	5
3	7	5	6	9	2	1	4	8
9	2	6	7	1	4	5	8	3
5	8	3	2	6	9	4	1	7
7	4	1	8	5	3	6	9	2

122

2	4	6	5	8	3	1	9	7
1	8	3	2	9	7	4	5	6
9	5	7	6	1	4	8	3	2
3	1	9	7	2	6	5	4	8
4	2	8	3	5	1	7	6	9
6	7	5	8	4	9	2	1	3
8	6	1	9	7	5	3	2	4
5	3	2	4	6	8	9	7	1
7	9	4	1	3	2	6	8	5

123

9	8	1	4	7	3	6	2	5
2	6	5	8	9	1	4	7	3
3	4	7	5	6	2	9	1	8
8	1	2	3	5	6	7	9	4
6	9	3	2	4	7	5	8	1
5	7	4	9	1	8	3	6	2
1	3	6	7	2	5	8	4	9
7	5	9	1	8	4	2	3	6
4	2	8	6	3	9	1	5	7

124

1	6	7	5	3	2	9	4	8
3	2	8	4	6	9	5	1	7
4	5	9	8	7	1	2	3	6
5	3	1	7	4	6	8	9	2
7	9	6	1	2	8	4	5	3
8	4	2	9	5	3	6	7	1
6	7	3	2	9	4	1	8	5
9	1	5	6	8	7	3	2	4
2	8	4	3	1	5	7	6	9

125

9	4	1	2	5	3	8	6	7
2	7	6	8	9	1	3	4	5
5	3	8	4	7	6	1	2	9
7	6	4	5	8	2	9	3	1
8	9	2	1	3	7	4	5	6
1	5	3	6	4	9	2	7	8
6	2	5	3	1	8	7	9	4
4	8	7	9	2	5	6	1	3
3	1	9	7	6	4	5	8	2

126

2	6	7	1	9	5	4	8	3
3	5	9	8	7	4	2	1	6
8	4	1	6	2	3	7	5	9
5	8	6	7	3	9	1	4	2
9	1	4	2	8	6	3	7	5
7	3	2	4	5	1	6	9	8
4	9	5	3	1	2	8	6	7
6	2	8	9	4	7	5	3	1
1	7	3	5	6	8	9	2	4

127

1	9	3	5	2	8	7	6	4
8	6	2	1	4	7	3	9	5
7	5	4	9	6	3	8	2	1
3	4	8	6	5	2	1	7	9
9	2	5	3	7	1	6	4	8
6	7	1	8	9	4	5	3	2
5	1	6	4	3	9	2	8	7
2	8	9	7	1	6	4	5	3
4	3	7	2	8	5	9	1	6

128

Solutions

MEDIUM

1	9	4	2	8	7	3	5	6
7	3	5	6	1	4	8	2	9
8	2	6	3	9	5	1	7	4
6	8	2	7	5	9	4	1	3
4	1	7	8	3	6	2	9	5
3	5	9	4	2	1	6	8	7
5	6	8	9	4	2	7	3	1
9	7	3	1	6	8	5	4	2
2	4	1	5	7	3	9	6	8

129

8	3	5	1	4	6	9	7	2
2	6	4	7	8	9	1	3	5
7	9	1	2	5	3	8	4	6
9	4	8	3	6	7	2	5	1
3	7	6	5	1	2	4	8	9
5	1	2	4	9	8	7	6	3
4	2	7	6	3	1	5	9	8
1	8	3	9	7	5	6	2	4
6	5	9	8	2	4	3	1	7

130

7	5	6	4	1	3	9	2	8
1	9	3	2	5	8	4	7	6
2	8	4	7	9	6	5	1	3
5	1	9	8	6	2	3	4	7
3	4	2	9	7	5	6	8	1
6	7	8	1	3	4	2	5	9
9	2	7	3	4	1	8	6	5
8	6	1	5	2	9	7	3	4
4	3	5	6	8	7	1	9	2

131

1	5	4	7	3	2	9	8	6
9	2	3	5	8	6	4	7	1
6	7	8	4	9	1	3	5	2
5	4	7	2	6	3	1	9	8
2	8	9	1	4	5	7	6	3
3	1	6	9	7	8	5	2	4
4	6	5	8	1	7	2	3	9
8	9	2	3	5	4	6	1	7
7	3	1	6	2	9	8	4	5

132

3	2	6	7	5	4	9	1	8
7	4	9	2	8	1	3	5	6
8	1	5	9	3	6	2	7	4
6	7	3	5	9	8	1	4	2
4	8	2	6	1	3	5	9	7
5	9	1	4	2	7	6	8	3
1	5	8	3	4	2	7	6	9
2	6	4	1	7	9	8	3	5
9	3	7	8	6	5	4	2	1

133

1	9	3	2	8	7	6	4	5
5	7	6	3	4	1	8	9	2
2	4	8	9	6	5	3	7	1
6	1	9	7	5	2	4	8	3
3	8	4	6	1	9	2	5	7
7	2	5	4	3	8	1	6	9
9	5	1	8	2	4	7	3	6
8	6	2	5	7	3	9	1	4
4	3	7	1	9	6	5	2	8

134

2	7	3	5	1	8	4	9	6
1	4	6	3	7	9	5	8	2
9	8	5	4	2	6	1	7	3
4	3	9	8	6	7	2	1	5
7	2	8	1	3	5	6	4	9
6	5	1	2	9	4	8	3	7
8	9	2	6	4	3	7	5	1
5	6	7	9	8	1	3	2	4
3	1	4	7	5	2	9	6	8

135

8	2	4	9	1	3	5	6	7
7	6	5	2	8	4	3	9	1
1	3	9	6	5	7	2	8	4
5	4	7	3	6	2	8	1	9
3	8	1	5	4	9	7	2	6
2	9	6	8	7	1	4	3	5
6	5	3	4	9	8	1	7	2
4	1	2	7	3	6	9	5	8
9	7	8	1	2	5	6	4	3

136

3	9	8	7	1	4	6	5	2
7	5	2	6	3	8	4	1	9
6	1	4	9	2	5	3	8	7
9	2	7	4	6	1	8	3	5
8	6	5	2	9	3	1	7	4
4	3	1	5	8	7	2	9	6
1	4	6	8	7	9	5	2	3
5	7	3	1	4	2	9	6	8
2	8	9	3	5	6	7	4	1

137

8	2	1	3	4	9	7	5	6
6	7	5	8	2	1	4	9	3
3	4	9	5	6	7	2	1	8
5	1	4	2	3	8	9	6	7
2	8	7	6	9	4	5	3	1
9	3	6	1	7	5	8	2	4
1	9	3	7	8	2	6	4	5
7	5	2	4	1	6	3	8	9
4	6	8	9	5	3	1	7	2

138

4	8	9	5	7	3	2	6	1
7	1	2	6	4	8	9	5	3
5	3	6	2	9	1	4	8	7
2	4	7	9	1	6	8	3	5
6	5	3	8	2	7	1	4	9
1	9	8	3	5	4	7	2	6
8	2	1	7	3	5	6	9	4
3	6	4	1	8	9	5	7	2
9	7	5	4	6	2	3	1	8

139

9	7	1	8	3	6	4	5	2
5	3	8	2	7	4	6	9	1
4	2	6	1	9	5	3	7	8
6	5	4	3	2	8	7	1	9
7	8	2	4	1	9	5	3	6
3	1	9	6	5	7	8	2	4
8	9	3	5	4	1	2	6	7
2	6	7	9	8	3	1	4	5
1	4	5	7	6	2	9	8	3

140

5	2	9	7	1	3	8	6	4
8	7	3	4	6	5	1	9	2
1	6	4	8	2	9	3	5	7
7	3	1	9	5	2	6	4	8
6	5	2	1	4	8	9	7	3
9	4	8	6	3	7	2	1	5
4	8	5	3	9	1	7	2	6
2	1	7	5	8	6	4	3	9
3	9	6	2	7	4	5	8	1

141

7	6	3	1	5	2	4	8	9
4	9	5	7	6	8	3	2	1
2	1	8	4	3	9	5	6	7
3	5	9	8	7	6	2	1	4
8	7	1	2	9	4	6	3	5
6	2	4	3	1	5	9	7	8
1	8	2	5	4	3	7	9	6
9	4	7	6	2	1	8	5	3
5	3	6	9	8	7	1	4	2

142

7	1	2	9	4	8	6	5	3
6	3	9	7	2	5	4	1	8
8	5	4	3	6	1	7	2	9
5	7	6	2	3	4	9	8	1
3	9	8	6	1	7	2	4	5
2	4	1	5	8	9	3	6	7
4	6	7	1	5	3	8	9	2
1	2	3	8	9	6	5	7	4
9	8	5	4	7	2	1	3	6

143

3	4	8	6	7	1	5	2	9
7	6	9	3	5	2	8	4	1
1	2	5	4	8	9	6	3	7
8	1	4	7	2	3	9	5	6
5	9	2	8	4	6	1	7	3
6	3	7	1	9	5	4	8	2
4	5	3	9	1	7	2	6	8
2	7	1	5	6	8	3	9	4
9	8	6	2	3	4	7	1	5

144

Solutions

MEDIUM

9	5	7	2	1	3	4	8	6
8	2	6	5	4	9	1	7	3
3	4	1	6	8	7	9	2	5
4	8	9	3	7	5	2	6	1
7	3	2	1	9	6	5	4	8
6	1	5	4	2	8	3	9	7
2	6	4	7	5	1	8	3	9
5	9	3	8	6	4	7	1	2
1	7	8	9	3	2	6	5	4

145

7	4	1	8	3	9	2	5	6
2	6	9	4	5	7	1	3	8
8	5	3	1	6	2	7	4	9
6	9	2	7	8	5	4	1	3
1	8	4	6	2	3	9	7	5
5	3	7	9	1	4	8	6	2
9	7	5	3	4	8	6	2	1
4	2	6	5	9	1	3	8	7
3	1	8	2	7	6	5	9	4

146

4	9	2	5	3	6	1	7	8
8	7	5	4	9	1	3	2	6
3	1	6	8	7	2	4	9	5
9	5	3	1	4	8	7	6	2
7	8	1	6	2	3	9	5	4
6	2	4	9	5	7	8	1	3
5	6	8	3	1	9	2	4	7
1	4	7	2	8	5	6	3	9
2	3	9	7	6	4	5	8	1

147

6	3	7	4	5	1	2	9	8
9	1	8	3	2	6	7	4	5
2	4	5	9	8	7	3	1	6
1	7	9	2	6	3	8	5	4
5	2	3	8	9	4	1	6	7
8	6	4	1	7	5	9	3	2
3	5	1	7	4	8	6	2	9
4	8	2	6	3	9	5	7	1
7	9	6	5	1	2	4	8	3

148

5	8	7	4	1	9	3	6	2
2	1	9	3	5	6	8	7	4
4	6	3	2	8	7	9	5	1
7	2	1	9	6	8	5	4	3
6	5	8	7	3	4	1	2	9
9	3	4	1	2	5	7	8	6
3	7	5	6	4	1	2	9	8
8	4	2	5	9	3	6	1	7
1	9	6	8	7	2	4	3	5

149

2	9	6	4	5	1	3	8	7
4	7	5	9	8	3	1	2	6
8	1	3	7	6	2	4	9	5
1	8	4	3	9	5	7	6	2
9	3	2	1	7	6	5	4	8
6	5	7	2	4	8	9	3	1
7	2	9	6	1	4	8	5	3
5	6	1	8	3	9	2	7	4
3	4	8	5	2	7	6	1	9

150

6	7	5	2	1	3	9	8	4
8	9	4	6	7	5	1	2	3
3	2	1	4	8	9	5	6	7
7	3	6	9	4	1	2	5	8
1	5	9	7	2	8	4	3	6
4	8	2	5	3	6	7	1	9
5	1	3	8	9	7	6	4	2
2	6	7	3	5	4	8	9	1
9	4	8	1	6	2	3	7	5

151

5	2	9	1	3	7	4	8	6
3	7	8	5	6	4	9	1	2
6	1	4	9	2	8	5	7	3
4	9	3	2	5	1	8	6	7
1	6	7	8	9	3	2	4	5
8	5	2	7	4	6	1	3	9
9	8	6	4	7	2	3	5	1
2	3	1	6	8	5	7	9	4
7	4	5	3	1	9	6	2	8

152

6	5	3	8	2	4	7	9	1
7	9	8	1	3	5	6	4	2
4	2	1	9	6	7	5	3	8
9	8	7	4	5	2	3	1	6
2	4	6	3	7	1	8	5	9
3	1	5	6	8	9	4	2	7
5	6	2	7	9	3	1	8	4
8	3	4	2	1	6	9	7	5
1	7	9	5	4	8	2	6	3

153

8	6	7	2	3	4	1	9	5
4	2	5	1	6	9	3	7	8
9	1	3	5	8	7	6	2	4
3	5	9	6	1	8	7	4	2
2	8	1	4	7	5	9	6	3
7	4	6	3	9	2	5	8	1
1	9	8	7	2	3	4	5	6
6	7	4	8	5	1	2	3	9
5	3	2	9	4	6	8	1	7

154

3	4	8	1	9	6	5	2	7
2	7	9	8	3	5	1	6	4
6	1	5	2	4	7	3	8	9
8	6	3	9	2	4	7	1	5
4	2	1	7	5	8	9	3	6
5	9	7	6	1	3	8	4	2
1	5	2	3	6	9	4	7	8
7	3	4	5	8	2	6	9	1
9	8	6	4	7	1	2	5	3

155

4	2	1	3	6	9	5	8	7
6	7	8	2	5	4	1	9	3
9	5	3	7	1	8	6	4	2
5	3	6	4	2	7	8	1	9
7	4	9	1	8	6	3	2	5
1	8	2	9	3	5	7	6	4
2	6	7	5	4	1	9	3	8
8	9	4	6	7	3	2	5	1
3	1	5	8	9	2	4	7	6

156

1	9	3	2	4	8	7	5	6
5	2	8	9	6	7	4	3	1
7	4	6	5	3	1	2	8	9
3	1	5	4	2	9	6	7	8
2	7	9	8	1	6	5	4	3
6	8	4	3	7	5	1	9	2
8	3	7	6	5	2	9	1	4
9	6	1	7	8	4	3	2	5
4	5	2	1	9	3	8	6	7

157

8	9	2	1	6	7	3	4	5
7	6	5	3	4	2	8	1	9
4	3	1	8	9	5	7	6	2
9	5	4	6	8	1	2	7	3
6	2	7	5	3	4	9	8	1
3	1	8	7	2	9	4	5	6
1	4	9	2	7	6	5	3	8
5	7	3	9	1	8	6	2	4
2	8	6	4	5	3	1	9	7

158

7	3	1	8	2	5	9	6	4
6	5	9	1	7	4	8	2	3
4	2	8	3	9	6	7	1	5
2	4	7	5	1	3	6	9	8
9	6	3	4	8	7	1	5	2
8	1	5	2	6	9	4	3	7
3	9	6	7	5	8	2	4	1
1	7	4	6	3	2	5	8	9
5	8	2	9	4	1	3	7	6

159

6	3	8	9	7	1	4	5	2
1	7	2	6	5	4	9	3	8
9	4	5	3	2	8	1	6	7
3	6	9	7	1	2	5	8	4
5	2	1	8	4	3	6	7	9
4	8	7	5	6	9	3	2	1
7	1	3	2	9	5	8	4	6
2	5	4	1	8	6	7	9	3
8	9	6	4	3	7	2	1	5

160

Solutions

MEDIUM

4	2	8	3	6	5	7	9	1
3	1	7	8	4	9	5	6	2
9	5	6	2	1	7	8	4	3
6	4	5	1	8	2	3	7	9
8	3	1	9	7	6	2	5	4
2	7	9	4	5	3	1	8	6
5	9	2	6	3	8	4	1	7
7	6	4	5	2	1	9	3	8
1	8	3	7	9	4	6	2	5

161

2	9	1	5	6	4	7	3	8
8	4	3	9	1	7	6	5	2
6	5	7	2	8	3	4	1	9
4	2	6	1	7	5	9	8	3
5	1	9	3	4	8	2	6	7
7	3	8	6	2	9	1	4	5
1	8	5	4	9	2	3	7	6
9	7	4	8	3	6	5	2	1
3	6	2	7	5	1	8	9	4

162

5	2	4	1	8	9	7	6	3
7	9	6	3	5	2	1	8	4
1	8	3	4	7	6	5	9	2
2	7	8	6	9	5	4	3	1
4	5	9	7	1	3	6	2	8
3	6	1	8	2	4	9	7	5
6	1	5	9	3	8	2	4	7
8	4	7	2	6	1	3	5	9
9	3	2	5	4	7	8	1	6

163

9	3	2	1	7	5	8	4	6
8	1	7	9	4	6	2	5	3
6	5	4	2	3	8	1	7	9
3	7	1	5	6	2	9	8	4
4	9	5	3	8	1	7	6	2
2	6	8	7	9	4	3	1	5
1	2	3	6	5	7	4	9	8
5	8	9	4	1	3	6	2	7
7	4	6	8	2	9	5	3	1

164

9	5	3	4	8	2	1	7	6
7	8	1	3	9	6	2	4	5
2	4	6	5	1	7	3	8	9
1	6	4	2	7	8	5	9	3
5	3	9	6	4	1	7	2	8
8	2	7	9	3	5	6	1	4
4	9	2	1	6	3	8	5	7
3	7	5	8	2	4	9	6	1
6	1	8	7	5	9	4	3	2

165

3	9	2	8	5	1	6	4	7
7	4	1	9	3	6	2	5	8
6	8	5	7	4	2	9	1	3
5	1	3	6	2	4	7	8	9
9	6	4	3	8	7	5	2	1
8	2	7	5	1	9	3	6	4
1	3	9	2	6	8	4	7	5
4	7	6	1	9	5	8	3	2
2	5	8	4	7	3	1	9	6

166

9	3	2	1	7	4	8	6	5
4	5	7	6	2	8	9	1	3
1	8	6	9	3	5	4	7	2
2	7	9	8	5	1	3	4	6
6	1	8	3	4	2	5	9	7
3	4	5	7	9	6	1	2	8
7	9	4	5	6	3	2	8	1
8	2	3	4	1	7	6	5	9
5	6	1	2	8	9	7	3	4

167

5	7	1	8	3	2	9	4	6
6	9	2	5	4	7	3	8	1
4	8	3	6	1	9	5	7	2
7	2	6	9	8	1	4	3	5
1	5	4	2	7	3	6	9	8
8	3	9	4	6	5	1	2	7
9	4	5	1	2	8	7	6	3
2	6	7	3	5	4	8	1	9
3	1	8	7	9	6	2	5	4

168

2	3	1	4	5	7	8	9	6
5	7	6	2	9	8	1	4	3
9	8	4	1	6	3	5	2	7
3	1	8	7	4	6	2	5	9
6	4	5	3	2	9	7	8	1
7	9	2	5	8	1	6	3	4
8	5	7	9	1	4	3	6	2
4	6	3	8	7	2	9	1	5
1	2	9	6	3	5	4	7	8

169

2	8	4	6	9	3	5	1	7
6	3	1	8	7	5	9	2	4
9	5	7	1	4	2	3	6	8
5	6	9	2	8	4	1	7	3
8	1	3	9	6	7	2	4	5
7	4	2	5	3	1	8	9	6
3	7	5	4	2	9	6	8	1
4	9	6	3	1	8	7	5	2
1	2	8	7	5	6	4	3	9

170

8	5	4	7	3	6	2	1	9
3	6	9	8	1	2	4	7	5
1	7	2	9	5	4	8	3	6
7	9	8	4	2	3	5	6	1
4	1	6	5	9	8	7	2	3
2	3	5	1	6	7	9	8	4
6	8	3	2	4	5	1	9	7
9	4	7	6	8	1	3	5	2
5	2	1	3	7	9	6	4	8

171

1	9	6	4	8	3	7	5	2
4	8	5	9	7	2	1	3	6
3	7	2	6	5	1	4	9	8
8	3	9	1	4	5	6	2	7
6	4	7	2	9	8	5	1	3
2	5	1	3	6	7	8	4	9
9	2	4	8	1	6	3	7	5
7	1	8	5	3	9	2	6	4
5	6	3	7	2	4	9	8	1

172

2	3	9	8	7	4	5	1	6
5	7	4	2	6	1	8	3	9
8	1	6	5	9	3	2	7	4
3	2	1	9	5	7	6	4	8
4	6	5	1	3	8	7	9	2
7	9	8	6	4	2	1	5	3
6	4	2	3	1	5	9	8	7
1	8	3	7	2	9	4	6	5
9	5	7	4	8	6	3	2	1

173

6	1	5	7	3	9	4	2	8
2	4	8	5	6	1	7	3	9
3	7	9	4	2	8	1	5	6
5	6	1	9	7	3	2	8	4
4	3	2	1	8	6	5	9	7
8	9	7	2	4	5	6	1	3
9	2	6	3	1	7	8	4	5
1	8	3	6	5	4	9	7	2
7	5	4	8	9	2	3	6	1

174

5	1	2	7	6	9	4	3	8
9	6	8	2	4	3	5	1	7
4	3	7	5	1	8	6	2	9
8	2	4	9	7	5	3	6	1
7	9	6	4	3	1	8	5	2
1	5	3	8	2	6	9	7	4
3	8	9	1	5	7	2	4	6
6	4	1	3	9	2	7	8	5
2	7	5	6	8	4	1	9	3

175

2	9	1	4	8	6	7	3	5
5	8	4	7	3	9	1	6	2
7	3	6	5	1	2	4	8	9
1	6	5	2	7	3	8	9	4
8	4	2	6	9	1	5	7	3
3	7	9	8	5	4	6	2	1
9	5	3	1	6	8	2	4	7
6	2	7	9	4	5	3	1	8
4	1	8	3	2	7	9	5	6

176

Solutions

MEDIUM

4	9	7	3	5	1	2	8	6
6	8	5	7	2	4	1	9	3
1	3	2	6	8	9	4	5	7
9	7	1	5	4	6	3	2	8
5	2	8	1	7	3	6	4	9
3	4	6	2	9	8	7	1	5
7	6	4	9	1	5	8	3	2
8	5	3	4	6	2	9	7	1
2	1	9	8	3	7	5	6	4

177

6	9	3	1	7	4	5	8	2
1	5	8	3	6	2	4	7	9
2	7	4	9	5	8	1	6	3
9	6	5	2	8	3	7	1	4
3	1	2	7	4	5	8	9	6
8	4	7	6	9	1	2	3	5
5	2	9	8	3	7	6	4	1
7	3	1	4	2	6	9	5	8
4	8	6	5	1	9	3	2	7

178

4	5	8	9	3	7	1	6	2
6	9	7	4	2	1	3	8	5
1	2	3	5	8	6	9	4	7
9	3	4	8	5	2	6	7	1
8	7	5	1	6	3	4	2	9
2	6	1	7	4	9	5	3	8
7	4	6	2	1	5	8	9	3
5	8	9	3	7	4	2	1	6
3	1	2	6	9	8	7	5	4

179

6	2	7	1	5	3	8	4	9
4	8	3	2	9	7	6	1	5
5	1	9	8	4	6	7	3	2
7	6	8	3	2	5	4	9	1
9	5	1	6	8	4	2	7	3
3	4	2	9	7	1	5	8	6
1	7	4	5	3	2	9	6	8
2	9	6	4	1	8	3	5	7
8	3	5	7	6	9	1	2	4

180

2	5	3	1	7	4	9	6	8
7	4	9	8	3	6	2	1	5
1	8	6	9	5	2	7	4	3
4	9	5	3	8	7	6	2	1
3	7	1	6	2	9	8	5	4
8	6	2	5	4	1	3	7	9
9	1	4	7	6	3	5	8	2
5	3	7	2	1	8	4	9	6
6	2	8	4	9	5	1	3	7

181

8	5	7	1	3	6	2	9	4
6	2	3	9	8	4	7	1	5
4	9	1	5	2	7	8	6	3
1	8	2	3	7	5	6	4	9
9	6	4	2	1	8	5	3	7
3	7	5	6	4	9	1	2	8
2	1	9	7	5	3	4	8	6
5	3	8	4	6	2	9	7	1
7	4	6	8	9	1	3	5	2

182

7	1	5	2	3	8	4	9	6
6	2	3	1	9	4	7	8	5
9	4	8	6	7	5	1	3	2
5	8	7	4	6	3	2	1	9
4	3	2	9	5	1	8	6	7
1	6	9	7	8	2	5	4	3
8	5	1	3	2	6	9	7	4
2	9	6	8	4	7	3	5	1
3	7	4	5	1	9	6	2	8

183

2	7	4	8	6	9	3	5	1
8	3	5	1	4	2	9	7	6
9	1	6	5	7	3	4	8	2
1	2	3	6	5	8	7	4	9
5	8	9	7	2	4	6	1	3
4	6	7	9	3	1	8	2	5
3	5	2	4	9	7	1	6	8
6	4	1	3	8	5	2	9	7
7	9	8	2	1	6	5	3	4

184

2	4	3	1	9	7	5	8	6
9	5	1	3	8	6	7	2	4
7	8	6	2	4	5	3	1	9
8	3	5	9	7	2	4	6	1
4	1	2	6	3	8	9	7	5
6	7	9	4	5	1	8	3	2
1	9	4	8	2	3	6	5	7
3	2	7	5	6	9	1	4	8
5	6	8	7	1	4	2	9	3

185

9	6	7	2	8	5	4	1	3
5	1	8	6	3	4	2	9	7
4	2	3	9	1	7	6	8	5
8	7	4	3	6	2	9	5	1
6	5	1	8	4	9	7	3	2
2	3	9	7	5	1	8	4	6
3	9	2	1	7	8	5	6	4
7	4	6	5	9	3	1	2	8
1	8	5	4	2	6	3	7	9

186

5	6	8	2	1	4	7	3	9
1	3	7	6	5	9	4	8	2
2	9	4	3	7	8	5	1	6
3	2	6	1	9	5	8	4	7
4	8	9	7	6	3	2	5	1
7	1	5	8	4	2	9	6	3
9	4	2	5	3	6	1	7	8
8	7	3	4	2	1	6	9	5
6	5	1	9	8	7	3	2	4

187

9	1	6	8	2	4	3	7	5
5	8	2	3	1	7	6	9	4
4	3	7	6	5	9	8	1	2
3	4	1	7	8	6	5	2	9
7	9	5	2	3	1	4	6	8
6	2	8	4	9	5	7	3	1
2	5	3	1	6	8	9	4	7
1	7	9	5	4	3	2	8	6
8	6	4	9	7	2	1	5	3

188

1	8	7	9	5	3	4	6	2
5	3	2	7	6	4	9	1	8
4	6	9	2	1	8	7	5	3
9	2	1	5	3	7	8	4	6
8	4	3	1	2	6	5	9	7
6	7	5	8	4	9	2	3	1
2	5	4	6	7	1	3	8	9
3	9	6	4	8	2	1	7	5
7	1	8	3	9	5	6	2	4

189

9	1	2	8	4	3	6	7	5
4	8	6	1	5	7	3	9	2
3	5	7	9	6	2	4	1	8
5	4	1	3	7	8	9	2	6
7	2	8	6	1	9	5	3	4
6	3	9	4	2	5	1	8	7
1	9	4	2	8	6	7	5	3
2	7	3	5	9	4	8	6	1
8	6	5	7	3	1	2	4	9

190

2	4	1	9	6	3	5	8	7
8	7	9	2	5	4	3	6	1
6	3	5	7	8	1	2	4	9
1	6	8	4	7	2	9	3	5
4	5	7	8	3	9	1	2	6
3	9	2	5	1	6	8	7	4
5	2	6	3	9	7	4	1	8
7	8	3	1	4	5	6	9	2
9	1	4	6	2	8	7	5	3

191

9	3	8	5	4	1	2	7	6
7	5	6	3	9	2	4	8	1
2	1	4	7	8	6	3	5	9
1	2	5	6	3	7	8	9	4
8	7	3	9	5	4	1	6	2
4	6	9	2	1	8	5	3	7
6	8	2	1	7	3	9	4	5
3	9	7	4	2	5	6	1	8
5	4	1	8	6	9	7	2	3

192

Solutions

MEDIUM

9	2	1	7	4	3	8	6	5
5	4	8	6	1	2	9	3	7
7	3	6	9	5	8	1	2	4
6	1	9	2	7	4	5	8	3
4	8	7	1	3	5	2	9	6
3	5	2	8	6	9	7	4	1
2	6	4	5	8	7	3	1	9
8	7	3	4	9	1	6	5	2
1	9	5	3	2	6	4	7	8

193

9	4	6	1	7	2	3	8	5
5	2	8	3	4	9	6	1	7
7	3	1	5	8	6	2	9	4
4	7	2	8	6	1	9	5	3
8	5	9	2	3	7	1	4	6
6	1	3	4	9	5	7	2	8
1	6	5	7	2	4	8	3	9
2	8	7	9	5	3	4	6	1
3	9	4	6	1	8	5	7	2

194

1	3	2	6	7	8	9	5	4
6	9	4	5	2	1	8	3	7
8	7	5	3	9	4	1	2	6
3	5	8	1	4	7	2	6	9
4	6	7	9	5	2	3	1	8
9	2	1	8	3	6	4	7	5
5	1	6	2	8	9	7	4	3
7	8	3	4	1	5	6	9	2
2	4	9	7	6	3	5	8	1

195

2	4	1	8	7	9	5	3	6
9	3	6	4	5	2	8	1	7
5	8	7	1	3	6	2	4	9
6	1	8	2	9	5	4	7	3
4	9	3	6	8	7	1	5	2
7	2	5	3	4	1	6	9	8
8	7	2	9	1	4	3	6	5
3	5	4	7	6	8	9	2	1
1	6	9	5	2	3	7	8	4

196

8	3	4	9	1	6	5	2	7
7	9	2	8	3	5	4	1	6
6	5	1	7	4	2	9	3	8
9	7	5	1	2	3	6	8	4
2	8	6	4	7	9	3	5	1
4	1	3	6	5	8	7	9	2
1	6	9	3	8	4	2	7	5
3	2	7	5	6	1	8	4	9
5	4	8	2	9	7	1	6	3

197

6	1	2	5	8	3	7	4	9
5	9	7	4	2	6	1	3	8
4	3	8	9	7	1	5	2	6
2	6	1	8	3	5	9	7	4
3	4	9	1	6	7	2	8	5
8	7	5	2	9	4	3	6	1
7	5	6	3	1	8	4	9	2
1	2	3	6	4	9	8	5	7
9	8	4	7	5	2	6	1	3

198

7	9	5	3	2	8	6	1	4
6	8	2	4	5	1	7	3	9
4	3	1	7	9	6	2	5	8
9	2	7	6	1	5	8	4	3
3	1	8	9	4	2	5	7	6
5	4	6	8	7	3	1	9	2
1	6	4	5	8	9	3	2	7
2	7	3	1	6	4	9	8	5
8	5	9	2	3	7	4	6	1

199

2	6	5	8	4	1	3	9	7
3	9	8	7	6	5	1	4	2
4	7	1	2	3	9	6	8	5
6	2	4	5	1	8	7	3	9
9	5	3	4	7	6	2	1	8
8	1	7	9	2	3	4	5	6
1	3	9	6	5	2	8	7	4
5	4	6	3	8	7	9	2	1
7	8	2	1	9	4	5	6	3

200

7	5	4	8	6	1	2	3	9
6	2	9	7	5	3	8	1	4
8	1	3	4	9	2	7	5	6
4	9	2	1	3	6	5	8	7
1	6	8	5	7	4	9	2	3
3	7	5	2	8	9	6	4	1
2	8	6	3	1	7	4	9	5
9	4	1	6	2	5	3	7	8
5	3	7	9	4	8	1	6	2

201

5	4	2	3	1	8	9	6	7
1	6	3	5	7	9	2	8	4
9	7	8	4	6	2	1	5	3
7	2	5	8	3	1	4	9	6
4	1	9	6	2	5	3	7	8
3	8	6	9	4	7	5	1	2
6	5	4	1	8	3	7	2	9
8	9	7	2	5	4	6	3	1
2	3	1	7	9	6	8	4	5

202

5	7	4	8	1	3	9	6	2
6	9	3	2	5	4	8	7	1
8	1	2	6	9	7	4	5	3
7	6	5	9	8	1	3	2	4
2	4	8	3	7	6	1	9	5
1	3	9	4	2	5	7	8	6
3	8	7	5	4	2	6	1	9
4	5	1	7	6	9	2	3	8
9	2	6	1	3	8	5	4	7

203

6	5	9	1	8	2	7	4	3
7	4	3	5	9	6	1	2	8
2	1	8	3	7	4	5	9	6
9	8	2	4	1	5	3	6	7
1	6	4	2	3	7	8	5	9
3	7	5	9	6	8	4	1	2
4	3	7	6	2	1	9	8	5
5	9	6	8	4	3	2	7	1
8	2	1	7	5	9	6	3	4

204

9	8	7	3	6	5	2	4	1
3	4	5	1	7	2	6	8	9
6	2	1	4	9	8	7	5	3
8	9	2	7	4	3	5	1	6
5	1	4	6	2	9	3	7	8
7	6	3	5	8	1	4	9	2
2	7	9	8	3	4	1	6	5
1	3	6	9	5	7	8	2	4
4	5	8	2	1	6	9	3	7

205

8	7	5	2	4	3	9	1	6
3	9	4	8	1	6	7	2	5
6	2	1	5	9	7	8	4	3
2	5	6	4	8	1	3	9	7
1	4	9	3	7	5	6	8	2
7	3	8	9	6	2	1	5	4
9	6	3	1	5	4	2	7	8
5	1	2	7	3	8	4	6	9
4	8	7	6	2	9	5	3	1

206

8	2	4	5	3	9	7	1	6
6	9	1	2	8	7	5	3	4
7	3	5	6	4	1	8	2	9
5	1	6	4	7	8	3	9	2
3	7	8	9	1	2	4	6	5
9	4	2	3	6	5	1	7	8
4	8	7	1	9	6	2	5	3
2	6	3	7	5	4	9	8	1
1	5	9	8	2	3	6	4	7

207

1	6	4	3	2	5	7	9	8
2	8	9	4	7	1	6	5	3
3	5	7	6	9	8	4	1	2
5	7	1	2	4	9	3	8	6
4	2	6	5	8	3	1	7	9
9	3	8	7	1	6	2	4	5
7	4	3	9	5	2	8	6	1
8	9	2	1	6	7	5	3	4
6	1	5	8	3	4	9	2	7

208

Solutions

MEDIUM

3	6	8	9	1	4	2	5	7
1	2	9	3	7	5	4	8	6
4	7	5	2	6	8	3	1	9
2	9	1	7	3	6	8	4	5
5	3	4	1	8	9	6	7	2
7	8	6	5	4	2	9	3	1
6	5	7	8	2	3	1	9	4
8	1	2	4	9	7	5	6	3
9	4	3	6	5	1	7	2	8

209

7	6	4	9	5	1	8	3	2
3	8	9	2	6	7	5	1	4
1	2	5	8	4	3	7	9	6
5	3	7	6	8	9	2	4	1
9	1	6	4	7	2	3	8	5
8	4	2	1	3	5	6	7	9
6	7	1	3	2	4	9	5	8
2	9	3	5	1	8	4	6	7
4	5	8	7	9	6	1	2	3

210

2	8	5	7	1	6	9	3	4
3	6	9	5	8	4	7	1	2
1	7	4	3	2	9	5	6	8
9	3	6	2	5	7	4	8	1
4	5	1	8	6	3	2	9	7
8	2	7	9	4	1	3	5	6
6	4	2	1	9	5	8	7	3
5	1	3	4	7	8	6	2	9
7	9	8	6	3	2	1	4	5

211

3	1	4	2	5	6	9	8	7
8	9	6	7	4	3	1	5	2
7	2	5	8	9	1	3	6	4
2	4	7	9	6	8	5	1	3
6	3	1	4	2	5	7	9	8
5	8	9	3	1	7	4	2	6
9	6	8	1	7	4	2	3	5
4	5	2	6	3	9	8	7	1
1	7	3	5	8	2	6	4	9

212

5	6	7	2	8	9	4	3	1
8	9	2	4	3	1	5	7	6
4	1	3	7	5	6	2	8	9
7	2	1	3	9	8	6	5	4
3	4	9	5	6	2	8	1	7
6	8	5	1	4	7	3	9	2
9	5	8	6	7	4	1	2	3
2	3	4	9	1	5	7	6	8
1	7	6	8	2	3	9	4	5

213

7	2	3	1	9	6	4	5	8
5	4	1	8	3	2	6	9	7
6	8	9	5	7	4	2	1	3
8	3	6	7	4	1	9	2	5
9	5	4	3	2	8	7	6	1
1	7	2	6	5	9	8	3	4
3	9	5	2	8	7	1	4	6
2	6	8	4	1	5	3	7	9
4	1	7	9	6	3	5	8	2

214

6	2	4	1	7	8	3	5	9
7	3	5	2	6	9	8	1	4
8	9	1	4	5	3	6	2	7
9	5	8	6	4	7	2	3	1
4	1	3	8	9	2	7	6	5
2	6	7	3	1	5	9	4	8
1	7	6	9	2	4	5	8	3
5	8	2	7	3	1	4	9	6
3	4	9	5	8	6	1	7	2

215

5	6	3	7	9	2	4	8	1
8	9	4	5	6	1	2	7	3
1	2	7	3	4	8	5	9	6
9	4	6	8	5	3	7	1	2
3	1	2	6	7	9	8	4	5
7	5	8	2	1	4	6	3	9
4	7	9	1	2	5	3	6	8
6	8	5	9	3	7	1	2	4
2	3	1	4	8	6	9	5	7

216

4	8	3	5	6	9	1	7	2
9	1	7	2	8	4	3	6	5
2	6	5	1	3	7	8	4	9
1	4	9	8	7	5	6	2	3
6	5	2	4	1	3	9	8	7
3	7	8	9	2	6	5	1	4
7	2	6	3	5	1	4	9	8
8	3	4	6	9	2	7	5	1
5	9	1	7	4	8	2	3	6

217

3	5	4	9	2	1	6	8	7
9	8	7	4	3	6	2	1	5
1	2	6	7	5	8	4	3	9
4	1	5	8	7	9	3	2	6
7	6	2	5	1	3	8	9	4
8	3	9	2	6	4	5	7	1
6	4	8	3	9	7	1	5	2
5	7	1	6	8	2	9	4	3
2	9	3	1	4	5	7	6	8

218

6	8	7	2	9	4	5	3	1
9	1	4	6	5	3	2	8	7
3	5	2	7	1	8	4	6	9
8	3	9	1	4	5	6	7	2
7	4	5	9	6	2	8	1	3
2	6	1	3	8	7	9	5	4
4	2	6	5	7	1	3	9	8
1	9	3	8	2	6	7	4	5
5	7	8	4	3	9	1	2	6

219

8	7	2	9	3	6	1	5	4
9	6	4	8	1	5	7	3	2
5	3	1	7	4	2	9	8	6
1	5	9	2	8	4	6	7	3
2	4	7	1	6	3	8	9	5
6	8	3	5	7	9	2	4	1
3	1	8	4	2	7	5	6	9
4	2	5	6	9	8	3	1	7
7	9	6	3	5	1	4	2	8

220

7	5	1	8	4	3	6	2	9
9	3	2	5	7	6	8	4	1
4	8	6	1	2	9	5	3	7
6	1	4	7	3	8	9	5	2
2	9	5	6	1	4	3	7	8
8	7	3	9	5	2	1	6	4
1	4	7	3	8	5	2	9	6
5	6	8	2	9	7	4	1	3
3	2	9	4	6	1	7	8	5

221

9	3	1	6	8	4	7	5	2
5	8	4	2	1	7	9	6	3
7	2	6	3	5	9	4	1	8
6	9	2	8	4	3	5	7	1
1	5	8	9	7	2	3	4	6
4	7	3	5	6	1	2	8	9
8	4	9	1	2	5	6	3	7
2	1	5	7	3	6	8	9	4
3	6	7	4	9	8	1	2	5

222

4	1	8	3	9	7	2	6	5
2	9	7	6	5	8	1	4	3
6	5	3	2	4	1	7	9	8
3	8	9	7	2	5	4	1	6
1	7	2	8	6	4	5	3	9
5	4	6	1	3	9	8	2	7
8	2	5	9	1	6	3	7	4
9	3	4	5	7	2	6	8	1
7	6	1	4	8	3	9	5	2

223

2	3	6	5	8	1	4	7	9
8	7	5	9	4	2	6	3	1
4	1	9	7	3	6	8	5	2
3	5	7	4	2	8	1	9	6
1	9	4	3	6	5	2	8	7
6	2	8	1	7	9	5	4	3
7	4	2	8	1	3	9	6	5
9	8	1	6	5	7	3	2	4
5	6	3	2	9	4	7	1	8

224

Solutions

MEDIUM

8	1	5	9	2	3	7	6	4
6	9	7	8	4	5	1	3	2
3	4	2	1	7	6	5	8	9
9	2	8	7	6	1	3	4	5
5	6	3	4	9	8	2	7	1
4	7	1	3	5	2	6	9	8
2	3	9	6	1	4	8	5	7
7	5	6	2	8	9	4	1	3
1	8	4	5	3	7	9	2	6

225

1	4	6	9	2	5	7	8	3
3	7	5	6	4	8	2	9	1
8	9	2	1	7	3	4	5	6
7	2	8	5	3	9	6	1	4
9	5	3	4	6	1	8	2	7
4	6	1	2	8	7	5	3	9
6	1	9	8	5	4	3	7	2
5	3	4	7	1	2	9	6	8
2	8	7	3	9	6	1	4	5

226

8	7	9	5	2	6	4	1	3
3	1	4	7	9	8	5	6	2
6	5	2	3	1	4	7	8	9
7	8	5	9	4	2	1	3	6
2	4	1	6	3	5	9	7	8
9	3	6	1	8	7	2	4	5
1	9	8	2	7	3	6	5	4
5	2	3	4	6	1	8	9	7
4	6	7	8	5	9	3	2	1

227

1	8	4	3	5	7	9	6	2
9	2	6	1	8	4	5	3	7
7	3	5	6	2	9	1	8	4
2	4	8	5	3	6	7	1	9
6	1	9	4	7	8	3	2	5
5	7	3	9	1	2	6	4	8
8	9	1	7	4	3	2	5	6
3	6	2	8	9	5	4	7	1
4	5	7	2	6	1	8	9	3

228

5	8	4	1	7	9	6	3	2
6	9	7	5	3	2	1	4	8
1	2	3	8	4	6	5	9	7
4	6	1	3	5	8	7	2	9
3	7	2	6	9	4	8	5	1
9	5	8	7	2	1	3	6	4
2	3	6	9	8	7	4	1	5
8	4	5	2	1	3	9	7	6
7	1	9	4	6	5	2	8	3

229

3	7	1	9	2	6	4	5	8
2	4	9	3	8	5	6	7	1
5	6	8	1	7	4	9	2	3
7	9	4	8	3	2	1	6	5
1	2	6	7	5	9	8	3	4
8	5	3	6	4	1	2	9	7
4	8	7	2	6	3	5	1	9
6	1	5	4	9	7	3	8	2
9	3	2	5	1	8	7	4	6

230

6	8	7	4	3	2	5	9	1
3	5	4	6	9	1	2	7	8
9	2	1	8	7	5	3	6	4
5	4	3	1	2	9	6	8	7
7	6	9	5	8	3	4	1	2
8	1	2	7	6	4	9	5	3
2	9	6	3	1	7	8	4	5
1	3	5	9	4	8	7	2	6
4	7	8	2	5	6	1	3	9

231

5	9	6	2	4	1	3	7	8
3	2	8	6	5	7	9	1	4
1	7	4	9	3	8	5	2	6
8	3	9	5	6	2	1	4	7
2	4	7	8	1	3	6	5	9
6	1	5	7	9	4	8	3	2
9	6	1	4	7	5	2	8	3
7	8	3	1	2	9	4	6	5
4	5	2	3	8	6	7	9	1

232

3	2	8	4	7	6	9	1	5
6	4	7	9	1	5	2	3	8
9	1	5	3	8	2	6	4	7
7	5	6	8	3	9	4	2	1
4	9	1	5	2	7	3	8	6
8	3	2	1	6	4	5	7	9
5	8	4	7	9	3	1	6	2
1	6	3	2	5	8	7	9	4
2	7	9	6	4	1	8	5	3

233

1	2	3	9	4	8	5	6	7
6	9	5	7	1	2	3	4	8
7	8	4	6	3	5	9	2	1
5	1	6	2	8	3	7	9	4
2	3	9	5	7	4	8	1	6
8	4	7	1	6	9	2	5	3
4	6	2	3	9	7	1	8	5
3	5	1	8	2	6	4	7	9
9	7	8	4	5	1	6	3	2

234

9	5	6	8	7	1	4	2	3
1	2	8	4	9	3	7	6	5
4	3	7	6	5	2	9	8	1
6	9	2	7	1	8	5	3	4
8	7	3	5	4	6	1	9	2
5	1	4	2	3	9	8	7	6
2	6	5	9	8	4	3	1	7
7	8	1	3	2	5	6	4	9
3	4	9	1	6	7	2	5	8

235

4	9	7	1	8	5	3	2	6
6	3	8	4	9	2	1	5	7
1	2	5	7	6	3	8	4	9
9	7	6	3	1	4	2	8	5
8	4	2	6	5	9	7	1	3
3	5	1	2	7	8	9	6	4
2	6	3	9	4	1	5	7	8
7	8	9	5	2	6	4	3	1
5	1	4	8	3	7	6	9	2

236

9	7	1	6	2	3	5	4	8
5	3	6	8	1	4	2	9	7
8	4	2	9	5	7	3	1	6
2	6	4	7	8	1	9	5	3
7	1	5	3	6	9	4	8	2
3	9	8	2	4	5	7	6	1
6	2	9	5	3	8	1	7	4
4	8	7	1	9	2	6	3	5
1	5	3	4	7	6	8	2	9

237

8	6	3	9	2	7	4	5	1
2	5	4	3	8	1	9	7	6
1	9	7	4	6	5	3	2	8
9	7	1	8	4	3	5	6	2
6	8	2	5	7	9	1	3	4
3	4	5	6	1	2	8	9	7
7	3	8	2	5	4	6	1	9
4	2	9	1	3	6	7	8	5
5	1	6	7	9	8	2	4	3

238

6	2	3	9	7	8	4	5	1
5	8	1	6	4	3	2	9	7
4	9	7	2	1	5	6	8	3
7	6	9	5	2	1	3	4	8
1	5	4	8	3	6	7	2	9
2	3	8	4	9	7	1	6	5
9	1	6	3	5	2	8	7	4
8	7	5	1	6	4	9	3	2
3	4	2	7	8	9	5	1	6

239

3	8	5	1	4	7	2	9	6
2	4	6	9	3	5	1	8	7
9	7	1	2	8	6	3	5	4
6	1	8	7	9	4	5	2	3
7	9	3	8	5	2	6	4	1
5	2	4	3	6	1	9	7	8
1	6	7	4	2	9	8	3	5
8	5	9	6	7	3	4	1	2
4	3	2	5	1	8	7	6	9

240

Solutions

MEDIUM

5	9	7	3	4	1	6	8	2
2	4	8	5	6	9	1	3	7
6	3	1	8	7	2	4	5	9
8	6	4	7	2	5	9	1	3
1	5	3	4	9	6	7	2	8
9	7	2	1	3	8	5	4	6
4	1	9	6	8	3	2	7	5
3	2	5	9	1	7	8	6	4
7	8	6	2	5	4	3	9	1

241

9	4	8	6	5	2	1	3	7
7	1	6	8	4	3	9	5	2
3	2	5	1	9	7	6	8	4
1	6	3	7	8	9	2	4	5
2	5	7	3	1	4	8	9	6
4	8	9	5	2	6	3	7	1
6	7	2	4	3	8	5	1	9
5	3	4	9	6	1	7	2	8
8	9	1	2	7	5	4	6	3

242

1	3	6	2	9	4	5	7	8
8	9	4	6	5	7	1	3	2
2	7	5	1	8	3	6	9	4
3	2	1	8	6	5	9	4	7
4	5	7	9	3	2	8	6	1
9	6	8	7	4	1	3	2	5
5	1	9	4	7	6	2	8	3
6	4	2	3	1	8	7	5	9
7	8	3	5	2	9	4	1	6

243

1	3	9	7	8	4	2	6	5
8	2	7	5	1	6	9	3	4
5	6	4	9	3	2	1	7	8
4	9	8	3	2	5	6	1	7
3	7	5	6	9	1	4	8	2
6	1	2	8	4	7	3	5	9
2	4	3	1	7	8	5	9	6
9	8	6	2	5	3	7	4	1
7	5	1	4	6	9	8	2	3

244

6	5	9	2	8	7	1	3	4
1	8	4	9	5	3	2	6	7
3	2	7	6	1	4	8	5	9
4	1	6	5	9	2	7	8	3
5	3	2	7	6	8	4	9	1
7	9	8	4	3	1	6	2	5
8	7	3	1	2	9	5	4	6
2	4	5	3	7	6	9	1	8
9	6	1	8	4	5	3	7	2

245

7	8	3	2	1	5	4	9	6
4	6	2	3	7	9	1	5	8
9	5	1	6	8	4	7	3	2
2	9	4	1	3	7	6	8	5
3	1	8	5	2	6	9	7	4
6	7	5	9	4	8	2	1	3
8	4	9	7	6	3	5	2	1
5	2	6	8	9	1	3	4	7
1	3	7	4	5	2	8	6	9

246

2	5	3	6	7	1	9	4	8
6	8	7	5	9	4	1	3	2
1	4	9	8	2	3	5	6	7
7	2	5	3	1	8	4	9	6
8	1	4	9	6	2	7	5	3
3	9	6	7	4	5	2	8	1
4	3	2	1	8	9	6	7	5
9	7	8	2	5	6	3	1	4
5	6	1	4	3	7	8	2	9

247

3	4	8	2	7	9	6	1	5
2	1	7	3	6	5	9	4	8
9	5	6	8	1	4	3	2	7
6	3	2	9	8	1	7	5	4
7	8	5	4	3	2	1	9	6
1	9	4	6	5	7	2	8	3
5	6	1	7	2	8	4	3	9
8	7	9	1	4	3	5	6	2
4	2	3	5	9	6	8	7	1

248

4	1	6	8	9	2	7	5	3
5	9	3	4	7	6	8	2	1
2	8	7	1	5	3	4	6	9
3	7	4	2	1	8	5	9	6
6	5	1	9	4	7	2	3	8
9	2	8	6	3	5	1	4	7
1	3	5	7	6	4	9	8	2
8	4	9	3	2	1	6	7	5
7	6	2	5	8	9	3	1	4

249

3	9	6	4	7	2	8	1	5
1	4	2	8	6	5	9	7	3
8	5	7	3	1	9	4	6	2
2	8	4	7	5	6	1	3	9
6	7	5	9	3	1	2	4	8
9	1	3	2	4	8	6	5	7
5	2	1	6	8	3	7	9	4
7	6	9	5	2	4	3	8	1
4	3	8	1	9	7	5	2	6

250

5	8	9	6	1	7	2	3	4
3	6	2	8	9	4	7	1	5
4	7	1	5	3	2	6	9	8
6	4	7	9	2	3	5	8	1
2	9	3	1	8	5	4	7	6
1	5	8	7	4	6	3	2	9
8	2	6	3	5	1	9	4	7
9	3	5	4	7	8	1	6	2
7	1	4	2	6	9	8	5	3

251

1	8	6	2	5	4	3	7	9
7	2	3	9	1	6	4	5	8
9	4	5	7	3	8	2	1	6
2	1	8	6	4	7	9	3	5
5	9	4	8	2	3	7	6	1
6	3	7	5	9	1	8	4	2
8	7	1	4	6	9	5	2	3
4	6	2	3	8	5	1	9	7
3	5	9	1	7	2	6	8	4

252

1	5	2	8	4	9	6	3	7
6	8	3	5	7	2	1	9	4
9	7	4	3	1	6	5	8	2
3	4	6	7	8	5	2	1	9
8	9	5	4	2	1	7	6	3
2	1	7	9	6	3	4	5	8
4	3	8	6	5	7	9	2	1
5	2	9	1	3	4	8	7	6
7	6	1	2	9	8	3	4	5

253

6	7	9	2	1	5	8	3	4
4	8	2	9	6	3	5	1	7
5	3	1	7	8	4	2	6	9
1	4	5	8	3	6	9	7	2
3	2	6	4	9	7	1	8	5
7	9	8	5	2	1	3	4	6
8	5	4	1	7	2	6	9	3
2	1	3	6	4	9	7	5	8
9	6	7	3	5	8	4	2	1

254

4	1	5	7	6	8	9	2	3
9	3	6	2	1	5	8	4	7
2	7	8	4	3	9	1	6	5
6	9	2	8	5	3	7	1	4
1	5	7	9	2	4	3	8	6
3	8	4	1	7	6	5	9	2
5	2	9	3	4	1	6	7	8
7	6	1	5	8	2	4	3	9
8	4	3	6	9	7	2	5	1

255

2	6	3	5	4	1	9	8	7
5	9	8	2	3	7	1	4	6
1	7	4	6	8	9	3	2	5
6	8	9	1	2	3	7	5	4
4	5	7	9	6	8	2	1	3
3	2	1	4	7	5	6	9	8
9	1	6	7	5	4	8	3	2
8	4	2	3	1	6	5	7	9
7	3	5	8	9	2	4	6	1

256

Solutions

MEDIUM

5	9	3	6	8	2	1	7	4
2	7	1	4	5	3	8	6	9
4	6	8	1	7	9	2	3	5
3	5	2	7	9	1	4	8	6
9	8	4	5	3	6	7	1	2
6	1	7	8	2	4	9	5	3
7	3	9	2	1	5	6	4	8
1	4	5	9	6	8	3	2	7
8	2	6	3	4	7	5	9	1

257

2	9	8	6	7	4	1	3	5
5	6	1	3	2	8	7	4	9
7	4	3	1	9	5	8	6	2
4	8	6	2	3	9	5	1	7
1	5	2	8	4	7	3	9	6
9	3	7	5	1	6	2	8	4
3	7	9	4	5	1	6	2	8
6	2	5	9	8	3	4	7	1
8	1	4	7	6	2	9	5	3

258

8	4	5	3	2	9	1	7	6
7	9	2	1	5	6	8	3	4
1	6	3	7	4	8	5	9	2
9	7	8	4	1	2	3	6	5
3	5	4	8	6	7	2	1	9
6	2	1	9	3	5	4	8	7
5	8	9	2	7	3	6	4	1
2	1	7	6	8	4	9	5	3
4	3	6	5	9	1	7	2	8

259

7	5	8	6	3	1	2	9	4
4	3	9	8	7	2	6	1	5
6	1	2	4	9	5	7	8	3
2	7	1	9	5	4	8	3	6
8	9	4	7	6	3	5	2	1
5	6	3	2	1	8	4	7	9
1	2	7	5	4	9	3	6	8
3	4	6	1	8	7	9	5	2
9	8	5	3	2	6	1	4	7

260

8	5	3	4	6	1	9	2	7
9	6	2	3	7	8	1	5	4
4	1	7	5	2	9	6	8	3
6	9	1	2	4	3	5	7	8
2	4	5	7	8	6	3	1	9
7	3	8	9	1	5	4	6	2
5	7	4	1	3	2	8	9	6
1	2	6	8	9	4	7	3	5
3	8	9	6	5	7	2	4	1

261

3	6	5	1	2	8	7	4	9
1	2	8	4	9	7	6	5	3
9	4	7	5	6	3	8	1	2
4	5	1	2	8	9	3	6	7
2	3	9	7	4	6	1	8	5
8	7	6	3	1	5	2	9	4
7	9	2	8	5	1	4	3	6
5	8	4	6	3	2	9	7	1
6	1	3	9	7	4	5	2	8

262

8	7	4	3	5	1	6	2	9
6	9	2	4	8	7	1	5	3
1	5	3	6	2	9	4	8	7
4	2	9	1	6	5	3	7	8
5	8	7	2	4	3	9	1	6
3	6	1	9	7	8	2	4	5
7	1	6	8	3	2	5	9	4
9	3	8	5	1	4	7	6	2
2	4	5	7	9	6	8	3	1

263

6	9	1	3	2	7	8	5	4
4	8	2	5	6	1	7	9	3
5	7	3	4	9	8	2	6	1
9	1	4	7	5	2	6	3	8
8	3	6	9	1	4	5	7	2
2	5	7	6	8	3	4	1	9
3	2	8	1	7	5	9	4	6
7	4	9	2	3	6	1	8	5
1	6	5	8	4	9	3	2	7

264

4	1	3	7	5	6	2	8	9
2	8	7	1	9	3	4	5	6
6	9	5	8	2	4	1	7	3
5	7	1	4	3	2	6	9	8
3	6	8	5	1	9	7	4	2
9	4	2	6	8	7	3	1	5
1	2	9	3	7	8	5	6	4
8	5	6	2	4	1	9	3	7
7	3	4	9	6	5	8	2	1

265

5	1	7	8	2	3	9	4	6
6	2	9	5	7	4	3	8	1
8	4	3	6	9	1	2	7	5
3	6	1	9	4	5	8	2	7
7	5	8	1	3	2	6	9	4
4	9	2	7	8	6	5	1	3
1	7	5	2	6	8	4	3	9
9	8	4	3	5	7	1	6	2
2	3	6	4	1	9	7	5	8

266

1	8	4	9	5	7	2	6	3
7	6	2	4	8	3	5	9	1
3	5	9	2	6	1	7	8	4
9	7	1	5	3	6	8	4	2
6	2	8	1	4	9	3	5	7
4	3	5	8	7	2	9	1	6
5	9	6	7	2	4	1	3	8
2	1	3	6	9	8	4	7	5
8	4	7	3	1	5	6	2	9

267

8	9	5	6	7	3	1	2	4
6	2	3	9	1	4	5	8	7
4	7	1	5	8	2	9	6	3
3	5	4	8	2	7	6	9	1
7	6	9	3	5	1	8	4	2
1	8	2	4	9	6	3	7	5
2	4	6	1	3	9	7	5	8
9	1	8	7	4	5	2	3	6
5	3	7	2	6	8	4	1	9

268

1	7	3	5	6	9	4	2	8
4	9	6	2	1	8	5	7	3
2	5	8	7	4	3	1	6	9
6	4	9	1	5	7	8	3	2
3	1	7	8	2	6	9	5	4
8	2	5	9	3	4	6	1	7
5	8	1	4	7	2	3	9	6
9	6	2	3	8	5	7	4	1
7	3	4	6	9	1	2	8	5

269

2	4	9	1	3	6	8	7	5
5	8	3	4	7	9	1	2	6
7	1	6	2	8	5	3	4	9
6	3	7	8	5	1	2	9	4
1	5	2	9	6	4	7	8	3
8	9	4	3	2	7	5	6	1
9	2	5	6	1	8	4	3	7
3	6	1	7	4	2	9	5	8
4	7	8	5	9	3	6	1	2

270

2	3	6	1	4	5	8	9	7
1	9	7	2	3	8	5	4	6
8	4	5	6	9	7	3	1	2
3	7	2	5	6	4	9	8	1
5	1	9	8	2	3	7	6	4
6	8	4	7	1	9	2	5	3
4	2	3	9	5	6	1	7	8
7	5	1	4	8	2	6	3	9
9	6	8	3	7	1	4	2	5

271

9	1	7	2	3	4	6	5	8
8	3	6	5	9	7	1	2	4
2	5	4	6	8	1	3	7	9
5	7	9	3	6	8	4	1	2
4	2	1	7	5	9	8	3	6
3	6	8	1	4	2	7	9	5
7	8	2	4	1	5	9	6	3
1	9	3	8	2	6	5	4	7
6	4	5	9	7	3	2	8	1

272

Solutions

MEDIUM

2	4	3	8	6	1	7	5	9
8	1	7	5	9	3	2	6	4
6	5	9	4	2	7	3	8	1
4	8	1	9	3	6	5	2	7
5	7	2	1	4	8	6	9	3
9	3	6	7	5	2	1	4	8
1	6	8	2	7	4	9	3	5
3	9	4	6	1	5	8	7	2
7	2	5	3	8	9	4	1	6

273

8	2	7	9	1	6	5	3	4
3	4	9	8	5	7	2	6	1
1	6	5	4	3	2	9	8	7
2	5	3	6	4	9	7	1	8
4	8	6	7	2	1	3	9	5
9	7	1	5	8	3	4	2	6
6	9	8	3	7	4	1	5	2
5	1	4	2	9	8	6	7	3
7	3	2	1	6	5	8	4	9

274

4	9	8	7	3	5	1	2	6
2	3	5	6	4	1	8	7	9
6	1	7	8	9	2	5	4	3
3	8	1	2	6	4	7	9	5
9	2	6	1	5	7	4	3	8
5	7	4	9	8	3	6	1	2
1	5	3	4	2	6	9	8	7
8	4	2	5	7	9	3	6	1
7	6	9	3	1	8	2	5	4

275

6	9	3	7	5	4	2	1	8
4	5	1	6	2	8	7	9	3
2	7	8	3	1	9	5	4	6
3	8	5	1	6	2	4	7	9
7	4	2	8	9	5	3	6	1
9	1	6	4	7	3	8	5	2
8	6	7	5	3	1	9	2	4
5	2	4	9	8	6	1	3	7
1	3	9	2	4	7	6	8	5

276

8	4	2	5	7	1	9	6	3
7	3	1	4	9	6	5	2	8
5	9	6	8	2	3	7	1	4
9	8	5	2	1	7	3	4	6
2	6	7	9	3	4	1	8	5
4	1	3	6	5	8	2	7	9
1	5	4	3	8	2	6	9	7
6	2	9	7	4	5	8	3	1
3	7	8	1	6	9	4	5	2

277

4	6	2	3	7	5	8	9	1
7	1	8	9	6	4	2	3	5
5	9	3	8	1	2	4	7	6
9	8	4	7	2	1	5	6	3
2	3	5	4	9	6	7	1	8
6	7	1	5	8	3	9	2	4
1	4	6	2	5	7	3	8	9
8	5	7	6	3	9	1	4	2
3	2	9	1	4	8	6	5	7

278

9	5	7	4	2	6	8	3	1
2	6	1	7	8	3	4	9	5
3	8	4	1	9	5	6	7	2
8	7	2	3	1	9	5	4	6
6	3	9	2	5	4	7	1	8
1	4	5	6	7	8	3	2	9
4	9	3	5	6	1	2	8	7
5	2	8	9	4	7	1	6	3
7	1	6	8	3	2	9	5	4

279

8	9	3	1	4	2	5	7	6
2	4	7	6	3	5	1	9	8
6	5	1	9	8	7	3	4	2
1	3	8	5	9	6	7	2	4
4	7	5	2	1	8	6	3	9
9	2	6	3	7	4	8	1	5
5	1	4	8	2	3	9	6	7
7	8	9	4	6	1	2	5	3
3	6	2	7	5	9	4	8	1

280

4	7	2	5	8	9	6	3	1
5	1	8	2	6	3	4	9	7
3	6	9	4	7	1	2	8	5
6	4	1	9	5	8	3	7	2
7	2	3	6	1	4	8	5	9
9	8	5	3	2	7	1	6	4
2	9	4	7	3	6	5	1	8
1	5	6	8	9	2	7	4	3
8	3	7	1	4	5	9	2	6

281

2	9	5	3	6	7	1	8	4
6	4	3	5	1	8	9	7	2
7	8	1	2	4	9	6	3	5
9	5	4	7	8	1	3	2	6
1	2	8	4	3	6	5	9	7
3	6	7	9	2	5	4	1	8
4	1	2	6	7	3	8	5	9
5	3	6	8	9	2	7	4	1
8	7	9	1	5	4	2	6	3

282

5	6	9	4	1	3	8	7	2
3	8	7	9	2	5	6	1	4
4	1	2	7	8	6	9	5	3
9	7	3	2	4	8	1	6	5
6	2	1	5	3	7	4	9	8
8	5	4	6	9	1	3	2	7
7	3	5	8	6	9	2	4	1
1	4	6	3	5	2	7	8	9
2	9	8	1	7	4	5	3	6

283

6	4	5	3	1	2	8	7	9
9	1	7	6	8	5	2	4	3
3	8	2	4	9	7	5	6	1
1	6	3	9	7	8	4	5	2
8	7	9	2	5	4	3	1	6
2	5	4	1	3	6	9	8	7
5	3	1	7	4	9	6	2	8
4	9	6	8	2	1	7	3	5
7	2	8	5	6	3	1	9	4

284

6	7	4	1	8	9	3	5	2
5	2	8	6	3	4	1	9	7
1	9	3	2	7	5	4	6	8
4	5	1	9	2	7	8	3	6
9	3	6	4	1	8	7	2	5
2	8	7	5	6	3	9	1	4
3	6	5	8	4	1	2	7	9
7	4	9	3	5	2	6	8	1
8	1	2	7	9	6	5	4	3

285

3	7	9	4	5	6	8	1	2
2	5	4	3	1	8	7	6	9
1	8	6	2	9	7	3	4	5
8	9	1	7	2	5	4	3	6
6	2	3	9	4	1	5	8	7
5	4	7	8	6	3	2	9	1
4	3	5	6	7	9	1	2	8
9	1	2	5	8	4	6	7	3
7	6	8	1	3	2	9	5	4

286

3	2	1	5	4	9	6	7	8
7	4	6	2	8	1	5	3	9
5	9	8	7	6	3	4	1	2
6	8	7	4	1	5	2	9	3
9	1	2	6	3	8	7	4	5
4	3	5	9	7	2	8	6	1
2	5	4	3	9	6	1	8	7
8	6	9	1	2	7	3	5	4
1	7	3	8	5	4	9	2	6

287

6	4	3	7	8	2	9	1	5
8	7	5	3	1	9	2	4	6
1	9	2	6	4	5	8	3	7
3	6	1	5	7	8	4	2	9
7	2	4	9	6	3	5	8	1
9	5	8	1	2	4	7	6	3
4	1	7	2	5	6	3	9	8
2	3	6	8	9	7	1	5	4
5	8	9	4	3	1	6	7	2

288

Solutions

Hard

1	9	2	8	3	7	6	5	4
4	6	7	9	2	5	3	8	1
3	8	5	1	4	6	2	9	7
5	3	1	2	9	8	7	4	6
7	4	8	6	5	1	9	2	3
9	2	6	3	7	4	5	1	8
8	5	4	7	6	9	1	3	2
6	1	3	5	8	2	4	7	9
2	7	9	4	1	3	8	6	5

1

2	5	3	4	9	7	6	1	8
7	6	9	3	8	1	2	5	4
8	4	1	5	6	2	3	7	9
4	3	5	1	7	8	9	2	6
9	1	8	2	5	6	4	3	7
6	2	7	9	4	3	1	8	5
1	9	4	8	2	5	7	6	3
3	8	6	7	1	4	5	9	2
5	7	2	6	3	9	8	4	1

2

6	1	3	9	7	2	4	5	8
7	8	9	4	3	5	2	6	1
5	2	4	6	8	1	3	7	9
2	5	7	3	9	8	1	4	6
3	9	1	5	4	6	8	2	7
4	6	8	1	2	7	9	3	5
8	3	2	7	6	9	5	1	4
1	4	6	8	5	3	7	9	2
9	7	5	2	1	4	6	8	3

3

4	6	3	2	8	5	7	1	9
1	8	5	6	9	7	4	2	3
7	9	2	1	4	3	6	5	8
9	3	6	4	7	2	1	8	5
2	1	8	5	6	9	3	4	7
5	7	4	3	1	8	9	6	2
8	4	7	9	2	6	5	3	1
6	5	9	8	3	1	2	7	4
3	2	1	7	5	4	8	9	6

4

9	6	8	1	5	7	3	2	4
2	3	4	9	8	6	7	1	5
7	1	5	3	4	2	6	8	9
3	9	7	8	2	5	1	4	6
5	2	6	4	9	1	8	7	3
4	8	1	6	7	3	9	5	2
8	7	2	5	6	9	4	3	1
1	5	9	7	3	4	2	6	8
6	4	3	2	1	8	5	9	7

5

1	4	3	8	7	5	2	6	9
8	9	6	1	4	2	3	7	5
5	7	2	6	3	9	1	8	4
7	5	9	4	8	1	6	2	3
2	1	8	3	9	6	5	4	7
6	3	4	2	5	7	9	1	8
9	2	7	5	6	8	4	3	1
3	8	1	9	2	4	7	5	6
4	6	5	7	1	3	8	9	2

6

6	2	4	8	5	9	7	1	3
3	5	9	2	1	7	4	8	6
7	1	8	6	4	3	9	5	2
2	3	5	1	6	4	8	9	7
9	8	1	3	7	5	2	6	4
4	6	7	9	2	8	1	3	5
1	4	6	5	8	2	3	7	9
8	7	3	4	9	6	5	2	1
5	9	2	7	3	1	6	4	8

7

6	8	2	4	7	9	5	3	1
3	9	5	6	1	8	2	7	4
7	1	4	5	2	3	9	8	6
8	7	6	2	5	4	3	1	9
1	5	3	8	9	6	4	2	7
4	2	9	1	3	7	8	6	5
9	4	8	7	6	2	1	5	3
2	6	1	3	4	5	7	9	8
5	3	7	9	8	1	6	4	2

8

3	8	7	6	5	2	1	4	9
6	1	9	8	3	4	2	5	7
5	4	2	9	7	1	3	8	6
2	6	5	7	1	9	8	3	4
9	7	4	3	2	8	6	1	5
1	3	8	5	4	6	9	7	2
4	5	6	1	9	3	7	2	8
7	9	1	2	8	5	4	6	3
8	2	3	4	6	7	5	9	1

9

3	6	4	9	5	2	7	1	8
7	9	8	1	6	3	4	5	2
2	5	1	7	8	4	6	9	3
5	7	9	2	4	8	3	6	1
6	8	3	5	7	1	2	4	9
4	1	2	3	9	6	5	8	7
8	2	6	4	3	9	1	7	5
1	4	5	8	2	7	9	3	6
9	3	7	6	1	5	8	2	4

10

5	1	4	9	8	6	2	7	3
3	9	7	2	1	4	5	8	6
2	6	8	3	7	5	9	4	1
8	5	2	6	9	7	3	1	4
7	4	9	8	3	1	6	5	2
1	3	6	4	5	2	7	9	8
4	7	1	5	6	3	8	2	9
6	8	5	1	2	9	4	3	7
9	2	3	7	4	8	1	6	5

11

4	7	9	6	1	8	2	3	5
8	2	3	9	7	5	4	1	6
5	1	6	4	3	2	9	8	7
7	4	5	2	9	1	3	6	8
2	6	1	5	8	3	7	9	4
3	9	8	7	4	6	5	2	1
1	3	4	8	2	7	6	5	9
6	8	7	3	5	9	1	4	2
9	5	2	1	6	4	8	7	3

12

6	9	8	7	4	3	2	5	1
5	4	3	8	2	1	7	9	6
2	7	1	9	6	5	3	4	8
9	8	5	2	7	6	1	3	4
1	3	6	4	5	8	9	2	7
7	2	4	3	1	9	6	8	5
4	5	2	1	3	7	8	6	9
8	6	7	5	9	2	4	1	3
3	1	9	6	8	4	5	7	2

13

8	1	7	2	6	5	3	9	4
9	4	6	7	1	3	5	2	8
5	3	2	9	8	4	7	1	6
3	8	9	4	7	2	1	6	5
1	6	5	3	9	8	4	7	2
2	7	4	6	5	1	8	3	9
6	5	3	1	4	9	2	8	7
7	2	8	5	3	6	9	4	1
4	9	1	8	2	7	6	5	3

14

6	1	7	5	8	2	3	4	9
4	9	3	7	1	6	5	2	8
5	2	8	3	9	4	7	6	1
7	6	9	1	3	8	2	5	4
2	8	5	4	6	9	1	3	7
3	4	1	2	7	5	8	9	6
9	7	6	8	2	3	4	1	5
1	5	2	6	4	7	9	8	3
8	3	4	9	5	1	6	7	2

15

9	6	1	8	5	7	3	4	2
5	2	8	9	3	4	7	1	6
4	7	3	6	1	2	5	8	9
1	9	5	3	2	6	8	7	4
7	3	4	1	9	8	2	6	5
2	8	6	7	4	5	9	3	1
3	5	7	2	6	1	4	9	8
6	4	9	5	8	3	1	2	7
8	1	2	4	7	9	6	5	3

16

Solutions

Hard

3	1	8	6	4	2	7	5	9
2	4	9	3	5	7	8	6	1
7	6	5	9	8	1	3	4	2
9	8	7	5	1	6	2	3	4
6	5	1	4	2	3	9	8	7
4	2	3	7	9	8	5	1	6
5	3	4	2	6	9	1	7	8
1	7	2	8	3	4	6	9	5
8	9	6	1	7	5	4	2	3

17

4	5	2	7	6	9	1	8	3
8	6	9	1	5	3	7	2	4
1	7	3	2	8	4	6	5	9
7	9	8	3	2	6	4	1	5
3	2	4	5	9	1	8	7	6
5	1	6	8	4	7	3	9	2
2	4	5	6	7	8	9	3	1
6	3	7	9	1	2	5	4	8
9	8	1	4	3	5	2	6	7

18

7	9	6	2	4	3	1	5	8
1	5	4	9	6	8	3	2	7
2	8	3	5	7	1	6	9	4
5	6	2	8	1	7	4	3	9
8	7	1	3	9	4	2	6	5
4	3	9	6	2	5	7	8	1
6	1	5	4	8	2	9	7	3
3	2	7	1	5	9	8	4	6
9	4	8	7	3	6	5	1	2

19

8	7	1	5	4	2	9	6	3
9	5	4	1	6	3	2	8	7
6	2	3	8	9	7	5	1	4
1	9	8	7	3	4	6	5	2
5	4	2	9	8	6	7	3	1
3	6	7	2	1	5	8	4	9
7	1	5	3	2	8	4	9	6
2	3	6	4	5	9	1	7	8
4	8	9	6	7	1	3	2	5

20

5	4	8	7	2	3	1	6	9
7	1	9	6	4	8	3	2	5
6	2	3	1	9	5	8	4	7
8	6	4	5	7	2	9	1	3
2	5	1	3	6	9	4	7	8
3	9	7	8	1	4	6	5	2
1	8	5	2	3	6	7	9	4
4	7	2	9	8	1	5	3	6
9	3	6	4	5	7	2	8	1

21

4	7	8	3	2	6	9	1	5
6	2	3	9	5	1	7	8	4
9	5	1	4	8	7	6	3	2
8	9	6	7	1	5	4	2	3
7	1	4	6	3	2	8	5	9
2	3	5	8	4	9	1	7	6
1	6	2	5	9	8	3	4	7
5	4	7	1	6	3	2	9	8
3	8	9	2	7	4	5	6	1

22

4	2	7	8	5	3	1	9	6
5	9	1	4	6	7	8	2	3
6	8	3	1	2	9	7	5	4
3	7	9	6	4	2	5	1	8
2	4	5	3	8	1	9	6	7
1	6	8	7	9	5	3	4	2
8	5	2	9	7	4	6	3	1
7	3	4	5	1	6	2	8	9
9	1	6	2	3	8	4	7	5

23

9	8	3	1	5	7	4	6	2
4	1	5	8	2	6	7	9	3
2	6	7	4	3	9	1	8	5
1	3	2	5	9	8	6	4	7
8	9	4	7	6	2	5	3	1
5	7	6	3	4	1	8	2	9
6	4	9	2	1	5	3	7	8
7	2	1	6	8	3	9	5	4
3	5	8	9	7	4	2	1	6

24

9	7	4	1	8	6	3	2	5
2	5	1	7	3	9	6	4	8
3	6	8	5	2	4	9	7	1
1	9	5	4	7	8	2	3	6
4	8	2	3	6	5	7	1	9
6	3	7	2	9	1	5	8	4
7	4	6	9	1	2	8	5	3
8	1	3	6	5	7	4	9	2
5	2	9	8	4	3	1	6	7

25

1	5	2	3	7	6	4	8	9
4	8	7	5	9	1	6	3	2
6	3	9	4	2	8	5	1	7
9	1	5	7	3	2	8	4	6
8	4	3	1	6	9	7	2	5
2	7	6	8	5	4	3	9	1
5	6	8	2	1	3	9	7	4
7	2	4	9	8	5	1	6	3
3	9	1	6	4	7	2	5	8

26

5	9	3	4	1	7	8	2	6
6	4	1	8	2	5	3	7	9
7	8	2	3	9	6	4	1	5
4	6	7	5	8	2	9	3	1
1	3	5	6	4	9	2	8	7
8	2	9	1	7	3	6	5	4
9	7	8	2	6	1	5	4	3
3	1	4	9	5	8	7	6	2
2	5	6	7	3	4	1	9	8

27

6	7	3	1	4	9	2	5	8
8	9	1	2	6	5	3	7	4
2	5	4	8	7	3	1	6	9
7	2	9	5	1	4	8	3	6
5	1	6	7	3	8	4	9	2
4	3	8	6	9	2	7	1	5
3	8	5	9	2	7	6	4	1
1	4	2	3	5	6	9	8	7
9	6	7	4	8	1	5	2	3

28

9	5	1	7	4	6	2	3	8
7	8	4	3	5	2	1	6	9
3	2	6	8	9	1	4	7	5
8	4	3	2	6	7	5	9	1
6	1	5	9	8	3	7	2	4
2	9	7	5	1	4	6	8	3
1	7	9	6	3	5	8	4	2
5	3	2	4	7	8	9	1	6
4	6	8	1	2	9	3	5	7

29

8	6	5	1	7	9	3	4	2
3	2	1	6	5	4	7	9	8
4	7	9	3	8	2	6	1	5
1	4	2	8	3	6	9	5	7
5	3	7	2	9	1	8	6	4
9	8	6	5	4	7	2	3	1
2	5	3	4	6	8	1	7	9
7	1	4	9	2	3	5	8	6
6	9	8	7	1	5	4	2	3

30

2	7	9	8	1	3	6	4	5
4	1	3	5	9	6	2	8	7
6	5	8	4	2	7	9	3	1
3	4	2	7	8	9	1	5	6
9	8	7	6	5	1	3	2	4
5	6	1	3	4	2	7	9	8
7	2	5	1	3	4	8	6	9
8	3	6	9	7	5	4	1	2
1	9	4	2	6	8	5	7	3

31

8	2	1	6	5	7	9	3	4
3	9	6	8	4	1	7	2	5
4	5	7	3	2	9	1	6	8
5	6	3	2	7	8	4	1	9
2	7	9	5	1	4	6	8	3
1	8	4	9	6	3	2	5	7
9	1	8	4	3	6	5	7	2
7	4	2	1	8	5	3	9	6
6	3	5	7	9	2	8	4	1

32

Solutions

Hard

6	2	9	5	7	3	8	1	4
1	5	7	8	2	4	9	3	6
3	4	8	6	1	9	5	2	7
7	9	5	3	4	6	1	8	2
2	6	1	9	8	7	3	4	5
4	8	3	1	5	2	6	7	9
9	7	6	2	3	8	4	5	1
8	1	4	7	9	5	2	6	3
5	3	2	4	6	1	7	9	8

33

3	5	7	1	6	4	9	8	2
1	6	8	3	9	2	4	5	7
2	4	9	8	7	5	3	1	6
8	1	4	6	2	7	5	9	3
9	2	6	5	3	8	7	4	1
7	3	5	4	1	9	2	6	8
5	8	1	2	4	3	6	7	9
6	9	2	7	5	1	8	3	4
4	7	3	9	8	6	1	2	5

34

7	3	6	2	4	1	9	8	5
1	8	2	3	5	9	4	7	6
5	9	4	8	7	6	1	3	2
2	6	7	9	1	3	5	4	8
4	1	8	6	2	5	7	9	3
9	5	3	4	8	7	6	2	1
8	4	5	7	6	2	3	1	9
6	7	9	1	3	8	2	5	4
3	2	1	5	9	4	8	6	7

35

5	4	8	6	2	3	1	9	7
6	7	1	9	5	4	8	3	2
3	2	9	7	8	1	6	4	5
4	5	3	1	9	7	2	8	6
8	1	6	5	4	2	9	7	3
7	9	2	8	3	6	4	5	1
2	8	7	3	1	9	5	6	4
1	6	5	4	7	8	3	2	9
9	3	4	2	6	5	7	1	8

36

5	6	8	4	1	3	7	2	9
1	9	4	6	2	7	5	3	8
3	2	7	5	8	9	1	6	4
7	1	5	3	6	4	8	9	2
6	8	3	1	9	2	4	7	5
2	4	9	8	7	5	3	1	6
9	5	1	7	4	6	2	8	3
8	3	2	9	5	1	6	4	7
4	7	6	2	3	8	9	5	1

37

2	7	6	8	5	9	4	1	3
9	3	5	7	1	4	2	8	6
4	8	1	3	2	6	5	7	9
6	1	2	5	4	8	3	9	7
7	9	8	1	3	2	6	4	5
5	4	3	9	6	7	1	2	8
3	2	7	4	8	5	9	6	1
1	6	9	2	7	3	8	5	4
8	5	4	6	9	1	7	3	2

38

9	3	4	7	8	5	2	6	1
5	1	2	9	3	6	7	8	4
6	8	7	4	2	1	5	9	3
3	9	1	8	4	2	6	7	5
7	2	6	5	9	3	1	4	8
4	5	8	1	6	7	9	3	2
2	6	9	3	5	8	4	1	7
8	7	5	6	1	4	3	2	9
1	4	3	2	7	9	8	5	6

39

4	5	6	2	3	9	7	1	8
2	1	9	6	7	8	5	3	4
3	8	7	4	5	1	2	6	9
9	4	2	7	6	3	8	5	1
8	7	5	1	4	2	3	9	6
1	6	3	8	9	5	4	2	7
6	2	8	3	1	7	9	4	5
7	9	4	5	2	6	1	8	3
5	3	1	9	8	4	6	7	2

40

4	2	3	7	8	1	6	9	5
1	9	7	2	5	6	8	4	3
8	6	5	9	3	4	1	2	7
9	8	1	6	4	5	7	3	2
7	3	6	8	2	9	5	1	4
2	5	4	1	7	3	9	6	8
6	7	2	4	9	8	3	5	1
5	4	9	3	1	7	2	8	6
3	1	8	5	6	2	4	7	9

41

2	5	9	3	8	1	6	4	7
1	6	8	2	4	7	9	3	5
4	7	3	6	5	9	8	1	2
7	2	6	1	3	8	5	9	4
9	4	5	7	6	2	1	8	3
8	3	1	5	9	4	7	2	6
6	9	4	8	2	5	3	7	1
5	1	2	9	7	3	4	6	8
3	8	7	4	1	6	2	5	9

42

4	7	3	9	2	8	1	6	5
6	9	5	1	3	7	4	8	2
2	8	1	4	6	5	7	3	9
9	3	4	7	5	6	2	1	8
7	2	8	3	9	1	6	5	4
1	5	6	8	4	2	9	7	3
3	1	2	6	8	4	5	9	7
5	6	9	2	7	3	8	4	1
8	4	7	5	1	9	3	2	6

43

4	6	8	7	3	1	9	2	5
7	1	2	9	8	5	3	4	6
3	9	5	6	4	2	1	7	8
9	5	6	4	1	8	2	3	7
8	2	4	3	7	6	5	1	9
1	3	7	5	2	9	6	8	4
2	8	9	1	6	4	7	5	3
5	4	3	2	9	7	8	6	1
6	7	1	8	5	3	4	9	2

44

1	8	5	6	9	3	2	4	7
6	2	7	1	5	4	3	8	9
9	3	4	2	7	8	1	5	6
8	5	6	4	1	7	9	2	3
3	1	9	5	8	2	7	6	4
7	4	2	9	3	6	5	1	8
4	9	8	3	2	5	6	7	1
5	6	3	7	4	1	8	9	2
2	7	1	8	6	9	4	3	5

45

1	4	9	5	6	3	8	2	7
7	6	8	4	1	2	5	3	9
5	2	3	8	9	7	1	4	6
4	9	5	1	7	6	2	8	3
2	7	1	9	3	8	6	5	4
3	8	6	2	5	4	9	7	1
9	5	4	7	8	1	3	6	2
6	1	7	3	2	5	4	9	8
8	3	2	6	4	9	7	1	5

46

8	5	1	4	6	2	9	7	3
4	3	6	9	7	8	1	5	2
7	9	2	1	5	3	8	6	4
1	7	4	5	3	6	2	9	8
9	8	5	2	1	4	7	3	6
6	2	3	8	9	7	5	4	1
5	4	8	3	2	9	6	1	7
2	1	7	6	4	5	3	8	9
3	6	9	7	8	1	4	2	5

47

3	9	8	6	4	7	1	5	2
6	5	1	2	8	9	4	7	3
7	4	2	1	3	5	9	8	6
5	3	9	7	1	4	2	6	8
2	1	7	9	6	8	5	3	4
8	6	4	5	2	3	7	1	9
4	2	5	3	7	6	8	9	1
9	8	3	4	5	1	6	2	7
1	7	6	8	9	2	3	4	5

48

Solutions

Hard

7	4	6	9	5	1	2	3	8
2	5	1	8	3	7	4	6	9
8	3	9	4	6	2	7	1	5
6	2	3	1	4	8	9	5	7
9	1	4	2	7	5	3	8	6
5	7	8	3	9	6	1	2	4
3	9	2	6	8	4	5	7	1
1	8	7	5	2	9	6	4	3
4	6	5	7	1	3	8	9	2

49

1	4	3	7	8	5	6	9	2
9	2	5	6	4	3	8	1	7
8	7	6	1	9	2	4	5	3
6	1	8	9	3	4	7	2	5
4	9	2	5	1	7	3	8	6
3	5	7	8	2	6	1	4	9
2	8	4	3	7	9	5	6	1
5	3	1	2	6	8	9	7	4
7	6	9	4	5	1	2	3	8

50

4	5	6	1	3	7	2	8	9
3	8	7	4	2	9	6	1	5
1	9	2	5	6	8	3	7	4
6	3	8	7	5	1	4	9	2
9	4	1	6	8	2	5	3	7
2	7	5	9	4	3	1	6	8
5	1	3	8	9	4	7	2	6
8	2	4	3	7	6	9	5	1
7	6	9	2	1	5	8	4	3

51

3	4	5	1	6	7	2	8	9
7	1	9	3	2	8	6	4	5
8	6	2	5	4	9	3	1	7
4	7	1	2	5	6	9	3	8
2	8	3	7	9	4	5	6	1
5	9	6	8	3	1	7	2	4
6	5	4	9	8	2	1	7	3
1	3	8	6	7	5	4	9	2
9	2	7	4	1	3	8	5	6

52

8	4	2	7	3	1	9	6	5
3	7	5	2	9	6	4	1	8
1	6	9	5	8	4	3	7	2
4	8	3	9	1	7	2	5	6
7	9	6	4	5	2	1	8	3
5	2	1	8	6	3	7	9	4
9	5	4	1	2	8	6	3	7
2	3	8	6	7	9	5	4	1
6	1	7	3	4	5	8	2	9

53

6	9	8	3	7	1	4	5	2
1	4	7	2	8	5	6	3	9
5	3	2	4	6	9	7	8	1
4	1	9	6	3	8	2	7	5
3	7	5	9	1	2	8	6	4
8	2	6	5	4	7	9	1	3
9	6	4	8	5	3	1	2	7
2	5	1	7	9	6	3	4	8
7	8	3	1	2	4	5	9	6

54

6	9	1	5	2	8	4	7	3
8	7	2	3	9	4	6	1	5
4	3	5	1	6	7	8	2	9
3	6	4	8	5	2	1	9	7
9	5	8	7	1	6	2	3	4
2	1	7	9	4	3	5	6	8
1	4	9	2	3	5	7	8	6
5	8	3	6	7	1	9	4	2
7	2	6	4	8	9	3	5	1

55

8	3	2	7	6	1	4	5	9
1	4	9	8	3	5	2	6	7
6	5	7	9	2	4	3	8	1
3	9	4	5	8	6	7	1	2
5	6	1	2	7	3	9	4	8
7	2	8	1	4	9	5	3	6
9	8	3	6	5	7	1	2	4
4	1	6	3	9	2	8	7	5
2	7	5	4	1	8	6	9	3

56

2	1	4	8	5	3	6	7	9
9	6	5	4	2	7	3	1	8
3	8	7	6	9	1	5	2	4
8	2	9	5	3	4	1	6	7
6	7	1	9	8	2	4	5	3
4	5	3	1	7	6	8	9	2
1	3	2	7	4	5	9	8	6
7	9	6	3	1	8	2	4	5
5	4	8	2	6	9	7	3	1

57

9	2	4	6	8	3	5	7	1
5	3	1	2	4	7	9	6	8
6	7	8	9	1	5	3	2	4
7	4	5	8	3	9	6	1	2
2	8	6	7	5	1	4	3	9
1	9	3	4	2	6	8	5	7
8	1	7	5	6	4	2	9	3
4	6	9	3	7	2	1	8	5
3	5	2	1	9	8	7	4	6

58

6	7	5	4	9	8	2	3	1
8	9	4	3	1	2	7	6	5
3	2	1	7	5	6	4	8	9
7	3	9	5	4	1	6	2	8
1	4	6	2	8	3	5	9	7
2	5	8	6	7	9	1	4	3
4	1	2	9	3	7	8	5	6
5	8	3	1	6	4	9	7	2
9	6	7	8	2	5	3	1	4

59

4	3	2	1	7	5	9	8	6
7	6	8	2	3	9	5	4	1
1	9	5	6	8	4	2	3	7
3	5	4	9	2	7	6	1	8
6	2	9	4	1	8	7	5	3
8	1	7	5	6	3	4	9	2
5	8	6	3	4	2	1	7	9
9	7	1	8	5	6	3	2	4
2	4	3	7	9	1	8	6	5

60

2	9	5	3	8	4	1	6	7
7	4	8	9	1	6	3	5	2
6	1	3	7	2	5	4	8	9
4	5	2	8	6	3	9	7	1
3	7	6	1	9	2	5	4	8
9	8	1	4	5	7	2	3	6
8	3	7	2	4	1	6	9	5
1	6	9	5	3	8	7	2	4
5	2	4	6	7	9	8	1	3

61

1	3	4	6	9	8	5	7	2
2	6	5	1	3	7	9	8	4
8	7	9	4	2	5	6	3	1
3	9	6	8	7	4	1	2	5
7	4	8	5	1	2	3	9	6
5	2	1	3	6	9	8	4	7
9	8	2	7	5	1	4	6	3
4	5	3	2	8	6	7	1	9
6	1	7	9	4	3	2	5	8

62

2	8	7	6	3	1	9	4	5
9	5	3	4	7	8	6	2	1
1	4	6	5	9	2	3	7	8
4	7	2	8	1	6	5	9	3
8	1	5	3	4	9	2	6	7
6	3	9	7	2	5	8	1	4
3	9	1	2	8	7	4	5	6
7	6	8	9	5	4	1	3	2
5	2	4	1	6	3	7	8	9

63

9	1	6	3	2	4	8	7	5
8	2	3	1	5	7	4	6	9
7	5	4	9	6	8	3	1	2
6	4	1	7	8	5	9	2	3
5	9	8	2	1	3	7	4	6
3	7	2	4	9	6	5	8	1
4	6	7	5	3	1	2	9	8
1	3	9	8	4	2	6	5	7
2	8	5	6	7	9	1	3	4

64

Solutions

Hard

9	7	6	5	3	2	1	4	8
8	1	3	6	9	4	5	2	7
4	5	2	7	1	8	3	6	9
2	8	1	9	4	5	6	7	3
3	6	4	8	7	1	9	5	2
5	9	7	3	2	6	4	8	1
7	4	5	1	8	3	2	9	6
6	3	8	2	5	9	7	1	4
1	2	9	4	6	7	8	3	5

65

5	2	1	3	9	4	7	8	6
4	8	6	5	7	1	2	3	9
7	9	3	2	8	6	4	1	5
3	6	2	1	5	7	8	9	4
9	5	8	6	4	3	1	7	2
1	7	4	8	2	9	5	6	3
8	3	7	4	6	2	9	5	1
2	1	9	7	3	5	6	4	8
6	4	5	9	1	8	3	2	7

66

7	9	6	1	2	3	8	5	4
5	3	2	7	8	4	1	6	9
4	1	8	9	6	5	7	2	3
3	8	7	6	4	9	2	1	5
9	5	4	2	7	1	6	3	8
6	2	1	3	5	8	9	4	7
1	6	5	8	3	7	4	9	2
8	4	9	5	1	2	3	7	6
2	7	3	4	9	6	5	8	1

67

2	7	4	6	8	9	1	3	5
6	9	3	4	5	1	8	7	2
1	5	8	7	3	2	9	6	4
9	8	2	1	7	6	4	5	3
5	4	7	8	9	3	2	1	6
3	1	6	5	2	4	7	8	9
4	6	9	3	1	8	5	2	7
8	2	5	9	6	7	3	4	1
7	3	1	2	4	5	6	9	8

68

3	2	1	7	4	9	5	8	6
4	6	8	5	2	1	9	7	3
9	7	5	8	6	3	1	4	2
1	3	2	4	9	7	6	5	8
6	5	4	1	8	2	7	3	9
7	8	9	3	5	6	4	2	1
5	9	6	2	3	4	8	1	7
8	1	3	6	7	5	2	9	4
2	4	7	9	1	8	3	6	5

69

3	4	8	2	6	7	9	1	5
5	9	2	1	4	3	7	8	6
7	1	6	8	5	9	4	3	2
6	7	1	4	8	2	3	5	9
2	8	3	7	9	5	6	4	1
9	5	4	6	3	1	2	7	8
4	6	7	5	2	8	1	9	3
8	2	9	3	1	4	5	6	7
1	3	5	9	7	6	8	2	4

70

8	6	3	9	5	1	4	7	2
4	7	5	2	6	8	1	9	3
2	1	9	4	3	7	5	6	8
1	8	7	6	9	2	3	5	4
3	5	6	8	1	4	9	2	7
9	4	2	3	7	5	6	8	1
7	3	1	5	8	6	2	4	9
5	9	4	7	2	3	8	1	6
6	2	8	1	4	9	7	3	5

71

9	3	6	8	1	7	2	4	5
7	5	1	9	2	4	6	8	3
4	8	2	5	6	3	7	9	1
5	9	8	2	7	6	3	1	4
2	1	4	3	8	9	5	6	7
6	7	3	1	4	5	8	2	9
3	6	7	4	9	2	1	5	8
1	4	5	6	3	8	9	7	2
8	2	9	7	5	1	4	3	6

72

2	6	3	7	9	1	5	8	4
1	5	8	6	3	4	7	9	2
7	4	9	8	2	5	3	1	6
9	3	1	4	6	7	8	2	5
4	7	2	9	5	8	1	6	3
5	8	6	2	1	3	9	4	7
3	1	4	5	8	6	2	7	9
8	2	7	3	4	9	6	5	1
6	9	5	1	7	2	4	3	8

73

7	1	2	6	3	5	4	9	8
3	8	6	2	4	9	5	1	7
5	4	9	8	1	7	3	2	6
4	2	1	3	9	8	7	6	5
9	3	8	5	7	6	2	4	1
6	5	7	1	2	4	8	3	9
1	6	4	7	8	2	9	5	3
2	7	5	9	6	3	1	8	4
8	9	3	4	5	1	6	7	2

74

1	8	7	5	2	9	6	4	3
3	4	2	8	1	6	5	9	7
5	9	6	7	3	4	2	1	8
6	1	4	2	5	7	3	8	9
7	2	3	9	8	1	4	5	6
9	5	8	4	6	3	7	2	1
4	6	1	3	9	5	8	7	2
2	7	9	6	4	8	1	3	5
8	3	5	1	7	2	9	6	4

75

7	6	8	4	2	1	3	5	9
5	3	4	9	6	8	1	2	7
9	2	1	3	7	5	6	4	8
3	7	5	2	8	6	9	1	4
1	4	9	7	5	3	8	6	2
6	8	2	1	9	4	5	7	3
4	5	3	8	1	2	7	9	6
2	1	7	6	3	9	4	8	5
8	9	6	5	4	7	2	3	1

76

3	1	5	2	6	8	7	4	9
8	9	6	7	3	4	2	1	5
2	4	7	1	5	9	6	8	3
9	8	2	4	1	3	5	6	7
7	5	4	8	9	6	1	3	2
6	3	1	5	2	7	8	9	4
5	6	3	9	7	1	4	2	8
4	2	9	6	8	5	3	7	1
1	7	8	3	4	2	9	5	6

77

6	4	7	8	1	5	9	2	3
1	5	2	4	3	9	8	7	6
8	3	9	2	6	7	5	4	1
5	1	6	7	4	3	2	9	8
2	9	8	6	5	1	7	3	4
4	7	3	9	8	2	6	1	5
7	8	1	3	9	6	4	5	2
3	2	4	5	7	8	1	6	9
9	6	5	1	2	4	3	8	7

78

6	3	9	8	2	7	4	5	1
7	1	5	9	6	4	8	3	2
4	8	2	1	5	3	9	7	6
8	7	4	6	1	2	5	9	3
2	6	3	7	9	5	1	4	8
9	5	1	3	4	8	2	6	7
3	4	7	5	8	1	6	2	9
1	2	6	4	3	9	7	8	5
5	9	8	2	7	6	3	1	4

79

2	4	3	8	7	6	9	5	1
9	5	1	2	4	3	8	6	7
8	7	6	1	9	5	2	4	3
3	9	4	5	2	8	1	7	6
1	6	2	4	3	7	5	8	9
7	8	5	9	6	1	3	2	4
6	2	9	3	8	4	7	1	5
5	3	7	6	1	2	4	9	8
4	1	8	7	5	9	6	3	2

80

Solutions

Hard

2	9	3	1	4	8	5	6	7
8	4	7	3	5	6	9	1	2
6	5	1	7	9	2	8	3	4
7	8	2	9	1	3	6	4	5
4	3	5	6	2	7	1	9	8
1	6	9	5	8	4	7	2	3
3	2	6	8	7	1	4	5	9
5	7	4	2	6	9	3	8	1
9	1	8	4	3	5	2	7	6

81

6	9	2	4	7	8	1	5	3
1	7	4	3	9	5	2	8	6
5	8	3	2	1	6	4	7	9
4	6	9	5	2	7	3	1	8
8	5	1	9	4	3	6	2	7
3	2	7	8	6	1	5	9	4
9	1	5	7	3	4	8	6	2
2	4	6	1	8	9	7	3	5
7	3	8	6	5	2	9	4	1

82

1	8	6	5	3	4	2	7	9
3	2	4	8	7	9	6	5	1
9	5	7	1	6	2	4	3	8
8	7	2	6	4	3	9	1	5
4	1	3	7	9	5	8	6	2
5	6	9	2	1	8	7	4	3
6	4	5	9	2	1	3	8	7
2	3	1	4	8	7	5	9	6
7	9	8	3	5	6	1	2	4

83

6	8	9	1	2	5	7	4	3
3	2	1	4	6	7	8	5	9
5	7	4	9	3	8	6	2	1
4	6	3	7	1	9	2	8	5
9	1	8	2	5	6	4	3	7
2	5	7	3	8	4	1	9	6
8	9	2	6	7	3	5	1	4
1	4	6	5	9	2	3	7	8
7	3	5	8	4	1	9	6	2

84

6	7	1	5	9	8	2	3	4
8	4	2	6	3	1	7	5	9
9	3	5	2	7	4	6	1	8
3	6	4	7	8	9	1	2	5
2	5	8	3	1	6	4	9	7
1	9	7	4	2	5	3	8	6
5	2	3	8	6	7	9	4	1
4	1	6	9	5	3	8	7	2
7	8	9	1	4	2	5	6	3

85

7	5	3	9	8	1	2	4	6
2	4	8	6	5	3	1	7	9
6	9	1	7	2	4	8	5	3
8	6	9	2	3	7	4	1	5
1	7	2	4	6	5	9	3	8
4	3	5	1	9	8	6	2	7
9	1	6	3	7	2	5	8	4
5	2	7	8	4	6	3	9	1
3	8	4	5	1	9	7	6	2

86

3	7	8	5	6	4	9	1	2
1	2	9	7	3	8	6	5	4
5	6	4	1	9	2	7	8	3
8	4	5	2	1	6	3	7	9
2	3	6	9	8	7	1	4	5
9	1	7	4	5	3	8	2	6
4	8	3	6	2	1	5	9	7
7	5	1	3	4	9	2	6	8
6	9	2	8	7	5	4	3	1

87

6	8	3	1	5	4	9	2	7
1	5	2	3	9	7	4	8	6
7	4	9	6	8	2	1	5	3
8	1	4	9	2	3	6	7	5
9	7	5	8	6	1	2	3	4
3	2	6	4	7	5	8	1	9
5	9	8	7	1	6	3	4	2
2	3	1	5	4	9	7	6	8
4	6	7	2	3	8	5	9	1

88

9	1	6	8	3	7	2	4	5
8	4	2	1	9	5	7	3	6
5	3	7	4	2	6	9	1	8
2	5	9	7	6	4	1	8	3
6	8	1	3	5	2	4	7	9
3	7	4	9	8	1	5	6	2
4	6	5	2	1	8	3	9	7
7	2	3	6	4	9	8	5	1
1	9	8	5	7	3	6	2	4

89

2	6	1	8	5	4	3	9	7
7	4	5	3	1	9	6	2	8
9	3	8	7	6	2	4	1	5
3	9	4	1	7	6	8	5	2
8	7	6	9	2	5	1	4	3
5	1	2	4	8	3	9	7	6
1	2	7	6	9	8	5	3	4
6	5	3	2	4	1	7	8	9
4	8	9	5	3	7	2	6	1

90

1	8	9	4	5	6	7	3	2
5	7	6	9	3	2	4	1	8
2	3	4	1	8	7	5	6	9
8	4	5	7	6	9	3	2	1
7	9	2	3	1	8	6	4	5
3	6	1	5	2	4	8	9	7
6	2	3	8	7	1	9	5	4
9	5	7	2	4	3	1	8	6
4	1	8	6	9	5	2	7	3

91

9	3	4	1	8	7	2	6	5
5	7	8	2	4	6	3	1	9
1	2	6	9	5	3	8	4	7
7	9	2	5	6	8	1	3	4
6	4	5	3	1	2	9	7	8
8	1	3	7	9	4	6	5	2
4	8	9	6	3	5	7	2	1
2	6	1	4	7	9	5	8	3
3	5	7	8	2	1	4	9	6

92

7	4	6	8	1	3	9	5	2
1	9	5	7	6	2	8	4	3
8	2	3	4	9	5	7	6	1
9	5	2	1	7	8	4	3	6
4	7	1	5	3	6	2	8	9
3	6	8	9	2	4	5	1	7
5	1	7	3	4	9	6	2	8
2	3	4	6	8	7	1	9	5
6	8	9	2	5	1	3	7	4

93

6	1	8	4	9	7	2	3	5
4	2	5	3	8	6	1	9	7
3	9	7	5	1	2	4	6	8
1	4	2	7	5	9	3	8	6
7	3	6	8	2	1	9	5	4
8	5	9	6	3	4	7	1	2
5	8	1	2	4	3	6	7	9
2	7	3	9	6	5	8	4	1
9	6	4	1	7	8	5	2	3

94

7	9	1	3	5	8	4	6	2
2	8	5	1	6	4	3	9	7
3	6	4	9	7	2	8	5	1
6	2	8	7	1	3	5	4	9
5	7	3	6	4	9	1	2	8
4	1	9	8	2	5	7	3	6
1	3	2	4	8	6	9	7	5
9	5	7	2	3	1	6	8	4
8	4	6	5	9	7	2	1	3

95

1	2	5	6	4	3	7	9	8
6	4	3	8	9	7	5	2	1
8	7	9	1	5	2	4	6	3
2	3	7	4	8	6	1	5	9
4	1	8	5	7	9	6	3	2
5	9	6	3	2	1	8	7	4
7	6	1	2	3	4	9	8	5
9	8	2	7	1	5	3	4	6
3	5	4	9	6	8	2	1	7

96

Solutions

Hard

1	5	3	8	4	2	7	6	9
2	9	8	7	5	6	3	4	1
6	7	4	1	3	9	5	2	8
7	4	9	2	6	8	1	3	5
8	2	5	3	9	1	6	7	4
3	1	6	5	7	4	9	8	2
9	3	2	4	1	7	8	5	6
4	6	7	9	8	5	2	1	3
5	8	1	6	2	3	4	9	7

97

9	5	3	6	7	8	4	2	1
2	6	7	4	9	1	8	3	5
8	1	4	3	2	5	7	9	6
5	8	2	9	4	3	6	1	7
4	3	6	8	1	7	9	5	2
1	7	9	2	5	6	3	8	4
3	9	1	7	6	2	5	4	8
6	2	8	5	3	4	1	7	9
7	4	5	1	8	9	2	6	3

98

7	6	2	1	4	9	8	5	3
5	3	8	6	2	7	9	1	4
4	9	1	8	5	3	2	6	7
2	5	3	9	8	1	7	4	6
1	4	6	7	3	2	5	9	8
9	8	7	4	6	5	3	2	1
6	2	4	5	7	8	1	3	9
8	1	5	3	9	4	6	7	2
3	7	9	2	1	6	4	8	5

99

2	8	3	6	4	1	7	5	9
4	1	7	2	9	5	3	6	8
9	6	5	7	3	8	2	4	1
3	5	6	4	8	9	1	7	2
1	2	9	3	7	6	5	8	4
8	7	4	5	1	2	6	9	3
6	9	1	8	5	3	4	2	7
5	4	8	1	2	7	9	3	6
7	3	2	9	6	4	8	1	5

100

4	5	9	2	3	1	6	7	8
1	7	3	9	8	6	4	2	5
2	6	8	7	4	5	3	1	9
9	8	2	3	6	7	5	4	1
7	4	1	5	2	8	9	6	3
6	3	5	4	1	9	7	8	2
8	9	4	6	5	2	1	3	7
3	1	7	8	9	4	2	5	6
5	2	6	1	7	3	8	9	4

101

1	4	3	5	2	9	8	7	6
8	2	5	4	7	6	9	1	3
9	6	7	3	8	1	4	2	5
2	3	9	7	4	8	6	5	1
5	7	1	6	9	3	2	4	8
6	8	4	2	1	5	3	9	7
3	1	2	8	5	4	7	6	9
4	9	6	1	3	7	5	8	2
7	5	8	9	6	2	1	3	4

102

5	1	7	8	6	9	2	4	3
8	9	2	4	5	3	1	6	7
4	3	6	1	7	2	9	5	8
1	6	5	3	8	7	4	2	9
2	8	3	9	1	4	5	7	6
9	7	4	5	2	6	8	3	1
3	2	1	7	4	8	6	9	5
6	5	9	2	3	1	7	8	4
7	4	8	6	9	5	3	1	2

103

4	6	5	3	2	7	8	1	9
9	2	1	8	5	4	7	3	6
3	8	7	9	1	6	2	4	5
7	1	9	2	8	5	4	6	3
8	3	4	1	6	9	5	7	2
6	5	2	4	7	3	1	9	8
5	4	8	6	9	1	3	2	7
2	9	3	7	4	8	6	5	1
1	7	6	5	3	2	9	8	4

104

8	2	7	6	1	4	5	9	3
9	3	1	8	2	5	4	6	7
5	4	6	9	3	7	1	8	2
3	9	8	1	4	6	7	2	5
4	7	2	5	9	3	8	1	6
6	1	5	7	8	2	3	4	9
2	8	3	4	7	9	6	5	1
7	6	4	2	5	1	9	3	8
1	5	9	3	6	8	2	7	4

105

5	1	3	9	4	6	7	8	2
7	8	6	2	5	3	4	9	1
2	4	9	1	8	7	3	6	5
3	6	4	7	1	2	8	5	9
1	9	7	5	3	8	6	2	4
8	2	5	4	6	9	1	7	3
4	7	2	6	9	1	5	3	8
6	3	1	8	2	5	9	4	7
9	5	8	3	7	4	2	1	6

106

7	1	8	6	9	3	5	2	4
6	3	2	5	7	4	9	8	1
5	9	4	2	1	8	7	6	3
4	7	1	8	6	9	3	5	2
8	5	3	1	4	2	6	7	9
9	2	6	3	5	7	1	4	8
1	4	7	9	8	6	2	3	5
3	6	9	4	2	5	8	1	7
2	8	5	7	3	1	4	9	6

107

4	6	3	9	8	2	7	5	1
7	5	1	3	6	4	8	9	2
8	9	2	1	7	5	4	6	3
1	2	5	6	4	9	3	7	8
9	7	8	2	1	3	6	4	5
6	3	4	8	5	7	2	1	9
3	4	9	7	2	1	5	8	6
5	1	6	4	3	8	9	2	7
2	8	7	5	9	6	1	3	4

108

6	3	9	7	1	8	4	2	5
7	4	5	9	2	6	8	1	3
2	1	8	3	4	5	7	6	9
1	2	6	4	5	7	3	9	8
3	8	7	6	9	1	2	5	4
9	5	4	8	3	2	1	7	6
5	7	3	2	6	4	9	8	1
8	9	1	5	7	3	6	4	2
4	6	2	1	8	9	5	3	7

109

7	4	2	1	8	9	3	6	5
5	9	8	2	3	6	1	7	4
1	6	3	7	5	4	2	9	8
8	1	6	4	7	5	9	3	2
4	7	9	6	2	3	5	8	1
2	3	5	9	1	8	6	4	7
9	2	7	3	4	1	8	5	6
3	5	1	8	6	7	4	2	9
6	8	4	5	9	2	7	1	3

110

9	6	4	5	8	1	2	7	3
1	2	5	4	7	3	8	6	9
8	7	3	9	6	2	4	5	1
7	1	2	6	3	4	9	8	5
5	8	6	7	1	9	3	4	2
3	4	9	2	5	8	7	1	6
4	3	7	1	2	5	6	9	8
2	9	1	8	4	6	5	3	7
6	5	8	3	9	7	1	2	4

111

3	5	7	1	9	6	4	8	2
8	9	4	5	2	7	1	3	6
6	1	2	3	4	8	9	5	7
5	7	9	4	1	3	6	2	8
2	4	6	7	8	5	3	1	9
1	8	3	2	6	9	7	4	5
4	6	8	9	3	2	5	7	1
7	2	1	6	5	4	8	9	3
9	3	5	8	7	1	2	6	4

112

Solutions

Hard

2	1	4	9	8	3	5	6	7
7	5	6	1	4	2	3	8	9
3	8	9	7	6	5	2	4	1
1	9	3	5	2	4	8	7	6
8	2	7	6	3	9	4	1	5
6	4	5	8	1	7	9	3	2
5	7	8	4	9	1	6	2	3
4	3	1	2	5	6	7	9	8
9	6	2	3	7	8	1	5	4

113

2	6	4	8	9	3	7	5	1
7	1	9	6	5	2	8	4	3
8	5	3	7	1	4	2	9	6
3	9	7	1	8	5	6	2	4
4	2	1	9	3	6	5	8	7
5	8	6	4	2	7	1	3	9
9	3	2	5	6	1	4	7	8
1	7	8	2	4	9	3	6	5
6	4	5	3	7	8	9	1	2

114

4	2	9	6	7	1	3	5	8
7	8	1	2	3	5	4	6	9
3	5	6	8	4	9	7	1	2
6	3	2	9	5	8	1	7	4
8	9	7	4	1	3	5	2	6
5	1	4	7	2	6	8	9	3
2	7	3	5	6	4	9	8	1
9	4	5	1	8	2	6	3	7
1	6	8	3	9	7	2	4	5

115

7	5	6	3	1	8	2	9	4
8	2	1	9	4	7	5	6	3
9	4	3	2	5	6	1	8	7
3	6	5	7	2	9	4	1	8
1	7	4	8	3	5	9	2	6
2	8	9	4	6	1	3	7	5
4	9	7	1	8	3	6	5	2
6	3	8	5	9	2	7	4	1
5	1	2	6	7	4	8	3	9

116

8	7	6	9	4	3	5	1	2
3	1	9	8	2	5	4	7	6
4	2	5	6	7	1	8	9	3
6	4	8	3	9	7	1	2	5
7	3	2	1	5	8	9	6	4
9	5	1	4	6	2	7	3	8
2	6	4	5	1	9	3	8	7
1	8	7	2	3	4	6	5	9
5	9	3	7	8	6	2	4	1

117

2	7	4	9	1	8	3	5	6
9	1	5	7	3	6	8	4	2
8	3	6	4	5	2	7	1	9
5	9	2	3	7	1	4	6	8
4	6	7	2	8	5	9	3	1
1	8	3	6	9	4	5	2	7
7	2	8	1	4	3	6	9	5
6	4	9	5	2	7	1	8	3
3	5	1	8	6	9	2	7	4

118

4	1	2	7	3	8	5	9	6
8	6	5	9	2	4	1	7	3
3	9	7	1	5	6	2	4	8
1	3	9	2	6	7	8	5	4
5	7	8	3	4	1	6	2	9
2	4	6	5	8	9	7	3	1
9	5	1	8	7	3	4	6	2
7	8	4	6	9	2	3	1	5
6	2	3	4	1	5	9	8	7

119

8	5	9	6	2	1	3	7	4
1	6	4	5	7	3	8	2	9
2	3	7	4	9	8	1	6	5
9	8	6	1	5	4	7	3	2
5	7	2	9	3	6	4	8	1
3	4	1	2	8	7	9	5	6
6	1	3	7	4	2	5	9	8
7	2	5	8	1	9	6	4	3
4	9	8	3	6	5	2	1	7

120

7	3	8	4	6	2	1	5	9
1	9	5	8	3	7	2	6	4
4	6	2	9	1	5	8	7	3
8	5	1	7	9	4	3	2	6
3	2	4	6	5	8	9	1	7
6	7	9	1	2	3	5	4	8
9	8	6	5	4	1	7	3	2
5	4	3	2	7	9	6	8	1
2	1	7	3	8	6	4	9	5

121

5	3	2	8	1	4	9	6	7
9	8	6	7	2	3	4	5	1
7	4	1	5	9	6	8	2	3
1	9	3	2	6	5	7	4	8
4	6	8	3	7	1	5	9	2
2	7	5	4	8	9	1	3	6
8	2	9	6	4	7	3	1	5
6	5	4	1	3	8	2	7	9
3	1	7	9	5	2	6	8	4

122

5	9	7	1	4	6	8	2	3
2	3	4	8	9	7	6	5	1
6	8	1	3	5	2	9	7	4
8	4	9	7	2	5	1	3	6
7	5	6	4	1	3	2	9	8
1	2	3	9	6	8	5	4	7
4	7	5	2	8	1	3	6	9
3	1	2	6	7	9	4	8	5
9	6	8	5	3	4	7	1	2

123

2	5	8	7	9	6	1	3	4
4	7	9	1	2	3	6	8	5
6	1	3	8	5	4	7	2	9
7	2	4	6	3	9	8	5	1
5	9	1	2	7	8	4	6	3
8	3	6	4	1	5	2	9	7
9	8	7	5	4	2	3	1	6
3	4	2	9	6	1	5	7	8
1	6	5	3	8	7	9	4	2

124

3	8	5	4	9	6	7	1	2
2	6	1	7	8	3	9	4	5
9	7	4	5	2	1	6	3	8
8	2	6	9	3	4	5	7	1
1	3	7	6	5	8	4	2	9
4	5	9	2	1	7	3	8	6
5	9	8	3	4	2	1	6	7
7	4	2	1	6	5	8	9	3
6	1	3	8	7	9	2	5	4

125

3	8	1	2	4	9	5	6	7
6	5	9	3	8	7	2	4	1
4	7	2	1	5	6	8	3	9
7	9	4	8	3	1	6	5	2
8	2	5	7	6	4	1	9	3
1	6	3	5	9	2	7	8	4
2	3	8	9	1	5	4	7	6
5	4	7	6	2	3	9	1	8
9	1	6	4	7	8	3	2	5

126

1	6	8	7	3	5	2	9	4
5	9	4	2	8	6	3	1	7
7	2	3	4	1	9	8	6	5
6	4	5	1	2	8	9	7	3
9	3	2	5	7	4	6	8	1
8	1	7	6	9	3	4	5	2
3	7	6	8	5	2	1	4	9
2	8	1	9	4	7	5	3	6
4	5	9	3	6	1	7	2	8

127

1	2	5	9	3	8	7	4	6
3	9	6	4	2	7	1	8	5
4	7	8	6	5	1	2	9	3
9	5	7	8	6	4	3	1	2
8	3	1	5	9	2	4	6	7
2	6	4	1	7	3	9	5	8
5	8	2	7	1	9	6	3	4
6	1	3	2	4	5	8	7	9
7	4	9	3	8	6	5	2	1

128

Solutions

Hard

3	5	7	4	2	6	1	8	9
9	6	4	5	8	1	2	3	7
8	2	1	9	7	3	5	4	6
7	1	6	3	5	8	9	2	4
4	8	3	2	9	7	6	1	5
5	9	2	6	1	4	8	7	3
1	4	9	8	3	5	7	6	2
2	3	8	7	6	9	4	5	1
6	7	5	1	4	2	3	9	8

129

2	4	8	3	5	6	7	9	1
7	1	6	2	8	9	5	3	4
5	9	3	4	7	1	8	2	6
1	7	2	5	6	4	9	8	3
8	6	9	7	2	3	4	1	5
4	3	5	9	1	8	2	6	7
3	2	1	8	4	7	6	5	9
9	8	4	6	3	5	1	7	2
6	5	7	1	9	2	3	4	8

130

5	9	4	3	7	1	8	2	6
7	3	1	8	2	6	5	9	4
8	2	6	4	5	9	1	3	7
6	7	3	5	4	8	2	1	9
1	4	9	6	3	2	7	5	8
2	5	8	9	1	7	4	6	3
9	6	2	7	8	5	3	4	1
3	1	7	2	6	4	9	8	5
4	8	5	1	9	3	6	7	2

131

2	3	8	7	6	1	4	5	9
7	4	9	2	5	3	6	8	1
5	6	1	4	8	9	2	3	7
6	5	3	8	1	2	9	7	4
8	1	7	9	3	4	5	2	6
4	9	2	5	7	6	8	1	3
3	2	4	1	9	5	7	6	8
1	8	5	6	4	7	3	9	2
9	7	6	3	2	8	1	4	5

132

2	4	9	8	6	5	3	1	7
5	8	7	1	9	3	6	2	4
6	1	3	7	2	4	9	8	5
9	3	2	5	4	8	1	7	6
4	7	6	2	1	9	5	3	8
1	5	8	3	7	6	4	9	2
7	9	1	6	5	2	8	4	3
3	2	5	4	8	1	7	6	9
8	6	4	9	3	7	2	5	1

133

2	9	4	8	3	5	6	1	7
3	6	8	7	9	1	4	5	2
7	5	1	6	4	2	9	8	3
8	2	9	3	6	7	5	4	1
6	7	5	4	1	9	3	2	8
1	4	3	5	2	8	7	9	6
5	8	6	1	7	4	2	3	9
4	3	2	9	8	6	1	7	5
9	1	7	2	5	3	8	6	4

134

3	9	8	5	4	1	7	6	2
5	1	7	3	2	6	8	4	9
4	6	2	8	7	9	3	5	1
6	2	1	9	3	8	5	7	4
9	4	5	6	1	7	2	8	3
7	8	3	4	5	2	9	1	6
2	7	4	1	9	5	6	3	8
1	5	6	2	8	3	4	9	7
8	3	9	7	6	4	1	2	5

135

1	3	6	5	7	2	4	8	9
4	7	2	3	8	9	1	5	6
9	8	5	4	1	6	2	7	3
2	5	8	6	3	1	7	9	4
3	4	9	2	5	7	6	1	8
7	6	1	9	4	8	3	2	5
8	9	3	7	2	4	5	6	1
5	1	7	8	6	3	9	4	2
6	2	4	1	9	5	8	3	7

136

6	1	9	2	3	7	4	8	5
2	3	5	1	4	8	7	9	6
4	8	7	9	5	6	2	1	3
5	2	1	4	9	3	8	6	7
9	6	8	7	1	5	3	4	2
7	4	3	6	8	2	9	5	1
3	5	6	8	2	9	1	7	4
8	7	4	3	6	1	5	2	9
1	9	2	5	7	4	6	3	8

137

8	1	7	3	6	9	4	5	2
4	9	2	7	5	8	3	6	1
5	3	6	1	4	2	8	9	7
3	4	5	2	9	7	1	8	6
6	8	9	4	3	1	2	7	5
7	2	1	6	8	5	9	4	3
9	5	3	8	2	6	7	1	4
1	6	4	9	7	3	5	2	8
2	7	8	5	1	4	6	3	9

138

2	6	4	9	1	5	8	3	7
9	1	8	7	6	3	2	5	4
5	3	7	4	8	2	6	9	1
6	7	1	5	3	8	4	2	9
4	5	9	6	2	7	3	1	8
8	2	3	1	9	4	5	7	6
3	9	6	8	5	1	7	4	2
1	4	5	2	7	6	9	8	3
7	8	2	3	4	9	1	6	5

139

1	8	2	4	6	7	5	9	3
5	3	6	1	9	8	7	2	4
7	4	9	5	2	3	1	8	6
4	2	1	3	7	9	8	6	5
9	6	7	8	4	5	3	1	2
3	5	8	2	1	6	9	4	7
6	1	3	7	8	2	4	5	9
8	9	5	6	3	4	2	7	1
2	7	4	9	5	1	6	3	8

140

2	8	3	7	9	4	1	6	5
6	4	7	2	1	5	3	8	9
9	1	5	3	8	6	2	4	7
5	9	6	4	3	1	7	2	8
1	3	2	6	7	8	5	9	4
4	7	8	5	2	9	6	1	3
7	5	1	8	4	2	9	3	6
3	2	4	9	6	7	8	5	1
8	6	9	1	5	3	4	7	2

141

4	1	6	8	7	9	5	2	3
5	2	8	6	3	4	9	1	7
3	9	7	2	5	1	8	4	6
2	8	5	3	9	7	1	6	4
6	4	1	5	8	2	7	3	9
7	3	9	4	1	6	2	5	8
9	5	3	1	4	8	6	7	2
1	7	2	9	6	3	4	8	5
8	6	4	7	2	5	3	9	1

142

4	8	7	3	5	6	1	9	2
2	6	5	7	9	1	3	8	4
1	9	3	8	2	4	7	5	6
9	4	1	5	3	8	2	6	7
3	5	2	6	1	7	8	4	9
6	7	8	9	4	2	5	1	3
8	2	9	4	7	5	6	3	1
7	3	6	1	8	9	4	2	5
5	1	4	2	6	3	9	7	8

143

3	7	8	1	2	6	4	9	5
9	2	1	3	4	5	8	7	6
6	5	4	9	8	7	1	3	2
5	4	2	6	9	3	7	8	1
1	8	6	7	5	4	9	2	3
7	9	3	2	1	8	5	6	4
4	1	9	8	3	2	6	5	7
8	3	7	5	6	1	2	4	9
2	6	5	4	7	9	3	1	8

144

Solutions

Hard

3	6	9	8	7	2	5	4	1
5	8	2	4	6	1	7	3	9
1	7	4	3	9	5	6	2	8
7	3	6	2	1	4	8	9	5
8	2	5	7	3	9	4	1	6
4	9	1	6	5	8	3	7	2
6	5	3	1	2	7	9	8	4
9	1	8	5	4	3	2	6	7
2	4	7	9	8	6	1	5	3

145

1	9	4	7	3	6	5	8	2
5	8	2	4	1	9	7	6	3
7	3	6	2	5	8	1	4	9
2	4	8	5	7	1	9	3	6
6	1	5	3	9	4	2	7	8
9	7	3	8	6	2	4	5	1
8	5	1	6	2	7	3	9	4
4	2	7	9	8	3	6	1	5
3	6	9	1	4	5	8	2	7

146

9	3	5	2	7	8	4	1	6
7	4	8	9	1	6	5	2	3
6	2	1	4	5	3	8	9	7
5	6	9	8	4	1	7	3	2
8	7	4	3	2	9	1	6	5
3	1	2	5	6	7	9	4	8
2	5	7	1	3	4	6	8	9
4	8	6	7	9	2	3	5	1
1	9	3	6	8	5	2	7	4

147

5	1	7	3	2	6	4	9	8
4	9	6	1	7	8	3	2	5
2	8	3	4	5	9	7	1	6
1	2	4	7	8	3	5	6	9
8	3	5	6	9	4	1	7	2
7	6	9	2	1	5	8	4	3
6	7	8	5	4	2	9	3	1
9	4	2	8	3	1	6	5	7
3	5	1	9	6	7	2	8	4

148

5	3	2	7	4	6	1	9	8
8	9	7	2	1	5	4	6	3
6	1	4	9	3	8	5	7	2
2	6	8	3	9	1	7	5	4
4	5	1	8	6	7	2	3	9
3	7	9	5	2	4	8	1	6
1	8	6	4	5	3	9	2	7
9	4	3	1	7	2	6	8	5
7	2	5	6	8	9	3	4	1

149

7	5	3	1	4	6	2	8	9
1	4	2	3	8	9	5	6	7
6	8	9	7	2	5	1	4	3
5	1	4	9	7	8	6	3	2
3	6	7	2	5	1	4	9	8
2	9	8	6	3	4	7	1	5
8	7	5	4	1	3	9	2	6
9	2	1	8	6	7	3	5	4
4	3	6	5	9	2	8	7	1

150

8	3	6	4	7	1	9	2	5
1	9	7	3	2	5	4	6	8
5	2	4	8	9	6	7	3	1
3	6	1	9	8	4	5	7	2
2	7	9	5	1	3	8	4	6
4	5	8	2	6	7	3	1	9
9	8	3	1	4	2	6	5	7
7	1	5	6	3	9	2	8	4
6	4	2	7	5	8	1	9	3

151

4	5	9	2	1	3	6	8	7
3	1	7	6	4	8	2	9	5
8	2	6	5	9	7	1	3	4
7	6	3	4	2	1	9	5	8
5	4	2	3	8	9	7	1	6
1	9	8	7	6	5	4	2	3
9	7	1	8	5	4	3	6	2
2	3	5	1	7	6	8	4	9
6	8	4	9	3	2	5	7	1

152

2	5	6	7	9	8	1	4	3
7	8	4	2	1	3	9	5	6
1	3	9	4	5	6	8	7	2
4	6	2	1	3	9	7	8	5
8	7	5	6	4	2	3	1	9
3	9	1	5	8	7	6	2	4
6	2	8	3	7	5	4	9	1
5	1	7	9	6	4	2	3	8
9	4	3	8	2	1	5	6	7

153

6	3	2	5	9	4	7	1	8
1	5	4	6	8	7	9	3	2
9	8	7	3	2	1	4	6	5
8	1	9	2	6	5	3	4	7
3	4	6	1	7	8	2	5	9
2	7	5	4	3	9	1	8	6
7	2	1	8	4	6	5	9	3
4	6	3	9	5	2	8	7	1
5	9	8	7	1	3	6	2	4

154

8	2	6	3	5	9	1	7	4
9	1	5	8	7	4	3	6	2
7	3	4	6	1	2	5	9	8
1	6	9	2	4	5	8	3	7
3	5	7	9	6	8	2	4	1
2	4	8	7	3	1	9	5	6
5	7	3	1	2	6	4	8	9
4	9	2	5	8	7	6	1	3
6	8	1	4	9	3	7	2	5

155

1	3	8	6	9	2	4	7	5
9	6	5	7	8	4	2	1	3
2	7	4	1	5	3	6	9	8
5	9	7	8	6	1	3	4	2
6	2	1	3	4	5	7	8	9
4	8	3	2	7	9	1	5	6
8	1	2	9	3	7	5	6	4
3	5	6	4	1	8	9	2	7
7	4	9	5	2	6	8	3	1

156

4	7	8	5	2	6	1	3	9
5	1	9	4	7	3	6	2	8
2	3	6	1	8	9	5	4	7
3	2	4	9	5	1	8	7	6
6	9	5	8	4	7	2	1	3
1	8	7	3	6	2	9	5	4
8	6	1	2	3	4	7	9	5
9	5	3	7	1	8	4	6	2
7	4	2	6	9	5	3	8	1

157

6	4	8	1	7	2	5	3	9
5	3	7	8	4	9	1	2	6
9	2	1	6	5	3	7	8	4
4	7	6	2	9	5	3	1	8
8	9	5	3	6	1	2	4	7
2	1	3	7	8	4	6	9	5
7	6	2	4	1	8	9	5	3
1	8	9	5	3	7	4	6	2
3	5	4	9	2	6	8	7	1

158

6	4	9	7	3	5	1	2	8
7	3	2	9	8	1	4	5	6
8	5	1	2	6	4	3	7	9
3	8	6	5	4	2	7	9	1
9	2	7	6	1	8	5	3	4
4	1	5	3	7	9	6	8	2
1	9	8	4	5	3	2	6	7
2	6	3	1	9	7	8	4	5
5	7	4	8	2	6	9	1	3

159

7	3	6	5	1	4	9	2	8
8	1	4	2	6	9	7	3	5
9	2	5	7	3	8	1	4	6
6	7	9	4	8	1	2	5	3
5	8	2	6	7	3	4	1	9
1	4	3	9	2	5	6	8	7
2	9	8	3	4	6	5	7	1
4	6	1	8	5	7	3	9	2
3	5	7	1	9	2	8	6	4

160

Solutions

Hard

7	9	2	4	5	6	8	3	1
5	3	4	1	7	8	6	9	2
1	6	8	9	3	2	4	5	7
9	5	6	2	8	3	1	7	4
8	1	7	5	6	4	9	2	3
2	4	3	7	1	9	5	8	6
3	2	1	8	4	5	7	6	9
4	8	9	6	2	7	3	1	5
6	7	5	3	9	1	2	4	8

161

3	8	4	6	5	7	9	2	1
2	1	9	3	8	4	6	7	5
7	5	6	1	2	9	8	4	3
4	2	5	8	9	3	1	6	7
6	7	1	5	4	2	3	9	8
9	3	8	7	1	6	4	5	2
5	4	7	9	3	8	2	1	6
8	6	2	4	7	1	5	3	9
1	9	3	2	6	5	7	8	4

162

5	3	7	6	2	8	4	9	1
6	1	4	9	7	3	2	5	8
2	8	9	1	5	4	3	7	6
1	7	8	4	9	5	6	3	2
3	4	6	7	8	2	9	1	5
9	2	5	3	6	1	7	8	4
7	9	2	5	1	6	8	4	3
4	6	1	8	3	9	5	2	7
8	5	3	2	4	7	1	6	9

163

2	7	8	4	3	9	1	5	6
6	3	5	1	7	8	4	2	9
1	9	4	2	5	6	8	7	3
9	8	1	3	6	5	7	4	2
7	4	3	9	8	2	6	1	5
5	6	2	7	1	4	3	9	8
4	5	6	8	9	1	2	3	7
8	2	7	5	4	3	9	6	1
3	1	9	6	2	7	5	8	4

164

9	7	6	3	2	1	5	4	8
1	3	8	5	4	6	2	7	9
4	2	5	8	9	7	6	3	1
7	6	4	9	5	8	3	1	2
5	8	3	2	1	4	9	6	7
2	9	1	6	7	3	4	8	5
8	1	9	4	6	2	7	5	3
3	4	2	7	8	5	1	9	6
6	5	7	1	3	9	8	2	4

165

4	9	8	1	6	7	2	3	5
2	1	3	9	4	5	6	7	8
7	6	5	3	8	2	4	9	1
6	4	1	2	7	8	9	5	3
5	8	9	4	1	3	7	6	2
3	7	2	5	9	6	1	8	4
1	3	7	6	5	4	8	2	9
9	2	6	8	3	1	5	4	7
8	5	4	7	2	9	3	1	6

166

3	7	6	4	2	1	8	9	5
1	2	5	6	9	8	4	7	3
9	4	8	3	5	7	1	2	6
4	9	1	5	7	6	3	8	2
6	8	7	2	4	3	5	1	9
5	3	2	1	8	9	6	4	7
2	6	3	9	1	4	7	5	8
7	5	4	8	6	2	9	3	1
8	1	9	7	3	5	2	6	4

167

8	5	7	3	4	1	2	9	6
1	6	9	8	7	2	5	3	4
4	3	2	6	9	5	7	1	8
5	2	6	4	8	9	3	7	1
3	1	8	5	6	7	4	2	9
9	7	4	2	1	3	6	8	5
6	4	3	9	2	8	1	5	7
2	9	1	7	5	4	8	6	3
7	8	5	1	3	6	9	4	2

168

6	2	9	5	3	1	7	4	8
4	8	5	9	6	7	1	3	2
1	7	3	2	4	8	9	5	6
5	3	2	1	7	6	8	9	4
7	9	4	8	2	5	6	1	3
8	1	6	4	9	3	2	7	5
3	5	7	6	1	2	4	8	9
9	6	8	7	5	4	3	2	1
2	4	1	3	8	9	5	6	7

169

4	5	3	8	2	6	1	9	7
8	9	2	5	7	1	6	3	4
1	6	7	4	9	3	5	2	8
7	1	4	9	5	2	8	6	3
5	8	6	1	3	7	2	4	9
3	2	9	6	8	4	7	5	1
9	3	5	2	1	8	4	7	6
6	7	1	3	4	5	9	8	2
2	4	8	7	6	9	3	1	5

170

9	5	8	2	7	6	1	3	4
4	6	1	9	3	8	2	5	7
7	3	2	1	4	5	9	6	8
8	9	5	4	2	3	7	1	6
6	4	7	5	8	1	3	2	9
1	2	3	7	6	9	4	8	5
2	1	6	8	9	4	5	7	3
3	7	4	6	5	2	8	9	1
5	8	9	3	1	7	6	4	2

171

9	4	2	7	1	8	5	6	3
7	8	6	5	9	3	1	4	2
3	5	1	4	6	2	8	9	7
4	6	7	9	3	1	2	5	8
5	1	9	8	2	4	3	7	6
2	3	8	6	7	5	9	1	4
1	7	5	3	8	6	4	2	9
8	9	4	2	5	7	6	3	1
6	2	3	1	4	9	7	8	5

172

3	1	5	6	7	2	9	4	8
6	7	8	3	9	4	2	5	1
4	2	9	5	1	8	7	3	6
9	5	4	1	8	7	6	2	3
8	6	2	4	5	3	1	9	7
1	3	7	2	6	9	5	8	4
7	9	6	8	4	5	3	1	2
2	8	1	9	3	6	4	7	5
5	4	3	7	2	1	8	6	9

173

7	3	8	4	6	1	5	9	2
6	9	1	5	3	2	7	8	4
2	4	5	9	8	7	3	6	1
4	5	2	1	7	9	8	3	6
3	8	9	2	4	6	1	7	5
1	6	7	8	5	3	4	2	9
8	1	3	6	9	4	2	5	7
9	7	4	3	2	5	6	1	8
5	2	6	7	1	8	9	4	3

174

5	6	8	4	2	3	1	7	9
9	1	2	7	5	8	3	4	6
7	4	3	1	9	6	5	8	2
8	9	5	6	3	2	7	1	4
2	3	1	5	7	4	9	6	8
6	7	4	9	8	1	2	3	5
1	8	9	3	4	5	6	2	7
4	5	6	2	1	7	8	9	3
3	2	7	8	6	9	4	5	1

175

7	1	6	8	9	3	4	2	5
2	4	8	1	5	6	3	7	9
3	5	9	7	4	2	1	6	8
6	9	5	2	3	1	8	4	7
8	7	4	9	6	5	2	3	1
1	3	2	4	8	7	9	5	6
9	6	7	3	2	8	5	1	4
4	2	1	5	7	9	6	8	3
5	8	3	6	1	4	7	9	2

176

Solutions

Hard

5	6	7	2	9	1	8	3	4
2	3	9	8	6	4	5	7	1
4	8	1	5	3	7	9	6	2
6	7	4	3	5	9	1	2	8
1	5	3	4	8	2	7	9	6
9	2	8	7	1	6	4	5	3
3	9	5	1	2	8	6	4	7
7	1	6	9	4	3	2	8	5
8	4	2	6	7	5	3	1	9

177

3	9	5	6	2	7	1	8	4
8	1	6	5	4	9	2	3	7
4	2	7	1	3	8	9	6	5
2	8	4	9	7	3	5	1	6
7	6	3	8	5	1	4	9	2
1	5	9	4	6	2	3	7	8
9	3	2	7	8	4	6	5	1
6	4	8	3	1	5	7	2	9
5	7	1	2	9	6	8	4	3

178

6	2	4	7	9	5	3	8	1
3	8	7	4	2	1	9	5	6
9	1	5	8	6	3	7	4	2
2	6	1	5	4	9	8	3	7
7	3	9	2	1	8	5	6	4
5	4	8	6	3	7	2	1	9
1	5	2	3	7	6	4	9	8
4	9	3	1	8	2	6	7	5
8	7	6	9	5	4	1	2	3

179

7	4	3	5	8	2	1	6	9
5	9	6	4	3	1	8	2	7
1	8	2	7	9	6	3	5	4
9	7	1	3	5	4	2	8	6
6	2	5	9	1	8	7	4	3
8	3	4	2	6	7	9	1	5
3	1	7	8	4	5	6	9	2
2	5	8	6	7	9	4	3	1
4	6	9	1	2	3	5	7	8

180

9	7	2	3	8	1	4	5	6
6	3	8	2	5	4	1	7	9
5	1	4	7	6	9	8	2	3
7	8	5	4	3	2	6	9	1
3	4	1	5	9	6	2	8	7
2	6	9	1	7	8	5	3	4
1	2	7	9	4	5	3	6	8
8	5	3	6	1	7	9	4	2
4	9	6	8	2	3	7	1	5

181

6	9	5	7	1	8	3	2	4
7	3	8	2	6	4	1	9	5
1	2	4	9	3	5	7	8	6
4	6	1	8	5	3	9	7	2
3	7	9	4	2	1	6	5	8
8	5	2	6	9	7	4	1	3
2	4	6	5	7	9	8	3	1
5	1	7	3	8	6	2	4	9
9	8	3	1	4	2	5	6	7

182

3	9	2	6	5	8	7	4	1
1	5	7	4	2	9	8	6	3
6	4	8	7	3	1	9	5	2
7	1	9	5	8	2	6	3	4
4	3	5	9	6	7	2	1	8
2	8	6	1	4	3	5	9	7
9	2	4	8	1	6	3	7	5
5	7	3	2	9	4	1	8	6
8	6	1	3	7	5	4	2	9

183

2	5	1	8	9	3	4	6	7
4	6	9	5	7	1	8	3	2
8	7	3	2	6	4	5	9	1
1	4	5	3	2	9	6	7	8
6	9	8	1	5	7	2	4	3
7	3	2	6	4	8	1	5	9
3	2	4	9	8	6	7	1	5
5	1	7	4	3	2	9	8	6
9	8	6	7	1	5	3	2	4

184

4	7	1	9	6	3	8	5	2
6	5	8	7	1	2	9	3	4
9	2	3	4	5	8	6	7	1
8	3	5	2	7	6	1	4	9
1	6	9	8	4	5	3	2	7
2	4	7	1	3	9	5	8	6
7	1	6	5	8	4	2	9	3
5	9	4	3	2	1	7	6	8
3	8	2	6	9	7	4	1	5

185

5	1	2	7	6	3	9	8	4
8	6	3	9	2	4	5	7	1
7	4	9	5	1	8	2	6	3
9	5	8	4	3	6	1	2	7
6	2	7	1	8	5	3	4	9
1	3	4	2	9	7	6	5	8
2	8	1	6	4	9	7	3	5
4	9	5	3	7	2	8	1	6
3	7	6	8	5	1	4	9	2

186

6	8	1	2	9	7	4	5	3
7	5	3	6	8	4	2	1	9
2	9	4	1	5	3	8	7	6
9	4	5	7	6	1	3	8	2
8	3	6	4	2	5	1	9	7
1	7	2	8	3	9	5	6	4
4	2	7	5	1	6	9	3	8
5	6	9	3	4	8	7	2	1
3	1	8	9	7	2	6	4	5

187

5	1	8	6	7	9	4	3	2
9	3	4	8	5	2	7	6	1
6	7	2	4	3	1	9	8	5
7	9	1	5	2	8	3	4	6
4	6	5	9	1	3	8	2	7
2	8	3	7	4	6	5	1	9
1	5	7	2	8	4	6	9	3
3	4	9	1	6	5	2	7	8
8	2	6	3	9	7	1	5	4

188

1	4	3	9	2	7	6	8	5
2	5	6	8	3	4	1	7	9
8	9	7	1	5	6	3	4	2
7	2	4	5	8	1	9	6	3
5	3	8	6	7	9	4	2	1
9	6	1	3	4	2	8	5	7
6	7	9	2	1	8	5	3	4
3	8	2	4	9	5	7	1	6
4	1	5	7	6	3	2	9	8

189

6	9	4	7	5	8	3	1	2
8	2	3	6	4	1	7	5	9
7	5	1	3	9	2	4	8	6
3	7	5	1	2	6	9	4	8
1	4	6	8	7	9	5	2	3
2	8	9	5	3	4	6	7	1
5	6	8	4	1	3	2	9	7
9	3	7	2	8	5	1	6	4
4	1	2	9	6	7	8	3	5

190

2	5	8	4	7	3	6	9	1
3	4	1	8	6	9	2	7	5
7	6	9	1	2	5	8	3	4
6	9	7	5	8	1	3	4	2
5	2	3	7	9	4	1	8	6
1	8	4	6	3	2	9	5	7
9	7	5	3	1	6	4	2	8
8	1	2	9	4	7	5	6	3
4	3	6	2	5	8	7	1	9

191

6	3	7	5	1	9	2	4	8
8	2	4	7	6	3	9	1	5
9	1	5	2	8	4	7	3	6
2	4	8	6	5	1	3	7	9
7	6	9	3	2	8	1	5	4
1	5	3	9	4	7	8	6	2
5	7	2	1	9	6	4	8	3
3	8	6	4	7	2	5	9	1
4	9	1	8	3	5	6	2	7

192

Solutions

Hard

3	2	1	4	9	7	6	8	5
7	5	6	3	2	8	9	1	4
9	8	4	6	1	5	3	7	2
1	9	3	8	7	2	4	5	6
8	6	2	9	5	4	7	3	1
4	7	5	1	3	6	2	9	8
6	4	9	7	8	1	5	2	3
5	3	8	2	6	9	1	4	7
2	1	7	5	4	3	8	6	9

193

5	2	7	9	8	1	4	3	6
4	8	1	6	2	3	9	7	5
3	6	9	5	4	7	8	2	1
8	3	4	1	7	6	2	5	9
1	5	6	2	9	8	3	4	7
9	7	2	3	5	4	1	6	8
6	9	5	8	3	2	7	1	4
7	1	3	4	6	9	5	8	2
2	4	8	7	1	5	6	9	3

194

9	7	8	2	4	5	6	3	1
6	4	3	8	9	1	5	2	7
2	5	1	6	7	3	4	8	9
3	1	7	5	8	4	9	6	2
4	2	9	1	6	7	8	5	3
8	6	5	3	2	9	1	7	4
7	3	6	9	1	8	2	4	5
1	8	4	7	5	2	3	9	6
5	9	2	4	3	6	7	1	8

195

5	8	7	4	3	9	6	1	2
4	9	6	7	2	1	3	5	8
2	3	1	6	5	8	9	4	7
8	7	5	9	4	2	1	3	6
6	1	9	5	8	3	2	7	4
3	4	2	1	7	6	8	9	5
9	5	8	2	1	7	4	6	3
1	2	4	3	6	5	7	8	9
7	6	3	8	9	4	5	2	1

196

7	6	8	9	2	5	1	4	3
3	4	5	6	7	1	9	2	8
2	9	1	4	3	8	7	5	6
6	5	9	7	1	4	8	3	2
1	2	4	3	8	9	6	7	5
8	7	3	2	5	6	4	9	1
4	1	7	5	6	3	2	8	9
5	8	2	1	9	7	3	6	4
9	3	6	8	4	2	5	1	7

197

9	2	3	1	4	6	7	8	5
8	5	7	3	2	9	1	6	4
6	4	1	8	7	5	9	3	2
4	7	2	6	5	8	3	1	9
3	6	8	9	1	2	4	5	7
5	1	9	7	3	4	8	2	6
2	3	5	4	9	1	6	7	8
7	8	4	2	6	3	5	9	1
1	9	6	5	8	7	2	4	3

198

4	6	3	9	5	8	1	2	7
9	5	2	1	4	7	3	8	6
8	1	7	2	6	3	5	9	4
1	8	6	7	2	4	9	3	5
2	4	9	3	8	5	6	7	1
3	7	5	6	1	9	2	4	8
6	3	1	4	7	2	8	5	9
7	9	8	5	3	6	4	1	2
5	2	4	8	9	1	7	6	3

199

1	9	6	7	5	4	2	3	8
3	7	5	8	1	2	4	6	9
8	4	2	9	3	6	1	5	7
2	6	1	4	8	5	9	7	3
7	3	9	2	6	1	8	4	5
5	8	4	3	7	9	6	2	1
4	2	7	5	9	8	3	1	6
6	5	8	1	4	3	7	9	2
9	1	3	6	2	7	5	8	4

200

1	8	4	9	6	5	2	7	3
3	2	9	7	1	4	6	5	8
7	5	6	8	2	3	4	9	1
6	3	1	5	4	8	7	2	9
9	4	8	2	7	1	5	3	6
5	7	2	6	3	9	8	1	4
8	6	7	3	9	2	1	4	5
4	9	5	1	8	7	3	6	2
2	1	3	4	5	6	9	8	7

201

9	8	2	5	1	6	7	4	3
4	7	5	2	3	8	1	6	9
6	3	1	4	7	9	5	2	8
7	2	9	8	4	3	6	1	5
3	6	4	1	2	5	8	9	7
1	5	8	9	6	7	2	3	4
5	1	6	7	9	4	3	8	2
8	9	3	6	5	2	4	7	1
2	4	7	3	8	1	9	5	6

202

4	7	2	6	3	5	1	8	9
3	1	9	7	8	2	4	5	6
5	6	8	9	4	1	7	2	3
7	4	3	5	9	6	2	1	8
2	8	6	3	1	4	9	7	5
1	9	5	2	7	8	3	6	4
6	3	4	1	5	7	8	9	2
9	2	7	8	6	3	5	4	1
8	5	1	4	2	9	6	3	7

203

9	4	5	8	2	1	6	7	3
7	1	3	9	5	6	8	2	4
8	6	2	4	7	3	9	5	1
2	7	6	5	1	4	3	8	9
4	5	8	3	9	7	1	6	2
1	3	9	6	8	2	7	4	5
5	2	7	1	6	9	4	3	8
3	8	1	7	4	5	2	9	6
6	9	4	2	3	8	5	1	7

204

1	3	2	8	5	4	7	6	9
6	4	5	1	7	9	8	2	3
8	7	9	2	3	6	4	1	5
4	2	6	9	8	7	3	5	1
7	8	1	3	2	5	9	4	6
9	5	3	4	6	1	2	8	7
3	1	7	6	4	2	5	9	8
2	6	8	5	9	3	1	7	4
5	9	4	7	1	8	6	3	2

205

2	7	8	6	9	3	5	1	4
9	5	3	7	1	4	6	8	2
6	1	4	8	2	5	3	9	7
1	4	2	9	8	6	7	5	3
5	3	9	4	7	2	8	6	1
8	6	7	3	5	1	4	2	9
7	8	5	2	3	9	1	4	6
3	9	6	1	4	8	2	7	5
4	2	1	5	6	7	9	3	8

206

1	4	3	8	7	6	5	9	2
2	8	5	4	1	9	3	7	6
9	6	7	2	3	5	4	1	8
6	2	4	1	8	3	7	5	9
7	1	8	5	9	2	6	3	4
3	5	9	6	4	7	8	2	1
8	7	6	9	5	1	2	4	3
4	3	1	7	2	8	9	6	5
5	9	2	3	6	4	1	8	7

207

2	7	8	4	6	1	3	9	5
6	1	5	2	3	9	4	7	8
9	4	3	5	7	8	1	2	6
5	8	9	1	4	6	7	3	2
7	6	2	9	8	3	5	4	1
4	3	1	7	2	5	6	8	9
3	9	4	6	5	2	8	1	7
8	2	6	3	1	7	9	5	4
1	5	7	8	9	4	2	6	3

208

Solutions

Hard

7	3	5	8	4	6	2	9	1
1	6	2	7	9	5	4	8	3
9	4	8	1	3	2	5	7	6
6	9	3	5	8	7	1	4	2
2	7	4	3	1	9	6	5	8
8	5	1	6	2	4	7	3	9
5	1	9	4	6	3	8	2	7
3	8	7	2	5	1	9	6	4
4	2	6	9	7	8	3	1	5

209

7	1	6	9	2	3	8	4	5
5	2	9	6	4	8	3	1	7
8	3	4	7	5	1	9	6	2
6	9	1	8	3	7	2	5	4
4	8	5	2	6	9	7	3	1
3	7	2	4	1	5	6	9	8
9	4	7	5	8	6	1	2	3
2	6	3	1	7	4	5	8	9
1	5	8	3	9	2	4	7	6

210

1	4	5	2	7	6	3	8	9
2	9	8	3	1	5	7	4	6
7	3	6	8	9	4	2	5	1
8	6	3	4	2	1	9	7	5
9	2	4	7	5	3	1	6	8
5	7	1	9	6	8	4	3	2
3	5	9	1	8	7	6	2	4
6	1	7	5	4	2	8	9	3
4	8	2	6	3	9	5	1	7

211

8	9	5	7	4	2	6	3	1
7	6	2	3	5	1	9	4	8
1	4	3	6	9	8	5	2	7
3	5	9	8	2	6	7	1	4
2	1	4	9	7	5	8	6	3
6	7	8	4	1	3	2	9	5
5	3	7	2	6	4	1	8	9
4	2	1	5	8	9	3	7	6
9	8	6	1	3	7	4	5	2

212

7	8	1	5	4	2	3	6	9
9	6	5	7	3	1	4	2	8
4	2	3	8	9	6	5	7	1
3	7	9	4	8	5	2	1	6
5	4	2	1	6	9	8	3	7
6	1	8	3	2	7	9	4	5
8	5	4	6	1	3	7	9	2
1	9	7	2	5	4	6	8	3
2	3	6	9	7	8	1	5	4

213

7	1	9	5	6	8	3	2	4
4	6	3	9	2	7	8	1	5
8	2	5	3	4	1	9	6	7
1	3	6	4	8	2	7	5	9
5	8	4	6	7	9	2	3	1
2	9	7	1	5	3	6	4	8
3	7	1	2	9	5	4	8	6
6	5	8	7	3	4	1	9	2
9	4	2	8	1	6	5	7	3

214

5	7	3	6	2	8	4	1	9
8	1	4	9	3	7	6	2	5
2	6	9	4	1	5	7	3	8
1	9	8	7	6	3	2	5	4
3	5	2	8	9	4	1	6	7
6	4	7	1	5	2	8	9	3
4	3	5	2	8	1	9	7	6
9	8	1	5	7	6	3	4	2
7	2	6	3	4	9	5	8	1

215

5	3	8	2	6	4	9	1	7
4	1	2	5	9	7	6	8	3
9	7	6	8	3	1	2	4	5
1	8	5	7	2	9	3	6	4
2	4	7	3	8	6	5	9	1
3	6	9	1	4	5	7	2	8
8	5	1	6	7	2	4	3	9
6	9	3	4	5	8	1	7	2
7	2	4	9	1	3	8	5	6

216

7	8	9	2	6	5	4	1	3
2	1	3	8	9	4	5	6	7
6	5	4	1	7	3	9	8	2
3	9	8	5	2	6	7	4	1
1	7	5	4	3	8	6	2	9
4	2	6	9	1	7	3	5	8
8	3	7	6	5	1	2	9	4
5	4	2	3	8	9	1	7	6
9	6	1	7	4	2	8	3	5

217

8	2	3	5	1	9	7	4	6
4	5	9	7	3	6	2	1	8
1	6	7	2	8	4	9	3	5
6	8	5	9	2	3	1	7	4
3	1	4	6	7	5	8	9	2
9	7	2	1	4	8	5	6	3
7	4	1	8	6	2	3	5	9
2	9	6	3	5	1	4	8	7
5	3	8	4	9	7	6	2	1

218

2	8	6	4	7	1	9	5	3
4	3	1	2	9	5	7	8	6
7	9	5	6	3	8	2	4	1
3	6	2	7	8	4	5	1	9
1	4	8	3	5	9	6	7	2
5	7	9	1	6	2	4	3	8
9	2	7	8	4	3	1	6	5
8	1	4	5	2	6	3	9	7
6	5	3	9	1	7	8	2	4

219

2	7	5	1	3	6	4	8	9
3	9	6	2	4	8	5	1	7
1	8	4	9	7	5	6	2	3
4	6	7	5	2	9	1	3	8
5	2	1	3	8	7	9	6	4
9	3	8	4	6	1	7	5	2
8	1	2	7	5	4	3	9	6
7	5	3	6	9	2	8	4	1
6	4	9	8	1	3	2	7	5

220

1	7	4	2	3	9	5	6	8
6	3	9	7	5	8	2	1	4
5	2	8	6	4	1	7	3	9
8	1	2	4	6	3	9	7	5
3	4	5	8	9	7	6	2	1
9	6	7	1	2	5	8	4	3
2	5	6	9	1	4	3	8	7
4	8	3	5	7	2	1	9	6
7	9	1	3	8	6	4	5	2

221

9	6	2	4	1	3	5	8	7
8	5	7	2	6	9	1	4	3
4	3	1	5	7	8	9	2	6
3	2	6	1	9	5	4	7	8
5	7	8	3	2	4	6	9	1
1	9	4	6	8	7	2	3	5
2	4	5	8	3	6	7	1	9
7	1	3	9	5	2	8	6	4
6	8	9	7	4	1	3	5	2

222

1	4	2	8	5	3	9	7	6
8	6	5	1	9	7	2	3	4
3	7	9	6	4	2	5	8	1
6	8	7	5	1	4	3	2	9
5	2	1	9	3	8	4	6	7
4	9	3	7	2	6	8	1	5
7	5	4	2	8	1	6	9	3
9	1	8	3	6	5	7	4	2
2	3	6	4	7	9	1	5	8

223

9	8	2	4	7	6	3	1	5
6	5	7	8	3	1	9	4	2
3	4	1	5	2	9	6	7	8
5	7	3	6	1	2	8	9	4
8	2	9	3	5	4	7	6	1
1	6	4	9	8	7	2	5	3
7	1	5	2	6	8	4	3	9
4	3	8	7	9	5	1	2	6
2	9	6	1	4	3	5	8	7

224

Solutions

Hard

7	9	6	3	5	1	2	8	4
8	2	1	6	7	4	9	3	5
4	5	3	9	2	8	7	6	1
5	1	9	4	3	6	8	7	2
2	6	7	1	8	5	3	4	9
3	4	8	7	9	2	5	1	6
6	7	5	8	1	9	4	2	3
9	3	4	2	6	7	1	5	8
1	8	2	5	4	3	6	9	7

225

2	7	1	3	9	4	6	8	5
3	6	9	7	8	5	1	2	4
5	4	8	1	2	6	3	9	7
1	2	6	9	3	7	5	4	8
9	3	5	2	4	8	7	1	6
7	8	4	5	6	1	9	3	2
8	9	7	6	1	2	4	5	3
6	1	2	4	5	3	8	7	9
4	5	3	8	7	9	2	6	1

226

2	9	1	5	4	7	3	8	6
7	6	4	9	8	3	5	1	2
8	3	5	6	2	1	4	9	7
3	2	7	4	6	8	9	5	1
1	5	8	7	9	2	6	3	4
9	4	6	1	3	5	7	2	8
5	7	2	3	1	4	8	6	9
6	8	3	2	7	9	1	4	5
4	1	9	8	5	6	2	7	3

227

7	3	9	6	1	4	5	2	8
5	6	8	9	3	2	4	1	7
2	1	4	5	8	7	3	9	6
3	9	6	7	5	1	2	8	4
8	2	5	3	4	6	1	7	9
1	4	7	8	2	9	6	3	5
6	7	1	2	9	5	8	4	3
9	8	2	4	6	3	7	5	1
4	5	3	1	7	8	9	6	2

228

3	6	2	1	4	8	5	7	9
4	8	5	7	3	9	6	1	2
9	7	1	2	6	5	3	4	8
6	2	7	8	1	3	4	9	5
5	3	8	4	9	2	1	6	7
1	9	4	5	7	6	2	8	3
8	5	9	6	2	4	7	3	1
7	4	3	9	5	1	8	2	6
2	1	6	3	8	7	9	5	4

229

7	2	1	4	6	9	5	8	3
3	8	4	1	5	7	6	9	2
6	9	5	3	8	2	1	4	7
8	5	6	7	4	1	3	2	9
9	7	3	6	2	5	8	1	4
4	1	2	8	9	3	7	5	6
2	3	8	5	7	4	9	6	1
5	4	7	9	1	6	2	3	8
1	6	9	2	3	8	4	7	5

230

2	1	7	3	9	6	4	5	8
9	6	4	7	8	5	3	1	2
3	8	5	2	1	4	7	9	6
7	4	8	6	2	1	9	3	5
5	3	1	9	7	8	2	6	4
6	2	9	4	5	3	8	7	1
8	7	6	1	3	2	5	4	9
1	5	3	8	4	9	6	2	7
4	9	2	5	6	7	1	8	3

231

5	4	2	8	1	6	7	3	9
9	3	7	5	4	2	1	6	8
1	8	6	3	7	9	2	4	5
2	1	5	9	3	8	6	7	4
4	6	8	7	2	1	9	5	3
7	9	3	6	5	4	8	1	2
8	2	4	1	6	3	5	9	7
6	5	9	4	8	7	3	2	1
3	7	1	2	9	5	4	8	6

232

7	8	9	3	2	4	1	5	6
2	5	4	9	6	1	7	3	8
1	3	6	8	7	5	4	2	9
5	4	8	7	1	3	6	9	2
6	2	1	5	4	9	8	7	3
9	7	3	6	8	2	5	4	1
8	6	5	2	9	7	3	1	4
4	9	7	1	3	6	2	8	5
3	1	2	4	5	8	9	6	7

233

9	6	7	8	5	2	1	3	4
5	2	8	1	4	3	6	9	7
1	4	3	6	7	9	2	8	5
8	9	1	5	3	4	7	2	6
4	7	5	9	2	6	3	1	8
6	3	2	7	8	1	4	5	9
3	5	6	4	1	8	9	7	2
7	1	9	2	6	5	8	4	3
2	8	4	3	9	7	5	6	1

234

9	4	1	6	5	7	2	3	8
6	2	5	9	8	3	7	1	4
8	7	3	2	4	1	6	9	5
1	5	2	7	6	4	9	8	3
7	3	8	5	9	2	4	6	1
4	9	6	3	1	8	5	2	7
5	1	9	8	7	6	3	4	2
2	8	7	4	3	9	1	5	6
3	6	4	1	2	5	8	7	9

235

9	2	8	3	1	4	7	5	6
3	6	1	7	8	5	2	9	4
4	5	7	6	9	2	1	3	8
6	8	9	1	7	3	4	2	5
2	7	5	4	6	8	3	1	9
1	4	3	5	2	9	6	8	7
8	1	6	9	3	7	5	4	2
5	3	2	8	4	6	9	7	1
7	9	4	2	5	1	8	6	3

236

6	3	2	9	8	4	1	7	5
9	8	1	6	5	7	4	2	3
7	4	5	3	2	1	9	8	6
5	6	3	2	4	9	7	1	8
4	1	7	8	3	5	6	9	2
2	9	8	7	1	6	3	5	4
1	5	9	4	6	2	8	3	7
3	2	6	1	7	8	5	4	9
8	7	4	5	9	3	2	6	1

237

9	8	7	5	6	1	2	4	3
5	2	3	9	7	4	1	6	8
1	4	6	8	2	3	5	7	9
6	5	8	2	3	9	7	1	4
7	1	4	6	8	5	9	3	2
2	3	9	1	4	7	6	8	5
8	6	1	3	9	2	4	5	7
4	9	5	7	1	8	3	2	6
3	7	2	4	5	6	8	9	1

238

6	4	1	3	2	8	7	9	5
7	9	5	4	6	1	3	8	2
8	3	2	5	9	7	6	1	4
4	6	9	7	1	5	8	2	3
1	8	7	2	4	3	5	6	9
2	5	3	9	8	6	4	7	1
3	1	6	8	5	2	9	4	7
5	2	4	6	7	9	1	3	8
9	7	8	1	3	4	2	5	6

239

1	4	6	3	5	2	9	7	8
7	9	5	6	4	8	2	3	1
8	3	2	1	9	7	5	4	6
3	2	8	4	7	9	6	1	5
4	6	9	5	1	3	7	8	2
5	7	1	2	8	6	3	9	4
9	5	3	8	2	1	4	6	7
6	1	4	7	3	5	8	2	9
2	8	7	9	6	4	1	5	3

240

Solutions

Hard

8	1	5	9	2	3	7	6	4
6	9	7	8	4	5	1	3	2
3	4	2	1	7	6	5	8	9
9	2	8	7	6	1	3	4	5
5	6	3	4	9	8	2	7	1
4	7	1	3	5	2	6	9	8
2	3	9	6	1	4	8	5	7
7	5	6	2	8	9	4	1	3
1	8	4	5	3	7	9	2	6

241

1	4	6	9	2	5	7	8	3
3	7	5	6	4	8	2	9	1
8	9	2	1	7	3	4	5	6
7	2	8	5	3	9	6	1	4
9	5	3	4	6	1	8	2	7
4	6	1	2	8	7	5	3	9
6	1	9	8	5	4	3	7	2
5	3	4	7	1	2	9	6	8
2	8	7	3	9	6	1	4	5

242

8	7	9	5	2	6	4	1	3
3	1	4	7	9	8	5	6	2
6	5	2	3	1	4	7	8	9
7	8	5	9	4	2	1	3	6
2	4	1	6	3	5	9	7	8
9	3	6	1	8	7	2	4	5
1	9	8	2	7	3	6	5	4
5	2	3	4	6	1	8	9	7
4	6	7	8	5	9	3	2	1

243

1	8	4	3	5	7	9	6	2
9	2	6	1	8	4	5	3	7
7	3	5	6	2	9	1	8	4
2	4	8	5	3	6	7	1	9
6	1	9	4	7	8	3	2	5
5	7	3	9	1	2	6	4	8
8	9	1	7	4	3	2	5	6
3	6	2	8	9	5	4	7	1
4	5	7	2	6	1	8	9	3

244

6	2	5	3	7	4	8	9	1
7	3	9	6	8	1	4	2	5
8	4	1	5	2	9	3	7	6
1	6	8	4	3	2	9	5	7
5	7	2	8	9	6	1	4	3
3	9	4	1	5	7	6	8	2
4	8	3	7	6	5	2	1	9
9	1	7	2	4	3	5	6	8
2	5	6	9	1	8	7	3	4

245

5	4	6	8	7	3	2	9	1
3	2	7	5	9	1	4	6	8
1	9	8	6	2	4	3	5	7
9	6	1	4	8	5	7	3	2
2	8	5	1	3	7	9	4	6
7	3	4	2	6	9	1	8	5
6	1	2	3	4	8	5	7	9
8	7	3	9	5	2	6	1	4
4	5	9	7	1	6	8	2	3

246

5	1	7	8	9	4	6	3	2
2	9	6	1	3	5	7	4	8
8	4	3	7	6	2	5	1	9
9	7	1	5	4	6	2	8	3
3	8	5	2	1	7	9	6	4
6	2	4	3	8	9	1	5	7
7	5	8	6	2	3	4	9	1
4	3	2	9	5	1	8	7	6
1	6	9	4	7	8	3	2	5

247

6	5	4	2	7	3	9	1	8
8	7	3	6	9	1	2	5	4
2	9	1	4	8	5	6	7	3
4	2	6	1	5	8	3	9	7
7	1	9	3	2	6	8	4	5
3	8	5	9	4	7	1	2	6
1	3	2	7	6	4	5	8	9
5	6	7	8	1	9	4	3	2
9	4	8	5	3	2	7	6	1

248

6	8	2	9	3	7	4	5	1
7	3	5	1	6	4	9	8	2
1	4	9	2	5	8	7	6	3
9	1	7	5	4	2	8	3	6
8	6	3	7	1	9	5	2	4
5	2	4	3	8	6	1	9	7
4	9	8	6	7	3	2	1	5
2	5	6	4	9	1	3	7	8
3	7	1	8	2	5	6	4	9

249

3	9	6	1	8	4	5	7	2
4	5	2	9	6	7	8	1	3
7	1	8	2	5	3	4	6	9
1	6	5	8	7	9	2	3	4
9	4	7	5	3	2	6	8	1
2	8	3	4	1	6	9	5	7
6	2	1	3	4	5	7	9	8
8	7	4	6	9	1	3	2	5
5	3	9	7	2	8	1	4	6

250

3	2	7	4	1	9	6	8	5
6	5	4	8	2	3	1	7	9
9	8	1	7	6	5	3	4	2
1	6	8	2	7	4	9	5	3
2	7	9	3	5	8	4	6	1
4	3	5	1	9	6	7	2	8
7	9	2	5	4	1	8	3	6
5	1	3	6	8	7	2	9	4
8	4	6	9	3	2	5	1	7

251

7	2	1	3	4	5	6	8	9
3	4	8	7	6	9	1	2	5
5	6	9	1	2	8	7	4	3
4	8	3	2	7	1	5	9	6
6	1	5	9	8	4	2	3	7
2	9	7	5	3	6	8	1	4
1	3	6	8	9	7	4	5	2
8	7	2	4	5	3	9	6	1
9	5	4	6	1	2	3	7	8

252

6	9	8	7	4	3	2	5	1
5	4	3	8	2	1	7	9	6
2	7	1	9	6	5	3	4	8
9	8	5	2	7	6	1	3	4
1	3	6	4	5	8	9	2	7
7	2	4	3	1	9	6	8	5
4	5	2	1	3	7	8	6	9
8	6	7	5	9	2	4	1	3
3	1	9	6	8	4	5	7	2

253

8	1	7	2	6	5	3	9	4
9	4	6	7	1	3	5	2	8
5	3	2	9	8	4	7	1	6
3	8	9	4	7	2	1	6	5
1	6	5	3	9	8	4	7	2
2	7	4	6	5	1	8	3	9
6	5	3	1	4	9	2	8	7
7	2	8	5	3	6	9	4	1
4	9	1	8	2	7	6	5	3

254

6	1	7	5	8	2	3	4	9
4	9	3	7	1	6	5	2	8
5	2	8	3	9	4	7	6	1
7	6	9	1	3	8	2	5	4
2	8	5	4	6	9	1	3	7
3	4	1	2	7	5	8	9	6
9	7	6	8	2	3	4	1	5
1	5	2	6	4	7	9	8	3
8	3	4	9	5	1	6	7	2

255

9	6	1	8	5	7	3	4	2
5	2	8	9	3	4	7	1	6
4	7	3	6	1	2	5	8	9
1	9	5	3	2	6	8	7	4
7	3	4	1	9	8	2	6	5
2	8	6	7	4	5	9	3	1
3	5	7	2	6	1	4	9	8
6	4	9	5	8	3	1	2	7
8	1	2	4	7	9	6	5	3

256

Solutions

Hard

1	9	2	8	3	7	6	5	4
4	6	7	9	2	5	3	8	1
3	8	5	1	4	6	2	9	7
5	3	1	2	9	8	7	4	6
7	4	8	6	5	1	9	2	3
9	2	6	3	7	4	5	1	8
8	5	4	7	6	9	1	3	2
6	1	3	5	8	2	4	7	9
2	7	9	4	1	3	8	6	5

257

2	5	3	4	9	7	6	1	8
7	6	9	3	8	1	2	5	4
8	4	1	5	6	2	3	7	9
4	3	5	1	7	8	9	2	6
9	1	8	2	5	6	4	3	7
6	2	7	9	4	3	1	8	5
1	9	4	8	2	5	7	6	3
3	8	6	7	1	4	5	9	2
5	7	2	6	3	9	8	4	1

258

7	3	6	2	4	1	9	8	5
1	8	2	3	5	9	4	7	6
5	9	4	8	7	6	1	3	2
2	6	7	9	1	3	5	4	8
4	1	8	6	2	5	7	9	3
9	5	3	4	8	7	6	2	1
8	4	5	7	6	2	3	1	9
6	7	9	1	3	8	2	5	4
3	2	1	5	9	4	8	6	7

259

5	4	8	6	2	3	1	9	7
6	7	1	9	5	4	8	3	2
3	2	9	7	8	1	6	4	5
4	5	3	1	9	7	2	8	6
8	1	6	5	4	2	9	7	3
7	9	2	8	3	6	4	5	1
2	8	7	3	1	9	5	6	4
1	6	5	4	7	8	3	2	9
9	3	4	2	6	5	7	1	8

260

8	4	2	7	3	1	9	6	5
3	7	5	2	9	6	4	1	8
1	6	9	5	8	4	3	7	2
4	8	3	9	1	7	2	5	6
7	9	6	4	5	2	1	8	3
5	2	1	8	6	3	7	9	4
9	5	4	1	2	8	6	3	7
2	3	8	6	7	9	5	4	1
6	1	7	3	4	5	8	2	9

261

6	9	8	3	7	1	4	5	2
1	4	7	2	8	5	6	3	9
5	3	2	4	6	9	7	8	1
4	1	9	6	3	8	2	7	5
3	7	5	9	1	2	8	6	4
8	2	6	5	4	7	9	1	3
9	6	4	8	5	3	1	2	7
2	5	1	7	9	6	3	4	8
7	8	3	1	2	4	5	9	6

262

6	9	1	5	2	8	4	7	3
8	7	2	3	9	4	6	1	5
4	3	5	1	6	7	8	2	9
3	6	4	8	5	2	1	9	7
9	5	8	7	1	6	2	3	4
2	1	7	9	4	3	5	6	8
1	4	9	2	3	5	7	8	6
5	8	3	6	7	1	9	4	2
7	2	6	4	8	9	3	5	1

263

8	3	2	7	6	1	4	5	9
1	4	9	8	3	5	2	6	7
6	5	7	9	2	4	3	8	1
3	9	4	5	8	6	7	1	2
5	6	1	2	7	3	9	4	8
7	2	8	1	4	9	5	3	6
9	8	3	6	5	7	1	2	4
4	1	6	3	9	2	8	7	5
2	7	5	4	1	8	6	9	3

264

8	2	7	6	1	4	5	9	3
9	3	1	8	2	5	4	6	7
5	4	6	9	3	7	1	8	2
3	9	8	1	4	6	7	2	5
4	7	2	5	9	3	8	1	6
6	1	5	7	8	2	3	4	9
2	8	3	4	7	9	6	5	1
7	6	4	2	5	1	9	3	8
1	5	9	3	6	8	2	7	4

265

5	1	3	9	4	6	7	8	2
7	8	6	2	5	3	4	9	1
2	4	9	1	8	7	3	6	5
3	6	4	7	1	2	8	5	9
1	9	7	5	3	8	6	2	4
8	2	5	4	6	9	1	7	3
4	7	2	6	9	1	5	3	8
6	3	1	8	2	5	9	4	7
9	5	8	3	7	4	2	1	6

266

7	1	8	6	9	3	5	2	4
6	3	2	5	7	4	9	8	1
5	9	4	2	1	8	7	6	3
4	7	1	8	6	9	3	5	2
8	5	3	1	4	2	6	7	9
9	2	6	3	5	7	1	4	8
1	4	7	9	8	6	2	3	5
3	6	9	4	2	5	8	1	7
2	8	5	7	3	1	4	9	6

267

4	6	3	9	8	2	7	5	1
7	5	1	3	6	4	8	9	2
8	9	2	1	7	5	4	6	3
1	2	5	6	4	9	3	7	8
9	7	8	2	1	3	6	4	5
6	3	4	8	5	7	2	1	9
3	4	9	7	2	1	5	8	6
5	1	6	4	3	8	9	2	7
2	8	7	5	9	6	1	3	4

268

7	4	6	8	1	3	9	5	2
1	9	5	7	6	2	8	4	3
8	2	3	4	9	5	7	6	1
9	5	2	1	7	8	4	3	6
4	7	1	5	3	6	2	8	9
3	6	8	9	2	4	5	1	7
5	1	7	3	4	9	6	2	8
2	3	4	6	8	7	1	9	5
6	8	9	2	5	1	3	7	4

269

6	1	8	4	9	7	2	3	5
4	2	5	3	8	6	1	9	7
3	9	7	5	1	2	4	6	8
1	4	2	7	5	9	3	8	6
7	3	6	8	2	1	9	5	4
8	5	9	6	3	4	7	1	2
5	8	1	2	4	3	6	7	9
2	7	3	9	6	5	8	4	1
9	6	4	1	7	8	5	2	3

270

2	4	1	9	6	3	5	8	7
8	7	9	2	5	4	3	6	1
6	3	5	7	8	1	2	4	9
1	6	8	4	7	2	9	3	5
4	5	7	8	3	9	1	2	6
3	9	2	5	1	6	8	7	4
5	2	6	3	9	7	4	1	8
7	8	3	1	4	5	6	9	2
9	1	4	6	2	8	7	5	3

271

9	3	8	5	4	1	2	7	6
7	5	6	3	9	2	4	8	1
2	1	4	7	8	6	3	5	9
1	2	5	6	3	7	8	9	4
8	7	3	9	5	4	1	6	2
4	6	9	2	1	8	5	3	7
6	8	2	1	7	3	9	4	5
3	9	7	4	2	5	6	1	8
5	4	1	8	6	9	7	2	3

272

Solutions

Hard

9	2	1	7	4	3	8	6	5
5	4	8	6	1	2	9	3	7
7	3	6	9	5	8	1	2	4
6	1	9	2	7	4	5	8	3
4	8	7	1	3	5	2	9	6
3	5	2	8	6	9	7	4	1
2	6	4	5	8	7	3	1	9
8	7	3	4	9	1	6	5	2
1	9	5	3	2	6	4	7	8

273

9	4	6	1	7	2	3	8	5
5	2	8	3	4	9	6	1	7
7	3	1	5	8	6	2	9	4
4	7	2	8	6	1	9	5	3
8	5	9	2	3	7	1	4	6
6	1	3	4	9	5	7	2	8
1	6	5	7	2	4	8	3	9
2	8	7	9	5	3	4	6	1
3	9	4	6	1	8	5	7	2

274

1	3	2	6	7	8	9	5	4
6	9	4	5	2	1	8	3	7
8	7	5	3	9	4	1	2	6
3	5	8	1	4	7	2	6	9
4	6	7	9	5	2	3	1	8
9	2	1	8	3	6	4	7	5
5	1	6	2	8	9	7	4	3
7	8	3	4	1	5	6	9	2
2	4	9	7	6	3	5	8	1

275

2	4	1	8	7	9	5	3	6
9	3	6	4	5	2	8	1	7
5	8	7	1	3	6	2	4	9
6	1	8	2	9	5	4	7	3
4	9	3	6	8	7	1	5	2
7	2	5	3	4	1	6	9	8
8	7	2	9	1	4	3	6	5
3	5	4	7	6	8	9	2	1
1	6	9	5	2	3	7	8	4

276

2	5	3	1	7	4	9	6	8
7	4	9	8	3	6	2	1	5
1	8	6	9	5	2	7	4	3
4	9	5	3	8	7	6	2	1
3	7	1	6	2	9	8	5	4
8	6	2	5	4	1	3	7	9
9	1	4	7	6	3	5	8	2
5	3	7	2	1	8	4	9	6
6	2	8	4	9	5	1	3	7

277

8	5	7	1	3	6	2	9	4
6	2	3	9	8	4	7	1	5
4	9	1	5	2	7	8	6	3
1	8	2	3	7	5	6	4	9
9	6	4	2	1	8	5	3	7
3	7	5	6	4	9	1	2	8
2	1	9	7	5	3	4	8	6
5	3	8	4	6	2	9	7	1
7	4	6	8	9	1	3	5	2

278

7	1	5	2	3	8	4	9	6
6	2	3	1	9	4	7	8	5
9	4	8	6	7	5	1	3	2
5	8	7	4	6	3	2	1	9
4	3	2	9	5	1	8	6	7
1	6	9	7	8	2	5	4	3
8	5	1	3	2	6	9	7	4
2	9	6	8	4	7	3	5	1
3	7	4	5	1	9	6	2	8

279

2	7	4	8	6	9	3	5	1
8	3	5	1	4	2	9	7	6
9	1	6	5	7	3	4	8	2
1	2	3	6	5	8	7	4	9
5	8	9	7	2	4	6	1	3
4	6	7	9	3	1	8	2	5
3	5	2	4	9	7	1	6	8
6	4	1	3	8	5	2	9	7
7	9	8	2	1	6	5	3	4

280

6	5	3	8	2	4	7	9	1
7	9	8	1	3	5	6	4	2
4	2	1	9	6	7	5	3	8
9	8	7	4	5	2	3	1	6
2	4	6	3	7	1	8	5	9
3	1	5	6	8	9	4	2	7
5	6	2	7	9	3	1	8	4
8	3	4	2	1	6	9	7	5
1	7	9	5	4	8	2	6	3

281

8	6	7	2	3	4	1	9	5
4	2	5	1	6	9	3	7	8
9	1	3	5	8	7	6	2	4
3	5	9	6	1	8	7	4	2
2	8	1	4	7	5	9	6	3
7	4	6	3	9	2	5	8	1
1	9	8	7	2	3	4	5	6
6	7	4	8	5	1	2	3	9
5	3	2	9	4	6	8	1	7

282

3	4	8	1	9	6	5	2	7
2	7	9	8	3	5	1	6	4
6	1	5	2	4	7	3	8	9
8	6	3	9	2	4	7	1	5
4	2	1	7	5	8	9	3	6
5	9	7	6	1	3	8	4	2
1	5	2	3	6	9	4	7	8
7	3	4	5	8	2	6	9	1
9	8	6	4	7	1	2	5	3

283

4	2	1	3	6	9	5	8	7
6	7	8	2	5	4	1	9	3
9	5	3	7	1	8	6	4	2
5	3	6	4	2	7	8	1	9
7	4	9	1	8	6	3	2	5
1	8	2	9	3	5	7	6	4
2	6	7	5	4	1	9	3	8
8	9	4	6	7	3	2	5	1
3	1	5	8	9	2	4	7	6

284

1	8	7	9	5	3	4	6	2
5	3	2	7	6	4	9	1	8
4	6	9	2	1	8	7	5	3
9	2	1	5	3	7	8	4	6
8	4	3	1	2	6	5	9	7
6	7	5	8	4	9	2	3	1
2	5	4	6	7	1	3	8	9
3	9	6	4	8	2	1	7	5
7	1	8	3	9	5	6	2	4

285

9	1	2	8	4	3	6	7	5
4	8	6	1	5	7	3	9	2
3	5	7	9	6	2	4	1	8
5	4	1	3	7	8	9	2	6
7	2	8	6	1	9	5	3	4
6	3	9	4	2	5	1	8	7
1	9	4	2	8	6	7	5	3
2	7	3	5	9	4	8	6	1
8	6	5	7	3	1	2	4	9

286

2	4	1	9	6	3	5	8	7
8	7	9	2	5	4	3	6	1
6	3	5	7	8	1	2	4	9
1	6	8	4	7	2	9	3	5
4	5	7	8	3	9	1	2	6
3	9	2	5	1	6	8	7	4
5	2	6	3	9	7	4	1	8
7	8	3	1	4	5	6	9	2
9	1	4	6	2	8	7	5	3

287

9	3	8	5	4	1	2	7	6
7	5	6	3	9	2	4	8	1
2	1	4	7	8	6	3	5	9
1	2	5	6	3	7	8	9	4
8	7	3	9	5	4	1	6	2
4	6	9	2	1	8	5	3	7
6	8	2	1	7	3	9	4	5
3	9	7	4	2	5	6	1	8
5	4	1	8	6	9	7	2	3

288

Solutions

Hard

4	9	7	3	5	1	2	8	6
6	8	5	7	2	4	1	9	3
1	3	2	6	8	9	4	5	7
9	7	1	5	4	6	3	2	8
5	2	8	1	7	3	6	4	9
3	4	6	2	9	8	7	1	5
7	6	4	9	1	5	8	3	2
8	5	3	4	6	2	9	7	1
2	1	9	8	3	7	5	6	4

289

6	9	3	1	7	4	5	8	2
1	5	8	3	6	2	4	7	9
2	7	4	9	5	8	1	6	3
9	6	5	2	8	3	7	1	4
3	1	2	7	4	5	8	9	6
8	4	7	6	9	1	2	3	5
5	2	9	8	3	7	6	4	1
7	3	1	4	2	6	9	5	8
4	8	6	5	1	9	3	2	7

290

4	5	8	9	3	7	1	6	2
6	9	7	4	2	1	3	8	5
1	2	3	5	8	6	9	4	7
9	3	4	8	5	2	6	7	1
8	7	5	1	6	3	4	2	9
2	6	1	7	4	9	5	3	8
7	4	6	2	1	5	8	9	3
5	8	9	3	7	4	2	1	6
3	1	2	6	9	8	7	5	4

291

6	2	7	1	5	3	8	4	9
4	8	3	2	9	7	6	1	5
5	1	9	8	4	6	7	3	2
7	6	8	3	2	5	4	9	1
9	5	1	6	8	4	2	7	3
3	4	2	9	7	1	5	8	6
1	7	4	5	3	2	9	6	8
2	9	6	4	1	8	3	5	7
8	3	5	7	6	9	1	2	4

292

9	5	3	4	8	2	1	7	6
7	8	1	3	9	6	2	4	5
2	4	6	5	1	7	3	8	9
1	6	4	2	7	8	5	9	3
5	3	9	6	4	1	7	2	8
8	2	7	9	3	5	6	1	4
4	9	2	1	6	3	8	5	7
3	7	5	8	2	4	9	6	1
6	1	8	7	5	9	4	3	2

293

3	9	2	8	5	1	6	4	7
7	4	1	9	3	6	2	5	8
6	8	5	7	4	2	9	1	3
5	1	3	6	2	4	7	8	9
9	6	4	3	8	7	5	2	1
8	2	7	5	1	9	3	6	4
1	3	9	2	6	8	4	7	5
4	7	6	1	9	5	8	3	2
2	5	8	4	7	3	1	9	6

294

9	3	2	1	7	4	8	6	5
4	5	7	6	2	8	9	1	3
1	8	6	9	3	5	4	7	2
2	7	9	8	5	1	3	4	6
6	1	8	3	4	2	5	9	7
3	4	5	7	9	6	1	2	8
7	9	4	5	6	3	2	8	1
8	2	3	4	1	7	6	5	9
5	6	1	2	8	9	7	3	4

295

5	7	1	8	3	2	9	4	6
6	9	2	5	4	7	3	8	1
4	8	3	6	1	9	5	7	2
7	2	6	9	8	1	4	3	5
1	5	4	2	7	3	6	9	8
8	3	9	4	6	5	1	2	7
9	4	5	1	2	8	7	6	3
2	6	7	3	5	4	8	1	9
3	1	8	7	9	6	2	5	4

296

3	9	8	7	1	4	6	5	2
7	5	2	6	3	8	4	1	9
6	1	4	9	2	5	3	8	7
9	2	7	4	6	1	8	3	5
8	6	5	2	9	3	1	7	4
4	3	1	5	8	7	2	9	6
1	4	6	8	7	9	5	2	3
5	7	3	1	4	2	9	6	8
2	8	9	3	5	6	7	4	1

297

8	2	1	3	4	9	7	5	6
6	7	5	8	2	1	4	9	3
3	4	9	5	6	7	2	1	8
5	1	4	2	3	8	9	6	7
2	8	7	6	9	4	5	3	1
9	3	6	1	7	5	8	2	4
1	9	3	7	8	2	6	4	5
7	5	2	4	1	6	3	8	9
4	6	8	9	5	3	1	7	2

298

4	8	9	5	7	3	2	6	1
7	1	2	6	4	8	9	5	3
5	3	6	2	9	1	4	8	7
2	4	7	9	1	6	8	3	5
6	5	3	8	2	7	1	4	9
1	9	8	3	5	4	7	2	6
8	2	1	7	3	5	6	9	4
3	6	4	1	8	9	5	7	2
9	7	5	4	6	2	3	1	8

299

9	7	1	8	3	6	4	5	2
5	3	8	2	7	4	6	9	1
4	2	6	1	9	5	3	7	8
6	5	4	3	2	8	7	1	9
7	8	2	4	1	9	5	3	6
3	1	9	6	5	7	8	2	4
8	9	3	5	4	1	2	6	7
2	6	7	9	8	3	1	4	5
1	4	5	7	6	2	9	8	3

300

6	9	8	7	4	3	2	5	1
5	4	3	8	2	1	7	9	6
2	7	1	9	6	5	3	4	8
9	8	5	2	7	6	1	3	4
1	3	6	4	5	8	9	2	7
7	2	4	3	1	9	6	8	5
4	5	2	1	3	7	8	6	9
8	6	7	5	9	2	4	1	3
3	1	9	6	8	4	5	7	2

301

8	1	7	2	6	5	3	9	4
9	4	6	7	1	3	5	2	8
5	3	2	9	8	4	7	1	6
3	8	9	4	7	2	1	6	5
1	6	5	3	9	8	4	7	2
2	7	4	6	5	1	8	3	9
6	5	3	1	4	9	2	8	7
7	2	8	5	3	6	9	4	1
4	9	1	8	2	7	6	5	3

302

6	1	7	5	8	2	3	4	9
4	9	3	7	1	6	5	2	8
5	2	8	3	9	4	7	6	1
7	6	9	1	3	8	2	5	4
2	8	5	4	6	9	1	3	7
3	4	1	2	7	5	8	9	6
9	7	6	8	2	3	4	1	5
1	5	2	6	4	7	9	8	3
8	3	4	9	5	1	6	7	2

303

9	6	1	8	5	7	3	4	2
5	2	8	9	3	4	7	1	6
4	7	3	6	1	2	5	8	9
1	9	5	3	2	6	8	7	4
7	3	4	1	9	8	2	6	5
2	8	6	7	4	5	9	3	1
3	5	7	2	6	1	4	9	8
6	4	9	5	8	3	1	2	7
8	1	2	4	7	9	6	5	3

304

Solutions

Hard

3	1	8	6	4	2	7	5	9
2	4	9	3	5	7	8	6	1
7	6	5	9	8	1	3	4	2
9	8	7	5	1	6	2	3	4
6	5	1	4	2	3	9	8	7
4	2	3	7	9	8	5	1	6
5	3	4	2	6	9	1	7	8
1	7	2	8	3	4	6	9	5
8	9	6	1	7	5	4	2	3

305

4	5	2	7	6	9	1	8	3
8	6	9	1	5	3	7	2	4
1	7	3	2	8	4	6	5	9
7	9	8	3	2	6	4	1	5
3	2	4	5	9	1	8	7	6
5	1	6	8	4	7	3	9	2
2	4	5	6	7	8	9	3	1
6	3	7	9	1	2	5	4	8
9	8	1	4	3	5	2	6	7

306

7	9	6	2	4	3	1	5	8
1	5	4	9	6	8	3	2	7
2	8	3	5	7	1	6	9	4
5	6	2	8	1	7	4	3	9
8	7	1	3	9	4	2	6	5
4	3	9	6	2	5	7	8	1
6	1	5	4	8	2	9	7	3
3	2	7	1	5	9	8	4	6
9	4	8	7	3	6	5	1	2

307

8	7	1	5	4	2	9	6	3
9	5	4	1	6	3	2	8	7
6	2	3	8	9	7	5	1	4
1	9	8	7	3	4	6	5	2
5	4	2	9	8	6	7	3	1
3	6	7	2	1	5	8	4	9
7	1	5	3	2	8	4	9	6
2	3	6	4	5	9	1	7	8
4	8	9	6	7	1	3	2	5

308

5	4	8	7	2	3	1	6	9
7	1	9	6	4	8	3	2	5
6	2	3	1	9	5	8	4	7
8	6	4	5	7	2	9	1	3
2	5	1	3	6	9	4	7	8
3	9	7	8	1	4	6	5	2
1	8	5	2	3	6	7	9	4
4	7	2	9	8	1	5	3	6
9	3	6	4	5	7	2	8	1

309

4	7	8	3	2	6	9	1	5
6	2	3	9	5	1	7	8	4
9	5	1	4	8	7	6	3	2
8	9	6	7	1	5	4	2	3
7	1	4	6	3	2	8	5	9
2	3	5	8	4	9	1	7	6
1	6	2	5	9	8	3	4	7
5	4	7	1	6	3	2	9	8
3	8	9	2	7	4	5	6	1

310

4	2	7	8	5	3	1	9	6
5	9	1	4	6	7	8	2	3
6	8	3	1	2	9	7	5	4
3	7	9	6	4	2	5	1	8
2	4	5	3	8	1	9	6	7
1	6	8	7	9	5	3	4	2
8	5	2	9	7	4	6	3	1
7	3	4	5	1	6	2	8	9
9	1	6	2	3	8	4	7	5

311

9	8	3	1	5	7	4	6	2
4	1	5	8	2	6	7	9	3
2	6	7	4	3	9	1	8	5
1	3	2	5	9	8	6	4	7
8	9	4	7	6	2	5	3	1
5	7	6	3	4	1	8	2	9
6	4	9	2	1	5	3	7	8
7	2	1	6	8	3	9	5	4
3	5	8	9	7	4	2	1	6

312

9	7	4	1	8	6	3	2	5
2	5	1	7	3	9	6	4	8
3	6	8	5	2	4	9	7	1
1	9	5	4	7	8	2	3	6
4	8	2	3	6	5	7	1	9
6	3	7	2	9	1	5	8	4
7	4	6	9	1	2	8	5	3
8	1	3	6	5	7	4	9	2
5	2	9	8	4	3	1	6	7

313

1	5	2	3	7	6	4	8	9
4	8	7	5	9	1	6	3	2
6	3	9	4	2	8	5	1	7
9	1	5	7	3	2	8	4	6
8	4	3	1	6	9	7	2	5
2	7	6	8	5	4	3	9	1
5	6	8	2	1	3	9	7	4
7	2	4	9	8	5	1	6	3
3	9	1	6	4	7	2	5	8

314

5	9	3	4	1	7	8	2	6
6	4	1	8	2	5	3	7	9
7	8	2	3	9	6	4	1	5
4	6	7	5	8	2	9	3	1
1	3	5	6	4	9	2	8	7
8	2	9	1	7	3	6	5	4
9	7	8	2	6	1	5	4	3
3	1	4	9	5	8	7	6	2
2	5	6	7	3	4	1	9	8

315

6	7	3	1	4	9	2	5	8
8	9	1	2	6	5	3	7	4
2	5	4	8	7	3	1	6	9
7	2	9	5	1	4	8	3	6
5	1	6	7	3	8	4	9	2
4	3	8	6	9	2	7	1	5
3	8	5	9	2	7	6	4	1
1	4	2	3	5	6	9	8	7
9	6	7	4	8	1	5	2	3

316

9	5	1	7	4	6	2	3	8
7	8	4	3	5	2	1	6	9
3	2	6	8	9	1	4	7	5
8	4	3	2	6	7	5	9	1
6	1	5	9	8	3	7	2	4
2	9	7	5	1	4	6	8	3
1	7	9	6	3	5	8	4	2
5	3	2	4	7	8	9	1	6
4	6	8	1	2	9	3	5	7

317

8	6	5	1	7	9	3	4	2
3	2	1	6	5	4	7	9	8
4	7	9	3	8	2	6	1	5
1	4	2	8	3	6	9	5	7
5	3	7	2	9	1	8	6	4
9	8	6	5	4	7	2	3	1
2	5	3	4	6	8	1	7	9
7	1	4	9	2	3	5	8	6
6	9	8	7	1	5	4	2	3

318

2	7	9	8	1	3	6	4	5
4	1	3	5	9	6	2	8	7
6	5	8	4	2	7	9	3	1
3	4	2	7	8	9	1	5	6
9	8	7	6	5	1	3	2	4
5	6	1	3	4	2	7	9	8
7	2	5	1	3	4	8	6	9
8	3	6	9	7	5	4	1	2
1	9	4	2	6	8	5	7	3

319

8	2	1	6	5	7	9	3	4
3	9	6	8	4	1	7	2	5
4	5	7	3	2	9	1	6	8
5	6	3	2	7	8	4	1	9
2	7	9	5	1	4	6	8	3
1	8	4	9	6	3	2	5	7
9	1	8	4	3	6	5	7	2
7	4	2	1	8	5	3	9	6
6	3	5	7	9	2	8	4	1

320

Solutions

Hard

6	2	9	5	7	3	8	1	4
1	5	7	8	2	4	9	3	6
3	4	8	6	1	9	5	2	7
7	9	5	3	4	6	1	8	2
2	6	1	9	8	7	3	4	5
4	8	3	1	5	2	6	7	9
9	7	6	2	3	8	4	5	1
8	1	4	7	9	5	2	6	3
5	3	2	4	6	1	7	9	8

321

3	5	7	1	6	4	9	8	2
1	6	8	3	9	2	4	5	7
2	4	9	8	7	5	3	1	6
8	1	4	6	2	7	5	9	3
9	2	6	5	3	8	7	4	1
7	3	5	4	1	9	2	6	8
5	8	1	2	4	3	6	7	9
6	9	2	7	5	1	8	3	4
4	7	3	9	8	6	1	2	5

322

7	3	6	2	4	1	9	8	5
1	8	2	3	5	9	4	7	6
5	9	4	8	7	6	1	3	2
2	6	7	9	1	3	5	4	8
4	1	8	6	2	5	7	9	3
9	5	3	4	8	7	6	2	1
8	4	5	7	6	2	3	1	9
6	7	9	1	3	8	2	5	4
3	2	1	5	9	4	8	6	7

323

5	4	8	6	2	3	1	9	7
6	7	1	9	5	4	8	3	2
3	2	9	7	8	1	6	4	5
4	5	3	1	9	7	2	8	6
8	1	6	5	4	2	9	7	3
7	9	2	8	3	6	4	5	1
2	8	7	3	1	9	5	6	4
1	6	5	4	7	8	3	2	9
9	3	4	2	6	5	7	1	8

324

5	6	8	4	1	3	7	2	9
1	9	4	6	2	7	5	3	8
3	2	7	5	8	9	1	6	4
7	1	5	3	6	4	8	9	2
6	8	3	1	9	2	4	7	5
2	4	9	8	7	5	3	1	6
9	5	1	7	4	6	2	8	3
8	3	2	9	5	1	6	4	7
4	7	6	2	3	8	9	5	1

325

2	7	6	8	5	9	4	1	3
9	3	5	7	1	4	2	8	6
4	8	1	3	2	6	5	7	9
6	1	2	5	4	8	3	9	7
7	9	8	1	3	2	6	4	5
5	4	3	9	6	7	1	2	8
3	2	7	4	8	5	9	6	1
1	6	9	2	7	3	8	5	4
8	5	4	6	9	1	7	3	2

326

9	3	4	7	8	5	2	6	1
5	1	2	9	3	6	7	8	4
6	8	7	4	2	1	5	9	3
3	9	1	8	4	2	6	7	5
7	2	6	5	9	3	1	4	8
4	5	8	1	6	7	9	3	2
2	6	9	3	5	8	4	1	7
8	7	5	6	1	4	3	2	9
1	4	3	2	7	9	8	5	6

327

4	5	6	2	3	9	7	1	8
2	1	9	6	7	8	5	3	4
3	8	7	4	5	1	2	6	9
9	4	2	7	6	3	8	5	1
8	7	5	1	4	2	3	9	6
1	6	3	8	9	5	4	2	7
6	2	8	3	1	7	9	4	5
7	9	4	5	2	6	1	8	3
5	3	1	9	8	4	6	7	2

328

4	2	3	7	8	1	6	9	5
1	9	7	2	5	6	8	4	3
8	6	5	9	3	4	1	2	7
9	8	1	6	4	5	7	3	2
7	3	6	8	2	9	5	1	4
2	5	4	1	7	3	9	6	8
6	7	2	4	9	8	3	5	1
5	4	9	3	1	7	2	8	6
3	1	8	5	6	2	4	7	9

329

2	5	9	3	8	1	6	4	7
1	6	8	2	4	7	9	3	5
4	7	3	6	5	9	8	1	2
7	2	6	1	3	8	5	9	4
9	4	5	7	6	2	1	8	3
8	3	1	5	9	4	7	2	6
6	9	4	8	2	5	3	7	1
5	1	2	9	7	3	4	6	8
3	8	7	4	1	6	2	5	9

330

4	7	3	9	2	8	1	6	5
6	9	5	1	3	7	4	8	2
2	8	1	4	6	5	7	3	9
9	3	4	7	5	6	2	1	8
7	2	8	3	9	1	6	5	4
1	5	6	8	4	2	9	7	3
3	1	2	6	8	4	5	9	7
5	6	9	2	7	3	8	4	1
8	4	7	5	1	9	3	2	6

331

4	6	8	7	3	1	9	2	5
7	1	2	9	8	5	3	4	6
3	9	5	6	4	2	1	7	8
9	5	6	4	1	8	2	3	7
8	2	4	3	7	6	5	1	9
1	3	7	5	2	9	6	8	4
2	8	9	1	6	4	7	5	3
5	4	3	2	9	7	8	6	1
6	7	1	8	5	3	4	9	2

332

1	8	5	6	9	3	2	4	7
6	2	7	1	5	4	3	8	9
9	3	4	2	7	8	1	5	6
8	5	6	4	1	7	9	2	3
3	1	9	5	8	2	7	6	4
7	4	2	9	3	6	5	1	8
4	9	8	3	2	5	6	7	1
5	6	3	7	4	1	8	9	2
2	7	1	8	6	9	4	3	5

333

1	4	9	5	6	3	8	2	7
7	6	8	4	1	2	5	3	9
5	2	3	8	9	7	1	4	6
4	9	5	1	7	6	2	8	3
2	7	1	9	3	8	6	5	4
3	8	6	2	5	4	9	7	1
9	5	4	7	8	1	3	6	2
6	1	7	3	2	5	4	9	8
8	3	2	6	4	9	7	1	5

334

8	5	1	4	6	2	9	7	3
4	3	6	9	7	8	1	5	2
7	9	2	1	5	3	8	6	4
1	7	4	5	3	6	2	9	8
9	8	5	2	1	4	7	3	6
6	2	3	8	9	7	5	4	1
5	4	8	3	2	9	6	1	7
2	1	7	6	4	5	3	8	9
3	6	9	7	8	1	4	2	5

336

3	9	8	6	4	7	1	5	2
6	5	1	2	8	9	4	7	3
7	4	2	1	3	5	9	8	6
5	3	9	7	1	4	2	6	8
2	1	7	9	6	8	5	3	4
8	6	4	5	2	3	7	1	9
4	2	5	3	7	6	8	9	1
9	8	3	4	5	1	6	2	7
1	7	6	8	9	2	3	4	5

337

Solutions

Expert

4	9	7	3	5	1	2	8	6
6	8	5	7	2	4	1	9	3
1	3	2	6	8	9	4	5	7
9	7	1	5	4	6	3	2	8
5	2	8	1	7	3	6	4	9
3	4	6	2	9	8	7	1	5
7	6	4	9	1	5	8	3	2
8	5	3	4	6	2	9	7	1
2	1	9	8	3	7	5	6	4

1

6	9	3	1	7	4	5	8	2
1	5	8	3	6	2	4	7	9
2	7	4	9	5	8	1	6	3
9	6	5	2	8	3	7	1	4
3	1	2	7	4	5	8	9	6
8	4	7	6	9	1	2	3	5
5	2	9	8	3	7	6	4	1
7	3	1	4	2	6	9	5	8
4	8	6	5	1	9	3	2	7

2

4	5	8	9	3	7	1	6	2
6	9	7	4	2	1	3	8	5
1	2	3	5	8	6	9	4	7
9	3	4	8	5	2	6	7	1
8	7	5	1	6	3	4	2	9
2	6	1	7	4	9	5	3	8
7	4	6	2	1	5	8	9	3
5	8	9	3	7	4	2	1	6
3	1	2	6	9	8	7	5	4

3

6	2	7	1	5	3	8	4	9
4	8	3	2	9	7	6	1	5
5	1	9	8	4	6	7	3	2
7	6	8	3	2	5	4	9	1
9	5	1	6	8	4	2	7	3
3	4	2	9	7	1	5	8	6
1	7	4	5	3	2	9	6	8
2	9	6	4	1	8	3	5	7
8	3	5	7	6	9	1	2	4

4

2	5	3	1	7	4	9	6	8
7	4	9	8	3	6	2	1	5
1	8	6	9	5	2	7	4	3
4	9	5	3	8	7	6	2	1
3	7	1	6	2	9	8	5	4
8	6	2	5	4	1	3	7	9
9	1	4	7	6	3	5	8	2
5	3	7	2	1	8	4	9	6
6	2	8	4	9	5	1	3	7

5

8	5	7	1	3	6	2	9	4
6	2	3	9	8	4	7	1	5
4	9	1	5	2	7	8	6	3
1	8	2	3	7	5	6	4	9
9	6	4	2	1	8	5	3	7
3	7	5	6	4	9	1	2	8
2	1	9	7	5	3	4	8	6
5	3	8	4	6	2	9	7	1
7	4	6	8	9	1	3	5	2

6

7	1	5	2	3	8	4	9	6
6	2	3	1	9	4	7	8	5
9	4	8	6	7	5	1	3	2
5	8	7	4	6	3	2	1	9
4	3	2	9	5	1	8	6	7
1	6	9	7	8	2	5	4	3
8	5	1	3	2	6	9	7	4
2	9	6	8	4	7	3	5	1
3	7	4	5	1	9	6	2	8

7

2	7	4	8	6	9	3	5	1
8	3	5	1	4	2	9	7	6
9	1	6	5	7	3	4	8	2
1	2	3	6	5	8	7	4	9
5	8	9	7	2	4	6	1	3
4	6	7	9	3	1	8	2	5
3	5	2	4	9	7	1	6	8
6	4	1	3	8	5	2	9	7
7	9	8	2	1	6	5	3	4

8

2	4	3	1	9	7	5	8	6
9	5	1	3	8	6	7	2	4
7	8	6	2	4	5	3	1	9
8	3	5	9	7	2	4	6	1
4	1	2	6	3	8	9	7	5
6	7	9	4	5	1	8	3	2
1	9	4	8	2	3	6	5	7
3	2	7	5	6	9	1	4	8
5	6	8	7	1	4	2	9	3

9

9	6	7	2	8	5	4	1	3
5	1	8	6	3	4	2	9	7
4	2	3	9	1	7	6	8	5
8	7	4	3	6	2	9	5	1
6	5	1	8	4	9	7	3	2
2	3	9	7	5	1	8	4	6
3	9	2	1	7	8	5	6	4
7	4	6	5	9	3	1	2	8
1	8	5	4	2	6	3	7	9

10

5	6	8	2	1	4	7	3	9
1	3	7	6	5	9	4	8	2
2	9	4	3	7	8	5	1	6
3	2	6	1	9	5	8	4	7
4	8	9	7	6	3	2	5	1
7	1	5	8	4	2	9	6	3
9	4	2	5	3	6	1	7	8
8	7	3	4	2	1	6	9	5
6	5	1	9	8	7	3	2	4

11

9	1	6	8	2	4	3	7	5
5	8	2	3	1	7	6	9	4
4	3	7	6	5	9	8	1	2
3	4	1	7	8	6	5	2	9
7	9	5	2	3	1	4	6	8
6	2	8	4	9	5	7	3	1
2	5	3	1	6	8	9	4	7
1	7	9	5	4	3	2	8	6
8	6	4	9	7	2	1	5	3

12

1	8	7	9	5	3	4	6	2
5	3	2	7	6	4	9	1	8
4	6	9	2	1	8	7	5	3
9	2	1	5	3	7	8	4	6
8	4	3	1	2	6	5	9	7
6	7	5	8	4	9	2	3	1
2	5	4	6	7	1	3	8	9
3	9	6	4	8	2	1	7	5
7	1	8	3	9	5	6	2	4

13

9	1	2	8	4	3	6	7	5
4	8	6	1	5	7	3	9	2
3	5	7	9	6	2	4	1	8
5	4	1	3	7	8	9	2	6
7	2	8	6	1	9	5	3	4
6	3	9	4	2	5	1	8	7
1	9	4	2	8	6	7	5	3
2	7	3	5	9	4	8	6	1
8	6	5	7	3	1	2	4	9

14

2	4	1	9	6	3	5	8	7
8	7	9	2	5	4	3	6	1
6	3	5	7	8	1	2	4	9
1	6	8	4	7	2	9	3	5
4	5	7	8	3	9	1	2	6
3	9	2	5	1	6	8	7	4
5	2	6	3	9	7	4	1	8
7	8	3	1	4	5	6	9	2
9	1	4	6	2	8	7	5	3

15

9	3	8	5	4	1	2	7	6
7	5	6	3	9	2	4	8	1
2	1	4	7	8	6	3	5	9
1	2	5	6	3	7	8	9	4
8	7	3	9	5	4	1	6	2
4	6	9	2	1	8	5	3	7
6	8	2	1	7	3	9	4	5
3	9	7	4	2	5	6	1	8
5	4	1	8	6	9	7	2	3

16

Solutions

Expert

4	2	8	3	6	5	7	9	1
3	1	7	8	4	9	5	6	2
9	5	6	2	1	7	8	4	3
6	4	5	1	8	2	3	7	9
8	3	1	9	7	6	2	5	4
2	7	9	4	5	3	1	8	6
5	9	2	6	3	8	4	1	7
7	6	4	5	2	1	9	3	8
1	8	3	7	9	4	6	2	5

17

2	9	1	5	6	4	7	3	8
8	4	3	9	1	7	6	5	2
6	5	7	2	8	3	4	1	9
4	2	6	1	7	5	9	8	3
5	1	9	3	4	8	2	6	7
7	3	8	6	2	9	1	4	5
1	8	5	4	9	2	3	7	6
9	7	4	8	3	6	5	2	1
3	6	2	7	5	1	8	9	4

18

5	2	4	1	8	9	7	6	3
7	9	6	3	5	2	1	8	4
1	8	3	4	7	6	5	9	2
2	7	8	6	9	5	4	3	1
4	5	9	7	1	3	6	2	8
3	6	1	8	2	4	9	7	5
6	1	5	9	3	8	2	4	7
8	4	7	2	6	1	3	5	9
9	3	2	5	4	7	8	1	6

19

9	3	2	1	7	5	8	4	6
8	1	7	9	4	6	2	5	3
6	5	4	2	3	8	1	7	9
3	7	1	5	6	2	9	8	4
4	9	5	3	8	1	7	6	2
2	6	8	7	9	4	3	1	5
1	2	3	6	5	7	4	9	8
5	8	9	4	1	3	6	2	7
7	4	6	8	2	9	5	3	1

20

9	5	3	4	8	2	1	7	6
7	8	1	3	9	6	2	4	5
2	4	6	5	1	7	3	8	9
1	6	4	2	7	8	5	9	3
5	3	9	6	4	1	7	2	8
8	2	7	9	3	5	6	1	4
4	9	2	1	6	3	8	5	7
3	7	5	8	2	4	9	6	1
6	1	8	7	5	9	4	3	2

21

3	9	2	8	5	1	6	4	7
7	4	1	9	3	6	2	5	8
6	8	5	7	4	2	9	1	3
5	1	3	6	2	4	7	8	9
9	6	4	3	8	7	5	2	1
8	2	7	5	1	9	3	6	4
1	3	9	2	6	8	4	7	5
4	7	6	1	9	5	8	3	2
2	5	8	4	7	3	1	9	6

22

9	3	2	1	7	4	8	6	5
4	5	7	6	2	8	9	1	3
1	8	6	9	3	5	4	7	2
2	7	9	8	5	1	3	4	6
6	1	8	3	4	2	5	9	7
3	4	5	7	9	6	1	2	8
7	9	4	5	6	3	2	8	1
8	2	3	4	1	7	6	5	9
5	6	1	2	8	9	7	3	4

23

5	7	1	8	3	2	9	4	6
6	9	2	5	4	7	3	8	1
4	8	3	6	1	9	5	7	2
7	2	6	9	8	1	4	3	5
1	5	4	2	7	3	6	9	8
8	3	9	4	6	5	1	2	7
9	4	5	1	2	8	7	6	3
2	6	7	3	5	4	8	1	9
3	1	8	7	9	6	2	5	4

24

2	3	1	4	5	7	8	9	6
5	7	6	2	9	8	1	4	3
9	8	4	1	6	3	5	2	7
3	1	8	7	4	6	2	5	9
6	4	5	3	2	9	7	8	1
7	9	2	5	8	1	6	3	4
8	5	7	9	1	4	3	6	2
4	6	3	8	7	2	9	1	5
1	2	9	6	3	5	4	7	8

25

2	8	4	6	9	3	5	1	7
6	3	1	8	7	5	9	2	4
9	5	7	1	4	2	3	6	8
5	6	9	2	8	4	1	7	3
8	1	3	9	6	7	2	4	5
7	4	2	5	3	1	8	9	6
3	7	5	4	2	9	6	8	1
4	9	6	3	1	8	7	5	2
1	2	8	7	5	6	4	3	9

26

8	5	4	7	3	6	2	1	9
3	6	9	8	1	2	4	7	5
1	7	2	9	5	4	8	3	6
7	9	8	4	2	3	5	6	1
4	1	6	5	9	8	7	2	3
2	3	5	1	6	7	9	8	4
6	8	3	2	4	5	1	9	7
9	4	7	6	8	1	3	5	2
5	2	1	3	7	9	6	4	8

27

1	9	6	4	8	3	7	5	2
4	8	5	9	7	2	1	3	6
3	7	2	6	5	1	4	9	8
8	3	9	1	4	5	6	2	7
6	4	7	2	9	8	5	1	3
2	5	1	3	6	7	8	4	9
9	2	4	8	1	6	3	7	5
7	1	8	5	3	9	2	6	4
5	6	3	7	2	4	9	8	1

28

2	3	9	8	7	4	5	1	6
5	7	4	2	6	1	8	3	9
8	1	6	5	9	3	2	7	4
3	2	1	9	5	7	6	4	8
4	6	5	1	3	8	7	9	2
7	9	8	6	4	2	1	5	3
6	4	2	3	1	5	9	8	7
1	8	3	7	2	9	4	6	5
9	5	7	4	8	6	3	2	1

29

6	1	5	7	3	9	4	2	8
2	4	8	5	6	1	7	3	9
3	7	9	4	2	8	1	5	6
5	6	1	9	7	3	2	8	4
4	3	2	1	8	6	5	9	7
8	9	7	2	4	5	6	1	3
9	2	6	3	1	7	8	4	5
1	8	3	6	5	4	9	7	2
7	5	4	8	9	2	3	6	1

30

5	1	2	7	6	9	4	3	8
9	6	8	2	4	3	5	1	7
4	3	7	5	1	8	6	2	9
8	2	4	9	7	5	3	6	1
7	9	6	4	3	1	8	5	2
1	5	3	8	2	6	9	7	4
3	8	9	1	5	7	2	4	6
6	4	1	3	9	2	7	8	5
2	7	5	6	8	4	1	9	3

31

2	9	1	4	8	6	7	3	5
5	8	4	7	3	9	1	6	2
7	3	6	5	1	2	4	8	9
1	6	5	2	7	3	8	9	4
8	4	2	6	9	1	5	7	3
3	7	9	8	5	4	6	2	1
9	5	3	1	6	8	2	4	7
6	2	7	9	4	5	3	1	8
4	1	8	3	2	7	9	5	6

32

Solutions

Expert

9	5	7	2	1	3	4	8	6
8	2	6	5	4	9	1	7	3
3	4	1	6	8	7	9	2	5
4	8	9	3	7	5	2	6	1
7	3	2	1	9	6	5	4	8
6	1	5	4	2	8	3	9	7
2	6	4	7	5	1	8	3	9
5	9	3	8	6	4	7	1	2
1	7	8	9	3	2	6	5	4

33

7	4	1	8	3	9	2	5	6
2	6	9	4	5	7	1	3	8
8	5	3	1	6	2	7	4	9
6	9	2	7	8	5	4	1	3
1	8	4	6	2	3	9	7	5
5	3	7	9	1	4	8	6	2
9	7	5	3	4	8	6	2	1
4	2	6	5	9	1	3	8	7
3	1	8	2	7	6	5	9	4

34

4	9	2	5	3	6	1	7	8
8	7	5	4	9	1	3	2	6
3	1	6	8	7	2	4	9	5
9	5	3	1	4	8	7	6	2
7	8	1	6	2	3	9	5	4
6	2	4	9	5	7	8	1	3
5	6	8	3	1	9	2	4	7
1	4	7	2	8	5	6	3	9
2	3	9	7	6	4	5	8	1

35

6	3	7	4	5	1	2	9	8
9	1	8	3	2	6	7	4	5
2	4	5	9	8	7	3	1	6
1	7	9	2	6	3	8	5	4
5	2	3	8	9	4	1	6	7
8	6	4	1	7	5	9	3	2
3	5	1	7	4	8	6	2	9
4	8	2	6	3	9	5	7	1
7	9	6	5	1	2	4	8	3

36

5	8	7	4	1	9	3	6	2
2	1	9	3	5	6	8	7	4
4	6	3	2	8	7	9	5	1
7	2	1	9	6	8	5	4	3
6	5	8	7	3	4	1	2	9
9	3	4	1	2	5	7	8	6
3	7	5	6	4	1	2	9	8
8	4	2	5	9	3	6	1	7
1	9	6	8	7	2	4	3	5

37

2	9	6	4	5	1	3	8	7
4	7	5	9	8	3	1	2	6
8	1	3	7	6	2	4	9	5
1	8	4	3	9	5	7	6	2
9	3	2	1	7	6	5	4	8
6	5	7	2	4	8	9	3	1
7	2	9	6	1	4	8	5	3
5	6	1	8	3	9	2	7	4
3	4	8	5	2	7	6	1	9

38

6	7	5	2	1	3	9	8	4
8	9	4	6	7	5	1	2	3
3	2	1	4	8	9	5	6	7
7	3	6	9	4	1	2	5	8
1	5	9	7	2	8	4	3	6
4	8	2	5	3	6	7	1	9
5	1	3	8	9	7	6	4	2
2	6	7	3	5	4	8	9	1
9	4	8	1	6	2	3	7	5

39

5	2	9	1	3	7	4	8	6
3	7	8	5	6	4	9	1	2
6	1	4	9	2	8	5	7	3
4	9	3	2	5	1	8	6	7
1	6	7	8	9	3	2	4	5
8	5	2	7	4	6	1	3	9
9	8	6	4	7	2	3	5	1
2	3	1	6	8	5	7	9	4
7	4	5	3	1	9	6	2	8

40

6	5	3	8	2	4	7	9	1
7	9	8	1	3	5	6	4	2
4	2	1	9	6	7	5	3	8
9	8	7	4	5	2	3	1	6
2	4	6	3	7	1	8	5	9
3	1	5	6	8	9	4	2	7
5	6	2	7	9	3	1	8	4
8	3	4	2	1	6	9	7	5
1	7	9	5	4	8	2	6	3

41

8	6	7	2	3	4	1	9	5
4	2	5	1	6	9	3	7	8
9	1	3	5	8	7	6	2	4
3	5	9	6	1	8	7	4	2
2	8	1	4	7	5	9	6	3
7	4	6	3	9	2	5	8	1
1	9	8	7	2	3	4	5	6
6	7	4	8	5	1	2	3	9
5	3	2	9	4	6	8	1	7

42

3	4	8	1	9	6	5	2	7
2	7	9	8	3	5	1	6	4
6	1	5	2	4	7	3	8	9
8	6	3	9	2	4	7	1	5
4	2	1	7	5	8	9	3	6
5	9	7	6	1	3	8	4	2
1	5	2	3	6	9	4	7	8
7	3	4	5	8	2	6	9	1
9	8	6	4	7	1	2	5	3

43

4	2	1	3	6	9	5	8	7
6	7	8	2	5	4	1	9	3
9	5	3	7	1	8	6	4	2
5	3	6	4	2	7	8	1	9
7	4	9	1	8	6	3	2	5
1	8	2	9	3	5	7	6	4
2	6	7	5	4	1	9	3	8
8	9	4	6	7	3	2	5	1
3	1	5	8	9	2	4	7	6

44

1	9	3	2	4	8	7	5	6
5	2	8	9	6	7	4	3	1
7	4	6	5	3	1	2	8	9
3	1	5	4	2	9	6	7	8
2	7	9	8	1	6	5	4	3
6	8	4	3	7	5	1	9	2
8	3	7	6	5	2	9	1	4
9	6	1	7	8	4	3	2	5
4	5	2	1	9	3	8	6	7

45

8	9	2	1	6	7	3	4	5
7	6	5	3	4	2	8	1	9
4	3	1	8	9	5	7	6	2
9	5	4	6	8	1	2	7	3
6	2	7	5	3	4	9	8	1
3	1	8	7	2	9	4	5	6
1	4	9	2	7	6	5	3	8
5	7	3	9	1	8	6	2	4
2	8	6	4	5	3	1	9	7

46

7	3	1	8	2	5	9	6	4
6	5	9	1	7	4	8	2	3
4	2	8	3	9	6	7	1	5
2	4	7	5	1	3	6	9	8
9	6	3	4	8	7	1	5	2
8	1	5	2	6	9	4	3	7
3	9	6	7	5	8	2	4	1
1	7	4	6	3	2	5	8	9
5	8	2	9	4	1	3	7	6

47

6	3	8	9	7	1	4	5	2
1	7	2	6	5	4	9	3	8
9	4	5	3	2	8	1	6	7
3	6	9	7	1	2	5	8	4
5	2	1	8	4	3	6	7	9
4	8	7	5	6	9	3	2	1
7	1	3	2	9	5	8	4	6
2	5	4	1	8	6	7	9	3
8	9	6	4	3	7	2	1	5

48

Solutions

Expert

2	4	3	8	6	1	7	5	9
8	1	7	5	9	3	2	6	4
6	5	9	4	2	7	3	8	1
4	8	1	9	3	6	5	2	7
5	7	2	1	4	8	6	9	3
9	3	6	7	5	2	1	4	8
1	6	8	2	7	4	9	3	5
3	9	4	6	1	5	8	7	2
7	2	5	3	8	9	4	1	6

49

8	2	7	9	1	6	5	3	4
3	4	9	8	5	7	2	6	1
1	6	5	4	3	2	9	8	7
2	5	3	6	4	9	7	1	8
4	8	6	7	2	1	3	9	5
9	7	1	5	8	3	4	2	6
6	9	8	3	7	4	1	5	2
5	1	4	2	9	8	6	7	3
7	3	2	1	6	5	8	4	9

50

4	9	8	7	3	5	1	2	6
2	3	5	6	4	1	8	7	9
6	1	7	8	9	2	5	4	3
3	8	1	2	6	4	7	9	5
9	2	6	1	5	7	4	3	8
5	7	4	9	8	3	6	1	2
1	5	3	4	2	6	9	8	7
8	4	2	5	7	9	3	6	1
7	6	9	3	1	8	2	5	4

51

6	9	3	7	5	4	2	1	8
4	5	1	6	2	8	7	9	3
2	7	8	3	1	9	5	4	6
3	8	5	1	6	2	4	7	9
7	4	2	8	9	5	3	6	1
9	1	6	4	7	3	8	5	2
8	6	7	5	3	1	9	2	4
5	2	4	9	8	6	1	3	7
1	3	9	2	4	7	6	8	5

52

8	4	2	5	7	1	9	6	3
7	3	1	4	9	6	5	2	8
5	9	6	8	2	3	7	1	4
9	8	5	2	1	7	3	4	6
2	6	7	9	3	4	1	8	5
4	1	3	6	5	8	2	7	9
1	5	4	3	8	2	6	9	7
6	2	9	7	4	5	8	3	1
3	7	8	1	6	9	4	5	2

53

4	6	2	3	7	5	8	9	1
7	1	8	9	6	4	2	3	5
5	9	3	8	1	2	4	7	6
9	8	4	7	2	1	5	6	3
2	3	5	4	9	6	7	1	8
6	7	1	5	8	3	9	2	4
1	4	6	2	5	7	3	8	9
8	5	7	6	3	9	1	4	2
3	2	9	1	4	8	6	5	7

54

9	5	7	4	2	6	8	3	1
2	6	1	7	8	3	4	9	5
3	8	4	1	9	5	6	7	2
8	7	2	3	1	9	5	4	6
6	3	9	2	5	4	7	1	8
1	4	5	6	7	8	3	2	9
4	9	3	5	6	1	2	8	7
5	2	8	9	4	7	1	6	3
7	1	6	8	3	2	9	5	4

55

8	9	3	1	4	2	5	7	6
2	4	7	6	3	5	1	9	8
6	5	1	9	8	7	3	4	2
1	3	8	5	9	6	7	2	4
4	7	5	2	1	8	6	3	9
9	2	6	3	7	4	8	1	5
5	1	4	8	2	3	9	6	7
7	8	9	4	6	1	2	5	3
3	6	2	7	5	9	4	8	1

56

4	7	2	5	8	9	6	3	1
5	1	8	2	6	3	4	9	7
3	6	9	4	7	1	2	8	5
6	4	1	9	5	8	3	7	2
7	2	3	6	1	4	8	5	9
9	8	5	3	2	7	1	6	4
2	9	4	7	3	6	5	1	8
1	5	6	8	9	2	7	4	3
8	3	7	1	4	5	9	2	6

57

2	9	5	3	6	7	1	8	4
6	4	3	5	1	8	9	7	2
7	8	1	2	4	9	6	3	5
9	5	4	7	8	1	3	2	6
1	2	8	4	3	6	5	9	7
3	6	7	9	2	5	4	1	8
4	1	2	6	7	3	8	5	9
5	3	6	8	9	2	7	4	1
8	7	9	1	5	4	2	6	3

58

5	6	9	4	1	3	8	7	2
3	8	7	9	2	5	6	1	4
4	1	2	7	8	6	9	5	3
9	7	3	2	4	8	1	6	5
6	2	1	5	3	7	4	9	8
8	5	4	6	9	1	3	2	7
7	3	5	8	6	9	2	4	1
1	4	6	3	5	2	7	8	9
2	9	8	1	7	4	5	3	6

59

6	4	5	3	1	2	8	7	9
9	1	7	6	8	5	2	4	3
3	8	2	4	9	7	5	6	1
1	6	3	9	7	8	4	5	2
8	7	9	2	5	4	3	1	6
2	5	4	1	3	6	9	8	7
5	3	1	7	4	9	6	2	8
4	9	6	8	2	1	7	3	5
7	2	8	5	6	3	1	9	4

60

6	7	4	1	8	9	3	5	2
5	2	8	6	3	4	1	9	7
1	9	3	2	7	5	4	6	8
4	5	1	9	2	7	8	3	6
9	3	6	4	1	8	7	2	5
2	8	7	5	6	3	9	1	4
3	6	5	8	4	1	2	7	9
7	4	9	3	5	2	6	8	1
8	1	2	7	9	6	5	4	3

61

3	7	9	4	5	6	8	1	2
2	5	4	3	1	8	7	6	9
1	8	6	2	9	7	3	4	5
8	9	1	7	2	5	4	3	6
6	2	3	9	4	1	5	8	7
5	4	7	8	6	3	2	9	1
4	3	5	6	7	9	1	2	8
9	1	2	5	8	4	6	7	3
7	6	8	1	3	2	9	5	4

62

3	2	1	5	4	9	6	7	8
7	4	6	2	8	1	5	3	9
5	9	8	7	6	3	4	1	2
6	8	7	4	1	5	2	9	3
9	1	2	6	3	8	7	4	5
4	3	5	9	7	2	8	6	1
2	5	4	3	9	6	1	8	7
8	6	9	1	2	7	3	5	4
1	7	3	8	5	4	9	2	6

63

6	4	3	7	8	2	9	1	5
8	7	5	3	1	9	2	4	6
1	9	2	6	4	5	8	3	7
3	6	1	5	7	8	4	2	9
7	2	4	9	6	3	5	8	1
9	5	8	1	2	4	7	6	3
4	1	7	2	5	6	3	9	8
2	3	6	8	9	7	1	5	4
5	8	9	4	3	1	6	7	2

64

Solutions

Expert

5	9	3	6	8	2	1	7	4
2	7	1	4	5	3	8	6	9
4	6	8	1	7	9	2	3	5
3	5	2	7	9	1	4	8	6
9	8	4	5	3	6	7	1	2
6	1	7	8	2	4	9	5	3
7	3	9	2	1	5	6	4	8
1	4	5	9	6	8	3	2	7
8	2	6	3	4	7	5	9	1

65

2	9	8	6	7	4	1	3	5
5	6	1	3	2	8	7	4	9
7	4	3	1	9	5	8	6	2
4	8	6	2	3	9	5	1	7
1	5	2	8	4	7	3	9	6
9	3	7	5	1	6	2	8	4
3	7	9	4	5	1	6	2	8
6	2	5	9	8	3	4	7	1
8	1	4	7	6	2	9	5	3

66

8	4	5	3	2	9	1	7	6
7	9	2	1	5	6	8	3	4
1	6	3	7	4	8	5	9	2
9	7	8	4	1	2	3	6	5
3	5	4	8	6	7	2	1	9
6	2	1	9	3	5	4	8	7
5	8	9	2	7	3	6	4	1
2	1	7	6	8	4	9	5	3
4	3	6	5	9	1	7	2	8

67

7	5	8	6	3	1	2	9	4
4	3	9	8	7	2	6	1	5
6	1	2	4	9	5	7	8	3
2	7	1	9	5	4	8	3	6
8	9	4	7	6	3	5	2	1
5	6	3	2	1	8	4	7	9
1	2	7	5	4	9	3	6	8
3	4	6	1	8	7	9	5	2
9	8	5	3	2	6	1	4	7

68

8	5	3	4	6	1	9	2	7
9	6	2	3	7	8	1	5	4
4	1	7	5	2	9	6	8	3
6	9	1	2	4	3	5	7	8
2	4	5	7	8	6	3	1	9
7	3	8	9	1	5	4	6	2
5	7	4	1	3	2	8	9	6
1	2	6	8	9	4	7	3	5
3	8	9	6	5	7	2	4	1

69

3	6	5	1	2	8	7	4	9
1	2	8	4	9	7	6	5	3
9	4	7	5	6	3	8	1	2
4	5	1	2	8	9	3	6	7
2	3	9	7	4	6	1	8	5
8	7	6	3	1	5	2	9	4
7	9	2	8	5	1	4	3	6
5	8	4	6	3	2	9	7	1
6	1	3	9	7	4	5	2	8

70

8	7	4	3	5	1	6	2	9
6	9	2	4	8	7	1	5	3
1	5	3	6	2	9	4	8	7
4	2	9	1	6	5	3	7	8
5	8	7	2	4	3	9	1	6
3	6	1	9	7	8	2	4	5
7	1	6	8	3	2	5	9	4
9	3	8	5	1	4	7	6	2
2	4	5	7	9	6	8	3	1

71

6	9	1	3	2	7	8	5	4
4	8	2	5	6	1	7	9	3
5	7	3	4	9	8	2	6	1
9	1	4	7	5	2	6	3	8
8	3	6	9	1	4	5	7	2
2	5	7	6	8	3	4	1	9
3	2	8	1	7	5	9	4	6
7	4	9	2	3	6	1	8	5
1	6	5	8	4	9	3	2	7

72

4	1	3	7	5	6	2	8	9
2	8	7	1	9	3	4	5	6
6	9	5	8	2	4	1	7	3
5	7	1	4	3	2	6	9	8
3	6	8	5	1	9	7	4	2
9	4	2	6	8	7	3	1	5
1	2	9	3	7	8	5	6	4
8	5	6	2	4	1	9	3	7
7	3	4	9	6	5	8	2	1

73

5	1	7	8	2	3	9	4	6
6	2	9	5	7	4	3	8	1
8	4	3	6	9	1	2	7	5
3	6	1	9	4	5	8	2	7
7	5	8	1	3	2	6	9	4
4	9	2	7	8	6	5	1	3
1	7	5	2	6	8	4	3	9
9	8	4	3	5	7	1	6	2
2	3	6	4	1	9	7	5	8

74

1	8	4	9	5	7	2	6	3
7	6	2	4	8	3	5	9	1
3	5	9	2	6	1	7	8	4
9	7	1	5	3	6	8	4	2
6	2	8	1	4	9	3	5	7
4	3	5	8	7	2	9	1	6
5	9	6	7	2	4	1	3	8
2	1	3	6	9	8	4	7	5
8	4	7	3	1	5	6	2	9

75

8	9	5	6	7	3	1	2	4
6	2	3	9	1	4	5	8	7
4	7	1	5	8	2	9	6	3
3	5	4	8	2	7	6	9	1
7	6	9	3	5	1	8	4	2
1	8	2	4	9	6	3	7	5
2	4	6	1	3	9	7	5	8
9	1	8	7	4	5	2	3	6
5	3	7	2	6	8	4	1	9

76

1	7	3	5	6	9	4	2	8
4	9	6	2	1	8	5	7	3
2	5	8	7	4	3	1	6	9
6	4	9	1	5	7	8	3	2
3	1	7	8	2	6	9	5	4
8	2	5	9	3	4	6	1	7
5	8	1	4	7	2	3	9	6
9	6	2	3	8	5	7	4	1
7	3	4	6	9	1	2	8	5

77

2	4	9	1	3	6	8	7	5
5	8	3	4	7	9	1	2	6
7	1	6	2	8	5	3	4	9
6	3	7	8	5	1	2	9	4
1	5	2	9	6	4	7	8	3
8	9	4	3	2	7	5	6	1
9	2	5	6	1	8	4	3	7
3	6	1	7	4	2	9	5	8
4	7	8	5	9	3	6	1	2

78

2	3	6	1	4	5	8	9	7
1	9	7	2	3	8	5	4	6
8	4	5	6	9	7	3	1	2
3	7	2	5	6	4	9	8	1
5	1	9	8	2	3	7	6	4
6	8	4	7	1	9	2	5	3
4	2	3	9	5	6	1	7	8
7	5	1	4	8	2	6	3	9
9	6	8	3	7	1	4	2	5

79

9	1	7	2	3	4	6	5	8
8	3	6	5	9	7	1	2	4
2	5	4	6	8	1	3	7	9
5	7	9	3	6	8	4	1	2
4	2	1	7	5	9	8	3	6
3	6	8	1	4	2	7	9	5
7	8	2	4	1	5	9	6	3
1	9	3	8	2	6	5	4	7
6	4	5	9	7	3	2	8	1

80

Solutions

Expert

6	8	4	2	1	7	5	3	9
2	9	7	8	3	5	4	1	6
5	3	1	6	4	9	2	8	7
7	2	5	3	8	6	1	9	4
3	4	6	9	7	1	8	5	2
8	1	9	4	5	2	7	6	3
1	5	2	7	9	3	6	4	8
4	7	3	1	6	8	9	2	5
9	6	8	5	2	4	3	7	1

81

4	9	6	3	2	7	8	1	5
8	1	5	4	6	9	3	2	7
2	3	7	1	5	8	4	9	6
7	2	1	8	3	6	9	5	4
9	4	3	7	1	5	6	8	2
6	5	8	2	9	4	7	3	1
1	7	9	6	8	2	5	4	3
3	8	4	5	7	1	2	6	9
5	6	2	9	4	3	1	7	8

82

3	8	7	4	9	6	1	5	2
2	9	4	7	1	5	6	8	3
6	1	5	3	8	2	7	4	9
5	4	8	1	3	7	9	2	6
9	3	2	5	6	8	4	7	1
1	7	6	9	2	4	5	3	8
8	5	1	2	7	9	3	6	4
7	6	9	8	4	3	2	1	5
4	2	3	6	5	1	8	9	7

83

6	5	8	2	9	3	4	1	7
7	4	1	5	6	8	9	2	3
9	3	2	1	7	4	5	6	8
3	8	5	9	2	1	7	4	6
1	6	7	4	8	5	2	3	9
4	2	9	7	3	6	8	5	1
2	7	4	3	1	9	6	8	5
8	9	3	6	5	2	1	7	4
5	1	6	8	4	7	3	9	2

84

5	2	3	6	9	4	8	7	1
9	7	4	2	8	1	3	6	5
8	1	6	7	3	5	2	4	9
1	8	5	3	6	2	7	9	4
2	3	7	4	5	9	1	8	6
4	6	9	8	1	7	5	2	3
6	9	8	5	2	3	4	1	7
3	4	1	9	7	8	6	5	2
7	5	2	1	4	6	9	3	8

85

5	8	9	4	2	1	7	3	6
4	6	2	5	7	3	8	1	9
7	3	1	8	9	6	2	5	4
8	9	3	2	4	5	6	7	1
6	1	7	3	8	9	5	4	2
2	4	5	1	6	7	9	8	3
1	2	6	7	5	4	3	9	8
9	5	4	6	3	8	1	2	7
3	7	8	9	1	2	4	6	5

86

3	7	2	4	6	9	8	1	5
9	8	1	3	7	5	6	2	4
6	5	4	8	1	2	7	9	3
5	6	7	1	8	3	9	4	2
2	9	8	5	4	6	3	7	1
1	4	3	2	9	7	5	6	8
7	2	5	9	3	1	4	8	6
8	3	6	7	2	4	1	5	9
4	1	9	6	5	8	2	3	7

87

8	3	4	1	5	7	2	9	6
5	2	1	8	6	9	4	7	3
6	9	7	3	2	4	1	5	8
1	6	5	2	9	3	7	8	4
7	8	3	6	4	5	9	2	1
2	4	9	7	1	8	3	6	5
4	7	8	5	3	2	6	1	9
3	1	2	9	8	6	5	4	7
9	5	6	4	7	1	8	3	2

88

7	2	3	8	4	6	1	5	9
6	1	5	3	9	2	4	7	8
8	4	9	7	1	5	6	3	2
3	7	8	6	5	4	9	2	1
1	9	4	2	8	7	3	6	5
2	5	6	9	3	1	8	4	7
5	6	1	4	7	9	2	8	3
4	8	7	1	2	3	5	9	6
9	3	2	5	6	8	7	1	4

89

3	2	7	1	5	8	9	4	6
6	1	9	4	3	7	5	8	2
5	4	8	9	6	2	7	1	3
1	8	6	5	7	4	3	2	9
4	3	2	6	8	9	1	5	7
9	7	5	3	2	1	4	6	8
7	6	4	2	1	3	8	9	5
8	5	1	7	9	6	2	3	4
2	9	3	8	4	5	6	7	1

90

1	5	3	8	4	7	6	2	9
9	4	8	2	6	1	5	3	7
7	6	2	3	5	9	8	1	4
2	7	5	6	9	3	4	8	1
8	1	4	7	2	5	3	9	6
6	3	9	4	1	8	7	5	2
5	2	6	9	3	4	1	7	8
4	8	1	5	7	2	9	6	3
3	9	7	1	8	6	2	4	5

91

3	2	1	6	5	8	9	4	7
7	8	4	3	1	9	2	6	5
9	5	6	7	2	4	1	3	8
5	4	9	1	3	2	7	8	6
6	7	2	4	8	5	3	1	9
8	1	3	9	7	6	5	2	4
1	9	5	8	6	3	4	7	2
4	3	8	2	9	7	6	5	1
2	6	7	5	4	1	8	9	3

92

5	9	4	1	6	3	7	8	2
2	6	3	5	8	7	4	1	9
8	7	1	9	4	2	3	6	5
4	8	9	6	7	5	2	3	1
3	1	5	2	9	4	8	7	6
6	2	7	8	3	1	5	9	4
9	4	2	7	1	8	6	5	3
7	3	6	4	5	9	1	2	8
1	5	8	3	2	6	9	4	7

93

5	2	4	9	7	3	1	8	6
8	1	3	5	4	6	9	2	7
9	6	7	8	1	2	3	4	5
2	3	1	6	5	8	7	9	4
7	5	9	4	3	1	8	6	2
6	4	8	7	2	9	5	3	1
3	8	5	2	6	7	4	1	9
1	7	2	3	9	4	6	5	8
4	9	6	1	8	5	2	7	3

94

2	3	6	8	7	4	5	9	1
8	1	5	6	3	9	2	4	7
4	9	7	1	5	2	3	8	6
9	6	4	7	8	5	1	3	2
5	2	3	4	9	1	7	6	8
7	8	1	2	6	3	9	5	4
3	4	2	5	1	6	8	7	9
1	7	9	3	4	8	6	2	5
6	5	8	9	2	7	4	1	3

95

6	9	1	2	3	5	7	4	8
5	7	4	1	6	8	2	3	9
3	2	8	4	9	7	5	6	1
9	4	6	3	1	2	8	5	7
2	3	7	8	5	9	4	1	6
8	1	5	6	7	4	3	9	2
1	8	2	5	4	6	9	7	3
7	5	3	9	8	1	6	2	4
4	6	9	7	2	3	1	8	5

96

Solutions

Expert

5	9	7	3	4	1	6	8	2
2	4	8	5	6	9	1	3	7
6	3	1	8	7	2	4	5	9
8	6	4	7	2	5	9	1	3
1	5	3	4	9	6	7	2	8
9	7	2	1	3	8	5	4	6
4	1	9	6	8	3	2	7	5
3	2	5	9	1	7	8	6	4
7	8	6	2	5	4	3	9	1

97

9	4	8	6	5	2	1	3	7
7	1	6	8	4	3	9	5	2
3	2	5	1	9	7	6	8	4
1	6	3	7	8	9	2	4	5
2	5	7	3	1	4	8	9	6
4	8	9	5	2	6	3	7	1
6	7	2	4	3	8	5	1	9
5	3	4	9	6	1	7	2	8
8	9	1	2	7	5	4	6	3

98

1	3	6	2	9	4	5	7	8
8	9	4	6	5	7	1	3	2
2	7	5	1	8	3	6	9	4
3	2	1	8	6	5	9	4	7
4	5	7	9	3	2	8	6	1
9	6	8	7	4	1	3	2	5
5	1	9	4	7	6	2	8	3
6	4	2	3	1	8	7	5	9
7	8	3	5	2	9	4	1	6

99

1	3	9	7	8	4	2	6	5
8	2	7	5	1	6	9	3	4
5	6	4	9	3	2	1	7	8
4	9	8	3	2	5	6	1	7
3	7	5	6	9	1	4	8	2
6	1	2	8	4	7	3	5	9
2	4	3	1	7	8	5	9	6
9	8	6	2	5	3	7	4	1
7	5	1	4	6	9	8	2	3

100

6	5	9	2	8	7	1	3	4
1	8	4	9	5	3	2	6	7
3	2	7	6	1	4	8	5	9
4	1	6	5	9	2	7	8	3
5	3	2	7	6	8	4	9	1
7	9	8	4	3	1	6	2	5
8	7	3	1	2	9	5	4	6
2	4	5	3	7	6	9	1	8
9	6	1	8	4	5	3	7	2

101

7	8	3	2	1	5	4	9	6
4	6	2	3	7	9	1	5	8
9	5	1	6	8	4	7	3	2
2	9	4	1	3	7	6	8	5
3	1	8	5	2	6	9	7	4
6	7	5	9	4	8	2	1	3
8	4	9	7	6	3	5	2	1
5	2	6	8	9	1	3	4	7
1	3	7	4	5	2	8	6	9

102

2	5	3	6	7	1	9	4	8
6	8	7	5	9	4	1	3	2
1	4	9	8	2	3	5	6	7
7	2	5	3	1	8	4	9	6
8	1	4	9	6	2	7	5	3
3	9	6	7	4	5	2	8	1
4	3	2	1	8	9	6	7	5
9	7	8	2	5	6	3	1	4
5	6	1	4	3	7	8	2	9

103

3	4	8	2	7	9	6	1	5
2	1	7	3	6	5	9	4	8
9	5	6	8	1	4	3	2	7
6	3	2	9	8	1	7	5	4
7	8	5	4	3	2	1	9	6
1	9	4	6	5	7	2	8	3
5	6	1	7	2	8	4	3	9
8	7	9	1	4	3	5	6	2
4	2	3	5	9	6	8	7	1

104

4	1	6	8	9	2	7	5	3
5	9	3	4	7	6	8	2	1
2	8	7	1	5	3	4	6	9
3	7	4	2	1	8	5	9	6
6	5	1	9	4	7	2	3	8
9	2	8	6	3	5	1	4	7
1	3	5	7	6	4	9	8	2
8	4	9	3	2	1	6	7	5
7	6	2	5	8	9	3	1	4

105

3	9	6	4	7	2	8	1	5
1	4	2	8	6	5	9	7	3
8	5	7	3	1	9	4	6	2
2	8	4	7	5	6	1	3	9
6	7	5	9	3	1	2	4	8
9	1	3	2	4	8	6	5	7
5	2	1	6	8	3	7	9	4
7	6	9	5	2	4	3	8	1
4	3	8	1	9	7	5	2	6

106

5	8	9	6	1	7	2	3	4
3	6	2	8	9	4	7	1	5
4	7	1	5	3	2	6	9	8
6	4	7	9	2	3	5	8	1
2	9	3	1	8	5	4	7	6
1	5	8	7	4	6	3	2	9
8	2	6	3	5	1	9	4	7
9	3	5	4	7	8	1	6	2
7	1	4	2	6	9	8	5	3

107

1	8	6	2	5	4	3	7	9
7	2	3	9	1	6	4	5	8
9	4	5	7	3	8	2	1	6
2	1	8	6	4	7	9	3	5
5	9	4	8	2	3	7	6	1
6	3	7	5	9	1	8	4	2
8	7	1	4	6	9	5	2	3
4	6	2	3	8	5	1	9	7
3	5	9	1	7	2	6	8	4

108

1	5	2	8	4	9	6	3	7
6	8	3	5	7	2	1	9	4
9	7	4	3	1	6	5	8	2
3	4	6	7	8	5	2	1	9
8	9	5	4	2	1	7	6	3
2	1	7	9	6	3	4	5	8
4	3	8	6	5	7	9	2	1
5	2	9	1	3	4	8	7	6
7	6	1	2	9	8	3	4	5

109

6	7	9	2	1	5	8	3	4
4	8	2	9	6	3	5	1	7
5	3	1	7	8	4	2	6	9
1	4	5	8	3	6	9	7	2
3	2	6	4	9	7	1	8	5
7	9	8	5	2	1	3	4	6
8	5	4	1	7	2	6	9	3
2	1	3	6	4	9	7	5	8
9	6	7	3	5	8	4	2	1

110

4	1	5	7	6	8	9	2	3
9	3	6	2	1	5	8	4	7
2	7	8	4	3	9	1	6	5
6	9	2	8	5	3	7	1	4
1	5	7	9	2	4	3	8	6
3	8	4	1	7	6	5	9	2
5	2	9	3	4	1	6	7	8
7	6	1	5	8	2	4	3	9
8	4	3	6	9	7	2	5	1

111

2	6	3	5	4	1	9	8	7
5	9	8	2	3	7	1	4	6
1	7	4	6	8	9	3	2	5
6	8	9	1	2	3	7	5	4
4	5	7	9	6	8	2	1	3
3	2	1	4	7	5	6	9	8
9	1	6	7	5	4	8	3	2
8	4	2	3	1	6	5	7	9
7	3	5	8	9	2	4	6	1

112

Solutions

Expert

5	6	9	3	4	1	8	2	7
8	2	3	9	5	7	1	6	4
1	7	4	8	6	2	9	3	5
3	8	2	1	9	4	7	5	6
4	9	1	6	7	5	2	8	3
6	5	7	2	8	3	4	9	1
2	3	6	4	1	9	5	7	8
7	4	8	5	2	6	3	1	9
9	1	5	7	3	8	6	4	2

113

7	9	1	2	6	3	4	5	8
6	5	3	1	8	4	2	7	9
4	8	2	9	5	7	3	6	1
5	1	7	6	2	8	9	3	4
3	2	4	7	1	9	6	8	5
8	6	9	4	3	5	7	1	2
9	4	5	3	7	1	8	2	6
1	7	6	8	9	2	5	4	3
2	3	8	5	4	6	1	9	7

114

5	6	1	9	7	2	3	8	4
9	8	2	4	6	3	7	5	1
4	3	7	8	5	1	9	6	2
7	2	8	3	9	4	5	1	6
1	5	4	6	8	7	2	3	9
6	9	3	2	1	5	8	4	7
2	7	5	1	3	6	4	9	8
8	4	6	5	2	9	1	7	3
3	1	9	7	4	8	6	2	5

115

7	4	6	9	8	1	5	3	2
5	3	1	4	2	6	7	9	8
9	8	2	5	7	3	1	6	4
3	9	4	1	5	8	6	2	7
1	6	7	3	4	2	9	8	5
2	5	8	6	9	7	4	1	3
6	2	3	7	1	5	8	4	9
4	1	5	8	3	9	2	7	6
8	7	9	2	6	4	3	5	1

116

1	4	5	2	9	6	7	3	8
2	3	7	8	1	5	4	9	6
6	8	9	3	4	7	5	2	1
7	9	6	1	8	2	3	5	4
5	1	3	9	7	4	8	6	2
4	2	8	5	6	3	9	1	7
3	5	1	4	2	8	6	7	9
9	7	4	6	3	1	2	8	5
8	6	2	7	5	9	1	4	3

117

8	3	4	2	1	6	7	5	9
6	5	9	8	3	7	2	1	4
7	1	2	9	5	4	8	6	3
9	4	8	3	2	5	6	7	1
2	7	1	6	8	9	4	3	5
5	6	3	4	7	1	9	8	2
3	9	6	5	4	8	1	2	7
1	8	5	7	9	2	3	4	6
4	2	7	1	6	3	5	9	8

118

1	5	7	9	6	4	2	3	8
2	8	9	1	7	3	4	5	6
3	6	4	5	8	2	9	1	7
8	3	1	4	5	6	7	2	9
9	7	5	2	1	8	6	4	3
6	4	2	7	3	9	5	8	1
5	2	3	6	9	1	8	7	4
7	9	8	3	4	5	1	6	2
4	1	6	8	2	7	3	9	5

119

3	2	6	8	5	4	7	9	1
8	7	5	3	9	1	6	4	2
1	4	9	7	6	2	3	5	8
7	9	1	2	8	6	5	3	4
2	6	4	1	3	5	8	7	9
5	3	8	4	7	9	2	1	6
4	1	7	6	2	3	9	8	5
6	5	3	9	1	8	4	2	7
9	8	2	5	4	7	1	6	3

120

1	4	2	6	3	9	8	5	7
9	3	8	5	4	7	6	1	2
5	7	6	2	8	1	4	3	9
6	2	3	4	5	8	7	9	1
4	9	5	1	7	3	2	6	8
7	8	1	9	2	6	5	4	3
2	5	7	3	1	4	9	8	6
3	6	4	8	9	2	1	7	5
8	1	9	7	6	5	3	2	4

121

9	3	6	8	2	5	4	1	7
8	4	5	1	3	7	9	2	6
7	2	1	9	6	4	5	8	3
3	6	9	7	5	2	8	4	1
2	5	8	4	1	3	7	6	9
4	1	7	6	8	9	3	5	2
5	7	4	2	9	6	1	3	8
6	8	3	5	7	1	2	9	4
1	9	2	3	4	8	6	7	5

122

5	2	3	6	7	8	4	9	1
6	7	1	9	3	4	8	5	2
8	4	9	2	5	1	7	3	6
7	8	5	1	2	3	6	4	9
2	1	4	7	9	6	3	8	5
9	3	6	4	8	5	2	1	7
1	6	2	3	4	9	5	7	8
3	5	7	8	1	2	9	6	4
4	9	8	5	6	7	1	2	3

123

2	5	6	1	4	7	3	8	9
1	7	4	8	3	9	2	6	5
3	9	8	6	5	2	4	7	1
8	2	1	5	6	4	9	3	7
7	3	5	9	1	8	6	4	2
4	6	9	2	7	3	1	5	8
9	1	7	3	8	6	5	2	4
6	4	2	7	9	5	8	1	3
5	8	3	4	2	1	7	9	6

124

3	2	7	5	9	8	1	4	6
4	9	5	1	3	6	8	2	7
8	1	6	7	4	2	3	5	9
6	5	9	3	7	4	2	8	1
1	8	2	6	5	9	7	3	4
7	4	3	2	8	1	9	6	5
5	3	1	4	2	7	6	9	8
2	6	8	9	1	5	4	7	3
9	7	4	8	6	3	5	1	2

125

2	1	5	8	9	6	7	4	3
6	8	3	7	4	1	2	5	9
4	7	9	2	3	5	1	6	8
8	2	6	9	1	7	4	3	5
1	9	7	3	5	4	6	8	2
3	5	4	6	8	2	9	1	7
9	6	8	4	7	3	5	2	1
5	3	2	1	6	9	8	7	4
7	4	1	5	2	8	3	9	6

126

1	3	8	6	7	9	5	2	4
4	6	2	1	3	5	9	7	8
9	7	5	4	2	8	6	3	1
3	1	7	9	6	2	4	8	5
8	5	9	7	1	4	3	6	2
2	4	6	5	8	3	7	1	9
7	8	4	2	9	6	1	5	3
6	9	3	8	5	1	2	4	7
5	2	1	3	4	7	8	9	6

127

3	2	1	9	7	8	5	4	6
7	8	5	2	6	4	3	9	1
6	4	9	1	3	5	2	8	7
8	7	2	4	1	3	9	6	5
4	1	6	5	2	9	7	3	8
9	5	3	6	8	7	1	2	4
2	3	4	7	5	6	8	1	9
1	6	7	8	9	2	4	5	3
5	9	8	3	4	1	6	7	2

128

Solutions

Expert

7	6	4	1	2	5	9	8	3
9	3	2	7	6	8	1	5	4
1	5	8	3	4	9	2	6	7
5	2	7	8	3	6	4	1	9
4	1	6	2	9	7	8	3	5
3	8	9	5	1	4	7	2	6
2	4	5	6	7	1	3	9	8
8	7	3	9	5	2	6	4	1
6	9	1	4	8	3	5	7	2

129

5	7	2	3	6	1	8	4	9
6	1	4	7	9	8	5	3	2
3	9	8	2	4	5	1	6	7
2	6	7	4	5	3	9	8	1
1	4	9	6	8	2	3	7	5
8	5	3	1	7	9	6	2	4
4	3	6	9	1	7	2	5	8
9	2	5	8	3	4	7	1	6
7	8	1	5	2	6	4	9	3

130

2	9	8	6	7	3	5	1	4
5	4	6	2	9	1	7	3	8
3	7	1	5	8	4	2	9	6
1	2	7	9	6	5	4	8	3
4	3	9	1	2	8	6	5	7
6	8	5	4	3	7	9	2	1
8	5	3	7	4	2	1	6	9
7	6	2	3	1	9	8	4	5
9	1	4	8	5	6	3	7	2

131

8	1	2	3	6	4	5	7	9
3	7	6	1	5	9	2	4	8
5	4	9	8	2	7	3	6	1
4	2	1	9	8	5	6	3	7
7	9	3	6	4	1	8	2	5
6	8	5	2	7	3	9	1	4
1	3	4	5	9	2	7	8	6
2	5	8	7	1	6	4	9	3
9	6	7	4	3	8	1	5	2

132

6	9	8	4	3	5	1	2	7
1	3	4	8	7	2	6	5	9
5	2	7	1	9	6	3	4	8
4	7	9	6	5	8	2	1	3
2	6	5	3	1	9	8	7	4
8	1	3	2	4	7	9	6	5
7	8	1	9	2	4	5	3	6
3	5	6	7	8	1	4	9	2
9	4	2	5	6	3	7	8	1

133

2	6	4	7	9	5	8	3	1
3	7	9	8	6	1	2	5	4
5	8	1	2	3	4	7	9	6
4	5	2	3	1	8	6	7	9
8	3	7	6	2	9	1	4	5
9	1	6	4	5	7	3	2	8
1	2	8	5	4	3	9	6	7
6	9	5	1	7	2	4	8	3
7	4	3	9	8	6	5	1	2

134

1	7	5	4	6	3	2	9	8
4	6	3	9	2	8	5	1	7
9	2	8	5	1	7	3	6	4
2	4	1	7	5	9	6	8	3
3	5	7	8	4	6	9	2	1
6	8	9	1	3	2	7	4	5
7	3	6	2	8	4	1	5	9
8	1	2	3	9	5	4	7	6
5	9	4	6	7	1	8	3	2

135

4	1	6	5	3	7	9	2	8
9	8	7	2	1	6	5	4	3
5	2	3	9	8	4	1	7	6
6	4	8	3	2	1	7	5	9
2	3	5	8	7	9	6	1	4
7	9	1	4	6	5	8	3	2
1	5	9	6	4	2	3	8	7
8	7	2	1	9	3	4	6	5
3	6	4	7	5	8	2	9	1

136

2	9	8	5	4	1	7	6	3
7	6	4	2	9	3	1	5	8
3	5	1	8	7	6	4	2	9
6	8	7	4	2	5	9	3	1
5	3	2	9	1	8	6	4	7
4	1	9	6	3	7	2	8	5
9	4	5	7	8	2	3	1	6
8	7	3	1	6	4	5	9	2
1	2	6	3	5	9	8	7	4

137

2	6	9	1	3	5	7	4	8
1	5	8	6	7	4	2	3	9
4	3	7	8	2	9	1	6	5
7	1	6	2	5	3	8	9	4
8	4	2	7	9	6	3	5	1
3	9	5	4	8	1	6	7	2
5	7	1	9	6	8	4	2	3
9	2	4	3	1	7	5	8	6
6	8	3	5	4	2	9	1	7

138

8	4	7	6	3	1	9	5	2
1	5	3	8	9	2	6	4	7
2	6	9	5	7	4	8	3	1
4	2	6	9	1	5	3	7	8
9	3	5	7	4	8	1	2	6
7	1	8	3	2	6	4	9	5
5	9	1	4	8	7	2	6	3
6	8	4	2	5	3	7	1	9
3	7	2	1	6	9	5	8	4

139

9	5	8	7	2	4	3	1	6
3	2	6	5	8	1	4	7	9
7	1	4	9	3	6	2	5	8
4	6	2	1	5	7	8	9	3
8	7	5	6	9	3	1	4	2
1	3	9	8	4	2	5	6	7
5	4	3	2	7	9	6	8	1
6	8	7	3	1	5	9	2	4
2	9	1	4	6	8	7	3	5

140

6	8	5	3	2	9	1	4	7
9	7	1	4	5	6	8	2	3
3	4	2	1	7	8	5	9	6
5	9	4	2	3	7	6	1	8
7	1	3	8	6	4	2	5	9
8	2	6	5	9	1	7	3	4
4	5	8	7	1	3	9	6	2
1	6	7	9	4	2	3	8	5
2	3	9	6	8	5	4	7	1

141

3	7	4	5	6	8	2	1	9
6	2	1	9	3	7	4	5	8
5	8	9	2	1	4	3	7	6
2	9	5	8	4	6	1	3	7
1	3	6	7	9	2	5	8	4
8	4	7	3	5	1	9	6	2
4	5	3	6	8	9	7	2	1
7	1	8	4	2	3	6	9	5
9	6	2	1	7	5	8	4	3

142

8	2	1	3	6	7	5	4	9
4	7	5	2	8	9	6	3	1
6	3	9	1	5	4	7	8	2
2	4	6	9	3	8	1	7	5
9	5	7	4	1	2	3	6	8
3	1	8	5	7	6	2	9	4
1	6	4	7	9	5	8	2	3
5	8	2	6	4	3	9	1	7
7	9	3	8	2	1	4	5	6

143

5	7	4	2	6	1	9	8	3
6	1	2	9	3	8	5	7	4
8	3	9	7	4	5	2	6	1
9	2	1	6	5	7	3	4	8
7	8	3	1	9	4	6	5	2
4	5	6	8	2	3	1	9	7
3	4	8	5	1	6	7	2	9
1	9	5	4	7	2	8	3	6
2	6	7	3	8	9	4	1	5

144

Solutions

Expert

9	7	2	3	1	8	5	4	6
4	3	5	9	2	6	8	1	7
1	6	8	5	7	4	9	2	3
6	4	1	2	5	3	7	8	9
5	2	7	8	4	9	3	6	1
8	9	3	1	6	7	4	5	2
2	5	4	7	3	1	6	9	8
7	1	9	6	8	5	2	3	4
3	8	6	4	9	2	1	7	5

145

6	5	8	2	4	7	1	3	9
4	7	3	6	1	9	2	8	5
1	2	9	3	8	5	6	4	7
3	4	5	7	9	2	8	1	6
9	6	7	1	3	8	5	2	4
2	8	1	4	5	6	7	9	3
8	3	2	5	6	4	9	7	1
7	1	6	9	2	3	4	5	8
5	9	4	8	7	1	3	6	2

146

6	8	1	7	5	2	4	3	9
3	9	2	8	6	4	7	5	1
5	7	4	3	1	9	6	8	2
8	3	7	1	4	5	9	2	6
2	1	9	6	7	3	8	4	5
4	5	6	2	9	8	3	1	7
9	2	5	4	8	7	1	6	3
1	4	3	9	2	6	5	7	8
7	6	8	5	3	1	2	9	4

147

8	4	9	3	5	7	6	1	2
6	1	5	9	8	2	3	4	7
2	3	7	1	4	6	9	8	5
9	7	6	5	1	3	4	2	8
3	5	1	8	2	4	7	6	9
4	8	2	6	7	9	1	5	3
5	9	4	2	3	1	8	7	6
1	6	8	7	9	5	2	3	4
7	2	3	4	6	8	5	9	1

148

7	9	1	5	8	2	4	3	6
4	3	5	6	1	9	8	2	7
8	6	2	3	4	7	9	5	1
3	4	6	8	7	1	5	9	2
2	5	7	9	6	4	3	1	8
9	1	8	2	5	3	6	7	4
1	2	9	4	3	8	7	6	5
6	7	4	1	9	5	2	8	3
5	8	3	7	2	6	1	4	9

149

2	6	3	5	1	7	8	4	9
8	5	4	6	2	9	7	1	3
1	9	7	8	4	3	6	5	2
5	8	2	9	7	1	3	6	4
9	7	6	4	3	8	1	2	5
3	4	1	2	6	5	9	7	8
4	2	8	7	9	6	5	3	1
6	3	5	1	8	4	2	9	7
7	1	9	3	5	2	4	8	6

150

2	6	7	4	5	8	9	3	1
3	1	9	7	2	6	4	5	8
5	4	8	9	1	3	7	2	6
4	3	1	6	8	2	5	7	9
8	2	6	5	7	9	1	4	3
7	9	5	3	4	1	6	8	2
6	7	2	1	3	4	8	9	5
1	5	3	8	9	7	2	6	4
9	8	4	2	6	5	3	1	7

151

8	2	3	7	9	5	4	6	1
4	6	7	2	3	1	9	5	8
5	1	9	4	8	6	3	7	2
3	9	1	5	6	7	8	2	4
6	8	2	1	4	9	5	3	7
7	4	5	8	2	3	6	1	9
9	5	4	6	1	2	7	8	3
1	3	6	9	7	8	2	4	5
2	7	8	3	5	4	1	9	6

152

4	6	7	9	8	3	2	5	1
2	3	8	5	7	1	9	6	4
9	5	1	2	4	6	8	3	7
3	1	5	8	2	4	7	9	6
6	7	4	1	9	5	3	2	8
8	9	2	3	6	7	1	4	5
1	4	9	7	5	2	6	8	3
5	8	3	6	1	9	4	7	2
7	2	6	4	3	8	5	1	9

153

1	9	8	5	2	6	7	3	4
2	5	4	1	3	7	8	6	9
6	3	7	9	4	8	2	5	1
8	1	9	4	7	5	3	2	6
4	6	2	3	8	1	9	7	5
3	7	5	6	9	2	1	4	8
9	2	6	7	1	4	5	8	3
5	8	3	2	6	9	4	1	7
7	4	1	8	5	3	6	9	2

154

2	4	6	5	8	3	1	9	7
1	8	3	2	9	7	4	5	6
9	5	7	6	1	4	8	3	2
3	1	9	7	2	6	5	4	8
4	2	8	3	5	1	7	6	9
6	7	5	8	4	9	2	1	3
8	6	1	9	7	5	3	2	4
5	3	2	4	6	8	9	7	1
7	9	4	1	3	2	6	8	5

155

9	8	1	4	7	3	6	2	5
2	6	5	8	9	1	4	7	3
3	4	7	5	6	2	9	1	8
8	1	2	3	5	6	7	9	4
6	9	3	2	4	7	5	8	1
5	7	4	9	1	8	3	6	2
1	3	6	7	2	5	8	4	9
7	5	9	1	8	4	2	3	6
4	2	8	6	3	9	1	5	7

156

1	6	7	5	3	2	9	4	8
3	2	8	4	6	9	5	1	7
4	5	9	8	7	1	2	3	6
5	3	1	7	4	6	8	9	2
7	9	6	1	2	8	4	5	3
8	4	2	9	5	3	6	7	1
6	7	3	2	9	4	1	8	5
9	1	5	6	8	7	3	2	4
2	8	4	3	1	5	7	6	9

157

9	4	1	2	5	3	8	6	7
2	7	6	8	9	1	3	4	5
5	3	8	4	7	6	1	2	9
7	6	4	5	8	2	9	3	1
8	9	2	1	3	7	4	5	6
1	5	3	6	4	9	2	7	8
6	2	5	3	1	8	7	9	4
4	8	7	9	2	5	6	1	3
3	1	9	7	6	4	5	8	2

158

2	6	7	1	9	5	4	8	3
3	5	9	8	7	4	2	1	6
8	4	1	6	2	3	7	5	9
5	8	6	7	3	9	1	4	2
9	1	4	2	8	6	3	7	5
7	3	2	4	5	1	6	9	8
4	9	5	3	1	2	8	6	7
6	2	8	9	4	7	5	3	1
1	7	3	5	6	8	9	2	4

159

1	9	3	5	2	8	7	6	4
8	6	2	1	4	7	3	9	5
7	5	4	9	6	3	8	2	1
3	4	8	6	5	2	1	7	9
9	2	5	3	7	1	6	4	8
6	7	1	8	9	4	5	3	2
5	1	6	4	3	9	2	8	7
2	8	9	7	1	6	4	5	3
4	3	7	2	8	5	9	1	6

160

Solutions

Expert

1	9	4	2	8	7	3	5	6
7	3	5	6	1	4	8	2	9
8	2	6	3	9	5	1	7	4
6	8	2	7	5	9	4	1	3
4	1	7	8	3	6	2	9	5
3	5	9	4	2	1	6	8	7
5	6	8	9	4	2	7	3	1
9	7	3	1	6	8	5	4	2
2	4	1	5	7	3	9	6	8

161

8	3	5	1	4	6	9	7	2
2	6	4	7	8	9	1	3	5
7	9	1	2	5	3	8	4	6
9	4	8	3	6	7	2	5	1
3	7	6	5	1	2	4	8	9
5	1	2	4	9	8	7	6	3
4	2	7	6	3	1	5	9	8
1	8	3	9	7	5	6	2	4
6	5	9	8	2	4	3	1	7

162

7	5	6	4	1	3	9	2	8
1	9	3	2	5	8	4	7	6
2	8	4	7	9	6	5	1	3
5	1	9	8	6	2	3	4	7
3	4	2	9	7	5	6	8	1
6	7	8	1	3	4	2	5	9
9	2	7	3	4	1	8	6	5
8	6	1	5	2	9	7	3	4
4	3	5	6	8	7	1	9	2

163

1	5	4	7	3	2	9	8	6
9	2	3	5	8	6	4	7	1
6	7	8	4	9	1	3	5	2
5	4	7	2	6	3	1	9	8
2	8	9	1	4	5	7	6	3
3	1	6	9	7	8	5	2	4
4	6	5	8	1	7	2	3	9
8	9	2	3	5	4	6	1	7
7	3	1	6	2	9	8	4	5

164

3	2	6	7	5	4	9	1	8
7	4	9	2	8	1	3	5	6
8	1	5	9	3	6	2	7	4
6	7	3	5	9	8	1	4	2
4	8	2	6	1	3	5	9	7
5	9	1	4	2	7	6	8	3
1	5	8	3	4	2	7	6	9
2	6	4	1	7	9	8	3	5
9	3	7	8	6	5	4	2	1

165

1	9	3	2	8	7	6	4	5
5	7	6	3	4	1	8	9	2
2	4	8	9	6	5	3	7	1
6	1	9	7	5	2	4	8	3
3	8	4	6	1	9	2	5	7
7	2	5	4	3	8	1	6	9
9	5	1	8	2	4	7	3	6
8	6	2	5	7	3	9	1	4
4	3	7	1	9	6	5	2	8

166

2	7	3	5	1	8	4	9	6
1	4	6	3	7	9	5	8	2
9	8	5	4	2	6	1	7	3
4	3	9	8	6	7	2	1	5
7	2	8	1	3	5	6	4	9
6	5	1	2	9	4	8	3	7
8	9	2	6	4	3	7	5	1
5	6	7	9	8	1	3	2	4
3	1	4	7	5	2	9	6	8

167

8	2	4	9	1	3	5	6	7
7	6	5	2	8	4	3	9	1
1	3	9	6	5	7	2	8	4
5	4	7	3	6	2	8	1	9
3	8	1	5	4	9	7	2	6
2	9	6	8	7	1	4	3	5
6	5	3	4	9	8	1	7	2
4	1	2	7	3	6	9	5	8
9	7	8	1	2	5	6	4	3

168

3	9	8	7	1	4	6	5	2
7	5	2	6	3	8	4	1	9
6	1	4	9	2	5	3	8	7
9	2	7	4	6	1	8	3	5
8	6	5	2	9	3	1	7	4
4	3	1	5	8	7	2	9	6
1	4	6	8	7	9	5	2	3
5	7	3	1	4	2	9	6	8
2	8	9	3	5	6	7	4	1

169

8	2	1	3	4	9	7	5	6
6	7	5	8	2	1	4	9	3
3	4	9	5	6	7	2	1	8
5	1	4	2	3	8	9	6	7
2	8	7	6	9	4	5	3	1
9	3	6	1	7	5	8	2	4
1	9	3	7	8	2	6	4	5
7	5	2	4	1	6	3	8	9
4	6	8	9	5	3	1	7	2

170

4	8	9	5	7	3	2	6	1
7	1	2	6	4	8	9	5	3
5	3	6	2	9	1	4	8	7
2	4	7	9	1	6	8	3	5
6	5	3	8	2	7	1	4	9
1	9	8	3	5	4	7	2	6
8	2	1	7	3	5	6	9	4
3	6	4	1	8	9	5	7	2
9	7	5	4	6	2	3	1	8

171

9	7	1	8	3	6	4	5	2
5	3	8	2	7	4	6	9	1
4	2	6	1	9	5	3	7	8
6	5	4	3	2	8	7	1	9
7	8	2	4	1	9	5	3	6
3	1	9	6	5	7	8	2	4
8	9	3	5	4	1	2	6	7
2	6	7	9	8	3	1	4	5
1	4	5	7	6	2	9	8	3

172

5	2	9	7	1	3	8	6	4
8	7	3	4	6	5	1	9	2
1	6	4	8	2	9	3	5	7
7	3	1	9	5	2	6	4	8
6	5	2	1	4	8	9	7	3
9	4	8	6	3	7	2	1	5
4	8	5	3	9	1	7	2	6
2	1	7	5	8	6	4	3	9
3	9	6	2	7	4	5	8	1

173

7	6	3	1	5	2	4	8	9
4	9	5	7	6	8	3	2	1
2	1	8	4	3	9	5	6	7
3	5	9	8	7	6	2	1	4
8	7	1	2	9	4	6	3	5
6	2	4	3	1	5	9	7	8
1	8	2	5	4	3	7	9	6
9	4	7	6	2	1	8	5	3
5	3	6	9	8	7	1	4	2

174

7	1	2	9	4	8	6	5	3
6	3	9	7	2	5	4	1	8
8	5	4	3	6	1	7	2	9
5	7	6	2	3	4	9	8	1
3	9	8	6	1	7	2	4	5
2	4	1	5	8	9	3	6	7
4	6	7	1	5	3	8	9	2
1	2	3	8	9	6	5	7	4
9	8	5	4	7	2	1	3	6

175

3	4	8	6	7	1	5	2	9
7	6	9	3	5	2	8	4	1
1	2	5	4	8	9	6	3	7
8	1	4	7	2	3	9	5	6
5	9	2	8	4	6	1	7	3
6	3	7	1	9	5	4	8	2
4	5	3	9	1	7	2	6	8
2	7	1	5	6	8	3	9	4
9	8	6	2	3	4	7	1	5

176

Solutions

Expert

9	6	3	8	1	5	7	4	2
1	4	2	3	9	7	5	6	8
5	8	7	2	6	4	1	9	3
6	2	1	4	3	9	8	5	7
3	7	8	6	5	2	4	1	9
4	9	5	1	7	8	2	3	6
2	1	9	7	4	6	3	8	5
7	3	6	5	8	1	9	2	4
8	5	4	9	2	3	6	7	1

177

8	7	9	5	6	4	3	1	2
6	2	1	7	8	3	9	5	4
5	4	3	1	2	9	6	8	7
4	9	6	8	3	1	2	7	5
7	1	2	6	4	5	8	9	3
3	8	5	2	9	7	4	6	1
9	5	8	4	7	2	1	3	6
2	6	7	3	1	8	5	4	9
1	3	4	9	5	6	7	2	8

178

4	3	1	8	9	5	6	7	2
2	9	6	3	1	7	5	8	4
7	5	8	4	2	6	1	9	3
9	1	7	6	3	8	4	2	5
5	2	3	1	4	9	8	6	7
8	6	4	5	7	2	3	1	9
3	8	2	7	5	1	9	4	6
6	7	5	9	8	4	2	3	1
1	4	9	2	6	3	7	5	8

179

1	3	9	2	7	8	5	6	4
2	7	8	5	6	4	9	1	3
5	6	4	1	9	3	7	8	2
6	8	1	3	5	9	2	4	7
7	9	3	6	4	2	8	5	1
4	2	5	7	8	1	3	9	6
9	4	2	8	1	7	6	3	5
3	1	6	9	2	5	4	7	8
8	5	7	4	3	6	1	2	9

180

5	2	4	6	9	1	3	8	7
3	1	6	4	8	7	5	9	2
7	9	8	2	5	3	6	4	1
1	5	7	3	2	8	4	6	9
6	3	9	7	4	5	2	1	8
8	4	2	1	6	9	7	3	5
2	7	3	8	1	4	9	5	6
9	6	1	5	3	2	8	7	4
4	8	5	9	7	6	1	2	3

181

9	1	8	7	2	3	6	5	4
2	3	4	6	8	5	9	1	7
6	5	7	9	4	1	3	8	2
4	6	3	2	5	9	8	7	1
5	2	9	1	7	8	4	3	6
7	8	1	4	3	6	2	9	5
1	4	2	3	9	7	5	6	8
8	9	6	5	1	4	7	2	3
3	7	5	8	6	2	1	4	9

182

1	3	2	4	6	9	7	8	5
5	4	8	3	1	7	6	9	2
6	7	9	2	5	8	3	1	4
8	9	4	6	7	2	1	5	3
7	5	1	8	4	3	2	6	9
3	2	6	1	9	5	4	7	8
9	1	7	5	2	4	8	3	6
4	8	5	7	3	6	9	2	1
2	6	3	9	8	1	5	4	7

183

7	6	5	9	3	4	2	8	1
2	4	1	8	7	6	3	5	9
8	9	3	2	1	5	7	4	6
3	1	4	5	9	7	8	6	2
6	7	2	4	8	3	1	9	5
5	8	9	1	6	2	4	3	7
1	2	6	3	4	9	5	7	8
4	5	7	6	2	8	9	1	3
9	3	8	7	5	1	6	2	4

184

4	6	1	7	3	5	9	8	2
2	7	9	4	6	8	3	5	1
5	8	3	2	1	9	6	7	4
6	2	8	5	4	1	7	9	3
7	1	5	3	9	2	4	6	8
3	9	4	8	7	6	2	1	5
8	3	2	6	5	7	1	4	9
1	5	6	9	2	4	8	3	7
9	4	7	1	8	3	5	2	6

185

7	6	9	2	3	4	1	8	5
3	4	5	7	1	8	2	6	9
2	8	1	6	9	5	3	4	7
9	7	2	3	8	1	4	5	6
4	5	3	9	7	6	8	1	2
6	1	8	5	4	2	9	7	3
1	3	6	4	2	7	5	9	8
5	2	4	8	6	9	7	3	1
8	9	7	1	5	3	6	2	4

186

5	2	9	6	1	3	4	8	7
1	4	8	9	2	7	6	3	5
3	7	6	5	4	8	1	9	2
4	9	2	3	6	1	5	7	8
8	3	7	2	5	4	9	6	1
6	1	5	8	7	9	3	2	4
7	8	1	4	3	6	2	5	9
9	5	3	1	8	2	7	4	6
2	6	4	7	9	5	8	1	3

187

1	8	7	6	3	9	2	5	4
3	2	6	4	1	5	8	9	7
5	9	4	7	8	2	6	3	1
4	3	1	5	7	8	9	6	2
7	6	9	1	2	3	5	4	8
2	5	8	9	6	4	7	1	3
6	7	5	8	4	1	3	2	9
8	4	2	3	9	6	1	7	5
9	1	3	2	5	7	4	8	6

188

6	9	3	1	7	4	2	8	5
2	1	5	6	3	8	7	4	9
4	7	8	5	9	2	1	6	3
3	2	1	4	5	7	6	9	8
9	4	6	2	8	1	3	5	7
8	5	7	9	6	3	4	1	2
1	3	2	8	4	9	5	7	6
5	8	4	7	2	6	9	3	1
7	6	9	3	1	5	8	2	4

189

8	5	3	6	7	1	9	2	4
6	2	1	8	4	9	7	3	5
4	9	7	5	2	3	8	6	1
5	3	4	9	1	7	6	8	2
2	8	9	3	6	4	1	5	7
7	1	6	2	5	8	3	4	9
1	6	2	7	8	5	4	9	3
3	4	5	1	9	6	2	7	8
9	7	8	4	3	2	5	1	6

190

3	2	7	5	1	9	4	6	8
1	8	5	3	6	4	9	7	2
4	6	9	8	7	2	1	5	3
5	9	3	2	4	6	8	1	7
6	4	1	7	8	3	5	2	9
2	7	8	9	5	1	3	4	6
7	1	4	6	3	8	2	9	5
9	3	6	4	2	5	7	8	1
8	5	2	1	9	7	6	3	4

191

5	3	1	6	7	9	8	4	2
4	9	7	2	8	1	6	5	3
2	8	6	3	5	4	1	7	9
8	2	3	5	1	7	9	6	4
1	7	9	4	2	6	3	8	5
6	5	4	9	3	8	7	2	1
7	4	5	1	6	3	2	9	8
9	1	8	7	4	2	5	3	6
3	6	2	8	9	5	4	1	7

192

Solutions

Expert

7	9	6	3	5	1	2	8	4
8	2	1	6	7	4	9	3	5
4	5	3	9	2	8	7	6	1
5	1	9	4	3	6	8	7	2
2	6	7	1	8	5	3	4	9
3	4	8	7	9	2	5	1	6
6	7	5	8	1	9	4	2	3
9	3	4	2	6	7	1	5	8
1	8	2	5	4	3	6	9	7

193

2	7	1	3	9	4	6	8	5
3	6	9	7	8	5	1	2	4
5	4	8	1	2	6	3	9	7
1	2	6	9	3	7	5	4	8
9	3	5	2	4	8	7	1	6
7	8	4	5	6	1	9	3	2
8	9	7	6	1	2	4	5	3
6	1	2	4	5	3	8	7	9
4	5	3	8	7	9	2	6	1

194

2	9	1	5	4	7	3	8	6
7	6	4	9	8	3	5	1	2
8	3	5	6	2	1	4	9	7
3	2	7	4	6	8	9	5	1
1	5	8	7	9	2	6	3	4
9	4	6	1	3	5	7	2	8
5	7	2	3	1	4	8	6	9
6	8	3	2	7	9	1	4	5
4	1	9	8	5	6	2	7	3

195

7	3	9	6	1	4	5	2	8
5	6	8	9	3	2	4	1	7
2	1	4	5	8	7	3	9	6
3	9	6	7	5	1	2	8	4
8	2	5	3	4	6	1	7	9
1	4	7	8	2	9	6	3	5
6	7	1	2	9	5	8	4	3
9	8	2	4	6	3	7	5	1
4	5	3	1	7	8	9	6	2

196

7	8	1	5	4	2	3	6	9
9	6	5	7	3	1	4	2	8
4	2	3	8	9	6	5	7	1
3	7	9	4	8	5	2	1	6
5	4	2	1	6	9	8	3	7
6	1	8	3	2	7	9	4	5
8	5	4	6	1	3	7	9	2
1	9	7	2	5	4	6	8	3
2	3	6	9	7	8	1	5	4

197

7	1	9	5	6	8	3	2	4
4	6	3	9	2	7	8	1	5
8	2	5	3	4	1	9	6	7
1	3	6	4	8	2	7	5	9
5	8	4	6	7	9	2	3	1
2	9	7	1	5	3	6	4	8
3	7	1	2	9	5	4	8	6
6	5	8	7	3	4	1	9	2
9	4	2	8	1	6	5	7	3

198

5	7	3	6	2	8	4	1	9
8	1	4	9	3	7	6	2	5
2	6	9	4	1	5	7	3	8
1	9	8	7	6	3	2	5	4
3	5	2	8	9	4	1	6	7
6	4	7	1	5	2	8	9	3
4	3	5	2	8	1	9	7	6
9	8	1	5	7	6	3	4	2
7	2	6	3	4	9	5	8	1

199

5	3	8	2	6	4	9	1	7
4	1	2	5	9	7	6	8	3
9	7	6	8	3	1	2	4	5
1	8	5	7	2	9	3	6	4
2	4	7	3	8	6	5	9	1
3	6	9	1	4	5	7	2	8
8	5	1	6	7	2	4	3	9
6	9	3	4	5	8	1	7	2
7	2	4	9	1	3	8	5	6

200

7	8	9	2	6	5	4	1	3
2	1	3	8	9	4	5	6	7
6	5	4	1	7	3	9	8	2
3	9	8	5	2	6	7	4	1
1	7	5	4	3	8	6	2	9
4	2	6	9	1	7	3	5	8
8	3	7	6	5	1	2	9	4
5	4	2	3	8	9	1	7	6
9	6	1	7	4	2	8	3	5

201

8	2	3	5	1	9	7	4	6
4	5	9	7	3	6	2	1	8
1	6	7	2	8	4	9	3	5
6	8	5	9	2	3	1	7	4
3	1	4	6	7	5	8	9	2
9	7	2	1	4	8	5	6	3
7	4	1	8	6	2	3	5	9
2	9	6	3	5	1	4	8	7
5	3	8	4	9	7	6	2	1

202

2	8	6	4	7	1	9	5	3
4	3	1	2	9	5	7	8	6
7	9	5	6	3	8	2	4	1
3	6	2	7	8	4	5	1	9
1	4	8	3	5	9	6	7	2
5	7	9	1	6	2	4	3	8
9	2	7	8	4	3	1	6	5
8	1	4	5	2	6	3	9	7
6	5	3	9	1	7	8	2	4

203

2	7	5	1	3	6	4	8	9
3	9	6	2	4	8	5	1	7
1	8	4	9	7	5	6	2	3
4	6	7	5	2	9	1	3	8
5	2	1	3	8	7	9	6	4
9	3	8	4	6	1	7	5	2
8	1	2	7	5	4	3	9	6
7	5	3	6	9	2	8	4	1
6	4	9	8	1	3	2	7	5

204

1	3	2	8	5	4	7	6	9
6	4	5	1	7	9	8	2	3
8	7	9	2	3	6	4	1	5
4	2	6	9	8	7	3	5	1
7	8	1	3	2	5	9	4	6
9	5	3	4	6	1	2	8	7
3	1	7	6	4	2	5	9	8
2	6	8	5	9	3	1	7	4
5	9	4	7	1	8	6	3	2

205

2	7	8	6	9	3	5	1	4
9	5	3	7	1	4	6	8	2
6	1	4	8	2	5	3	9	7
1	4	2	9	8	6	7	5	3
5	3	9	4	7	2	8	6	1
8	6	7	3	5	1	4	2	9
7	8	5	2	3	9	1	4	6
3	9	6	1	4	8	2	7	5
4	2	1	5	6	7	9	3	8

206

1	4	3	8	7	6	5	9	2
2	8	5	4	1	9	3	7	6
9	6	7	2	3	5	4	1	8
6	2	4	1	8	3	7	5	9
7	1	8	5	9	2	6	3	4
3	5	9	6	4	7	8	2	1
8	7	6	9	5	1	2	4	3
4	3	1	7	2	8	9	6	5
5	9	2	3	6	4	1	8	7

207

2	7	8	4	6	1	3	9	5
6	1	5	2	3	9	4	7	8
9	4	3	5	7	8	1	2	6
5	8	9	1	4	6	7	3	2
7	6	2	9	8	3	5	4	1
4	3	1	7	2	5	6	8	9
3	9	4	6	5	2	8	1	7
8	2	6	3	1	7	9	5	4
1	5	7	8	9	4	2	6	3

208

Solutions

Expert

7	3	5	8	4	6	2	9	1
1	6	2	7	9	5	4	8	3
9	4	8	1	3	2	5	7	6
6	9	3	5	8	7	1	4	2
2	7	4	3	1	9	6	5	8
8	5	1	6	2	4	7	3	9
5	1	9	4	6	3	8	2	7
3	8	7	2	5	1	9	6	4
4	2	6	9	7	8	3	1	5

209

7	1	6	9	2	3	8	4	5
5	2	9	6	4	8	3	1	7
8	3	4	7	5	1	9	6	2
6	9	1	8	3	7	2	5	4
4	8	5	2	6	9	7	3	1
3	7	2	4	1	5	6	9	8
9	4	7	5	8	6	1	2	3
2	6	3	1	7	4	5	8	9
1	5	8	3	9	2	4	7	6

210

1	4	5	2	7	6	3	8	9
2	9	8	3	1	5	7	4	6
7	3	6	8	9	4	2	5	1
8	6	3	4	2	1	9	7	5
9	2	4	7	5	3	1	6	8
5	7	1	9	6	8	4	3	2
3	5	9	1	8	7	6	2	4
6	1	7	5	4	2	8	9	3
4	8	2	6	3	9	5	1	7

211

8	9	5	7	4	2	6	3	1
7	6	2	3	5	1	9	4	8
1	4	3	6	9	8	5	2	7
3	5	9	8	2	6	7	1	4
2	1	4	9	7	5	8	6	3
6	7	8	4	1	3	2	9	5
5	3	7	2	6	4	1	8	9
4	2	1	5	8	9	3	7	6
9	8	6	1	3	7	4	5	2

212

3	6	2	1	4	8	5	7	9
4	8	5	7	3	9	6	1	2
9	7	1	2	6	5	3	4	8
6	2	7	8	1	3	4	9	5
5	3	8	4	9	2	1	6	7
1	9	4	5	7	6	2	8	3
8	5	9	6	2	4	7	3	1
7	4	3	9	5	1	8	2	6
2	1	6	3	8	7	9	5	4

213

7	2	1	4	6	9	5	8	3
3	8	4	1	5	7	6	9	2
6	9	5	3	8	2	1	4	7
8	5	6	7	4	1	3	2	9
9	7	3	6	2	5	8	1	4
4	1	2	8	9	3	7	5	6
2	3	8	5	7	4	9	6	1
5	4	7	9	1	6	2	3	8
1	6	9	2	3	8	4	7	5

214

2	1	7	3	9	6	4	5	8
9	6	4	7	8	5	3	1	2
3	8	5	2	1	4	7	9	6
7	4	8	6	2	1	9	3	5
5	3	1	9	7	8	2	6	4
6	2	9	4	5	3	8	7	1
8	7	6	1	3	2	5	4	9
1	5	3	8	4	9	6	2	7
4	9	2	5	6	7	1	8	3

215

5	4	2	8	1	6	7	3	9
9	3	7	5	4	2	1	6	8
1	8	6	3	7	9	2	4	5
2	1	5	9	3	8	6	7	4
4	6	8	7	2	1	9	5	3
7	9	3	6	5	4	8	1	2
8	2	4	1	6	3	5	9	7
6	5	9	4	8	7	3	2	1
3	7	1	2	9	5	4	8	6

216

9	4	3	6	2	7	8	1	5
6	1	2	5	4	8	9	7	3
8	5	7	9	1	3	6	2	4
1	9	5	7	3	2	4	8	6
2	3	4	1	8	6	7	5	9
7	6	8	4	5	9	2	3	1
5	2	1	8	6	4	3	9	7
3	7	6	2	9	5	1	4	8
4	8	9	3	7	1	5	6	2

217

3	6	7	8	9	5	1	2	4
8	2	9	1	6	4	5	7	3
5	1	4	7	2	3	8	9	6
4	9	2	3	7	8	6	1	5
7	5	6	9	4	1	3	8	2
1	8	3	6	5	2	9	4	7
2	4	8	5	1	6	7	3	9
9	3	5	4	8	7	2	6	1
6	7	1	2	3	9	4	5	8

218

9	6	1	7	5	4	2	8	3
8	2	3	9	1	6	5	4	7
7	4	5	8	3	2	6	9	1
1	7	2	5	9	8	4	3	6
3	9	8	6	4	1	7	5	2
6	5	4	3	2	7	8	1	9
2	3	7	1	8	5	9	6	4
5	1	6	4	7	9	3	2	8
4	8	9	2	6	3	1	7	5

219

4	5	9	6	3	2	1	8	7
2	1	3	4	8	7	6	5	9
6	8	7	1	9	5	4	2	3
9	3	4	5	2	1	8	7	6
8	2	1	3	7	6	5	9	4
5	7	6	8	4	9	3	1	2
1	4	2	7	6	8	9	3	5
7	6	5	9	1	3	2	4	8
3	9	8	2	5	4	7	6	1

220

2	9	7	8	3	4	1	6	5
6	8	4	7	5	1	3	9	2
5	3	1	2	6	9	8	4	7
8	5	2	4	9	3	7	1	6
7	6	9	5	1	2	4	3	8
1	4	3	6	7	8	5	2	9
9	1	5	3	8	6	2	7	4
4	7	6	1	2	5	9	8	3
3	2	8	9	4	7	6	5	1

221

4	6	2	9	3	7	1	8	5
7	8	3	6	1	5	4	9	2
1	9	5	2	8	4	6	7	3
3	2	6	8	7	1	5	4	9
8	5	7	4	9	2	3	6	1
9	1	4	5	6	3	7	2	8
6	3	1	7	2	9	8	5	4
5	7	9	1	4	8	2	3	6
2	4	8	3	5	6	9	1	7

222

8	6	9	2	1	7	3	4	5
7	4	3	5	6	9	1	2	8
1	2	5	4	3	8	6	9	7
6	3	8	7	9	1	2	5	4
2	7	4	3	5	6	9	8	1
5	9	1	8	4	2	7	3	6
3	1	2	6	8	5	4	7	9
9	8	7	1	2	4	5	6	3
4	5	6	9	7	3	8	1	2

223

6	2	3	8	1	5	7	4	9
7	4	8	2	3	9	5	1	6
9	1	5	7	6	4	2	3	8
8	9	4	1	2	6	3	5	7
2	6	7	9	5	3	4	8	1
5	3	1	4	7	8	9	6	2
1	8	2	3	4	7	6	9	5
3	5	9	6	8	2	1	7	4
4	7	6	5	9	1	8	2	3

224

Solutions

Expert

1	4	2	6	3	7	5	9	8
7	8	5	9	2	1	6	4	3
6	3	9	8	4	5	2	1	7
4	1	8	2	9	3	7	5	6
9	2	7	4	5	6	3	8	1
5	6	3	7	1	8	9	2	4
8	7	4	5	6	9	1	3	2
2	9	1	3	7	4	8	6	5
3	5	6	1	8	2	4	7	9

225

6	4	9	3	8	2	1	5	7
3	8	7	9	1	5	4	2	6
5	2	1	6	7	4	9	8	3
8	1	6	5	2	7	3	9	4
9	3	2	8	4	6	5	7	1
7	5	4	1	9	3	8	6	2
1	7	5	4	6	8	2	3	9
2	9	8	7	3	1	6	4	5
4	6	3	2	5	9	7	1	8

226

9	7	3	8	1	2	4	6	5
6	2	4	3	5	7	1	9	8
8	1	5	6	4	9	2	7	3
4	6	1	5	7	8	3	2	9
3	5	2	1	9	6	7	8	4
7	9	8	2	3	4	6	5	1
2	3	7	9	8	1	5	4	6
5	8	6	4	2	3	9	1	7
1	4	9	7	6	5	8	3	2

227

9	4	5	6	2	7	1	8	3
2	6	1	9	3	8	7	5	4
7	8	3	4	5	1	2	9	6
4	5	7	2	9	3	8	6	1
1	2	9	8	6	4	3	7	5
8	3	6	1	7	5	4	2	9
6	1	2	3	8	9	5	4	7
5	9	4	7	1	2	6	3	8
3	7	8	5	4	6	9	1	2

228

6	2	5	3	7	4	8	9	1
7	3	9	6	8	1	4	2	5
8	4	1	5	2	9	3	7	6
1	6	8	4	3	2	9	5	7
5	7	2	8	9	6	1	4	3
3	9	4	1	5	7	6	8	2
4	8	3	7	6	5	2	1	9
9	1	7	2	4	3	5	6	8
2	5	6	9	1	8	7	3	4

229

5	4	6	8	7	3	2	9	1
3	2	7	5	9	1	4	6	8
1	9	8	6	2	4	3	5	7
9	6	1	4	8	5	7	3	2
2	8	5	1	3	7	9	4	6
7	3	4	2	6	9	1	8	5
6	1	2	3	4	8	5	7	9
8	7	3	9	5	2	6	1	4
4	5	9	7	1	6	8	2	3

230

5	1	7	8	9	4	6	3	2
2	9	6	1	3	5	7	4	8
8	4	3	7	6	2	5	1	9
9	7	1	5	4	6	2	8	3
3	8	5	2	1	7	9	6	4
6	2	4	3	8	9	1	5	7
7	5	8	6	2	3	4	9	1
4	3	2	9	5	1	8	7	6
1	6	9	4	7	8	3	2	5

231

6	5	4	2	7	3	9	1	8
8	7	3	6	9	1	2	5	4
2	9	1	4	8	5	6	7	3
4	2	6	1	5	8	3	9	7
7	1	9	3	2	6	8	4	5
3	8	5	9	4	7	1	2	6
1	3	2	7	6	4	5	8	9
5	6	7	8	1	9	4	3	2
9	4	8	5	3	2	7	6	1

232

7	8	9	3	2	4	1	5	6
2	5	4	9	6	1	7	3	8
1	3	6	8	7	5	4	2	9
5	4	8	7	1	3	6	9	2
6	2	1	5	4	9	8	7	3
9	7	3	6	8	2	5	4	1
8	6	5	2	9	7	3	1	4
4	9	7	1	3	6	2	8	5
3	1	2	4	5	8	9	6	7

233

9	6	7	8	5	2	1	3	4
5	2	8	1	4	3	6	9	7
1	4	3	6	7	9	2	8	5
8	9	1	5	3	4	7	2	6
4	7	5	9	2	6	3	1	8
6	3	2	7	8	1	4	5	9
3	5	6	4	1	8	9	7	2
7	1	9	2	6	5	8	4	3
2	8	4	3	9	7	5	6	1

234

9	4	1	6	5	7	2	3	8
6	2	5	9	8	3	7	1	4
8	7	3	2	4	1	6	9	5
1	5	2	7	6	4	9	8	3
7	3	8	5	9	2	4	6	1
4	9	6	3	1	8	5	2	7
5	1	9	8	7	6	3	4	2
2	8	7	4	3	9	1	5	6
3	6	4	1	2	5	8	7	9

235

9	2	8	3	1	4	7	5	6
3	6	1	7	8	5	2	9	4
4	5	7	6	9	2	1	3	8
6	8	9	1	7	3	4	2	5
2	7	5	4	6	8	3	1	9
1	4	3	5	2	9	6	8	7
8	1	6	9	3	7	5	4	2
5	3	2	8	4	6	9	7	1
7	9	4	2	5	1	8	6	3

236

1	7	4	2	3	9	5	6	8
6	3	9	7	5	8	2	1	4
5	2	8	6	4	1	7	3	9
8	1	2	4	6	3	9	7	5
3	4	5	8	9	7	6	2	1
9	6	7	1	2	5	8	4	3
2	5	6	9	1	4	3	8	7
4	8	3	5	7	2	1	9	6
7	9	1	3	8	6	4	5	2

237

9	6	2	4	1	3	5	8	7
8	5	7	2	6	9	1	4	3
4	3	1	5	7	8	9	2	6
3	2	6	1	9	5	4	7	8
5	7	8	3	2	4	6	9	1
1	9	4	6	8	7	2	3	5
2	4	5	8	3	6	7	1	9
7	1	3	9	5	2	8	6	4
6	8	9	7	4	1	3	5	2

238

1	4	2	8	5	3	9	7	6
8	6	5	1	9	7	2	3	4
3	7	9	6	4	2	5	8	1
6	8	7	5	1	4	3	2	9
5	2	1	9	3	8	4	6	7
4	9	3	7	2	6	8	1	5
7	5	4	2	8	1	6	9	3
9	1	8	3	6	5	7	4	2
2	3	6	4	7	9	1	5	8

239

9	8	2	4	7	6	3	1	5
6	5	7	8	3	1	9	4	2
3	4	1	5	2	9	6	7	8
5	7	3	6	1	2	8	9	4
8	2	9	3	5	4	7	6	1
1	6	4	9	8	7	2	5	3
7	1	5	2	6	8	4	3	9
4	3	8	7	9	5	1	2	6
2	9	6	1	4	3	5	8	7

240

Solutions

Expert

7	5	4	8	6	1	2	3	9
6	2	9	7	5	3	8	1	4
8	1	3	4	9	2	7	5	6
4	9	2	1	3	6	5	8	7
1	6	8	5	7	4	9	2	3
3	7	5	2	8	9	6	4	1
2	8	6	3	1	7	4	9	5
9	4	1	6	2	5	3	7	8
5	3	7	9	4	8	1	6	2

241

5	4	2	3	1	8	9	6	7
1	6	3	5	7	9	2	8	4
9	7	8	4	6	2	1	5	3
7	2	5	8	3	1	4	9	6
4	1	9	6	2	5	3	7	8
3	8	6	9	4	7	5	1	2
6	5	4	1	8	3	7	2	9
8	9	7	2	5	4	6	3	1
2	3	1	7	9	6	8	4	5

242

5	7	4	8	1	3	9	6	2
6	9	3	2	5	4	8	7	1
8	1	2	6	9	7	4	5	3
7	6	5	9	8	1	3	2	4
2	4	8	3	7	6	1	9	5
1	3	9	4	2	5	7	8	6
3	8	7	5	4	2	6	1	9
4	5	1	7	6	9	2	3	8
9	2	6	1	3	8	5	4	7

243

6	5	9	1	8	2	7	4	3
7	4	3	5	9	6	1	2	8
2	1	8	3	7	4	5	9	6
9	8	2	4	1	5	3	6	7
1	6	4	2	3	7	8	5	9
3	7	5	9	6	8	4	1	2
4	3	7	6	2	1	9	8	5
5	9	6	8	4	3	2	7	1
8	2	1	7	5	9	6	3	4

244

9	8	7	3	6	5	2	4	1
3	4	5	1	7	2	6	8	9
6	2	1	4	9	8	7	5	3
8	9	2	7	4	3	5	1	6
5	1	4	6	2	9	3	7	8
7	6	3	5	8	1	4	9	2
2	7	9	8	3	4	1	6	5
1	3	6	9	5	7	8	2	4
4	5	8	2	1	6	9	3	7

245

8	7	5	2	4	3	9	1	6
3	9	4	8	1	6	7	2	5
6	2	1	5	9	7	8	4	3
2	5	6	4	8	1	3	9	7
1	4	9	3	7	5	6	8	2
7	3	8	9	6	2	1	5	4
9	6	3	1	5	4	2	7	8
5	1	2	7	3	8	4	6	9
4	8	7	6	2	9	5	3	1

246

8	2	4	5	3	9	7	1	6
6	9	1	2	8	7	5	3	4
7	3	5	6	4	1	8	2	9
5	1	6	4	7	8	3	9	2
3	7	8	9	1	2	4	6	5
9	4	2	3	6	5	1	7	8
4	8	7	1	9	6	2	5	3
2	6	3	7	5	4	9	8	1
1	5	9	8	2	3	6	4	7

247

1	6	4	3	2	5	7	9	8
2	8	9	4	7	1	6	5	3
3	5	7	6	9	8	4	1	2
5	7	1	2	4	9	3	8	6
4	2	6	5	8	3	1	7	9
9	3	8	7	1	6	2	4	5
7	4	3	9	5	2	8	6	1
8	9	2	1	6	7	5	3	4
6	1	5	8	3	4	9	2	7

248

4	8	3	5	6	9	1	7	2
9	1	7	2	8	4	3	6	5
2	6	5	1	3	7	8	4	9
1	4	9	8	7	5	6	2	3
6	5	2	4	1	3	9	8	7
3	7	8	9	2	6	5	1	4
7	2	6	3	5	1	4	9	8
8	3	4	6	9	2	7	5	1
5	9	1	7	4	8	2	3	6

249

3	5	4	9	2	1	6	8	7
9	8	7	4	3	6	2	1	5
1	2	6	7	5	8	4	3	9
4	1	5	8	7	9	3	2	6
7	6	2	5	1	3	8	9	4
8	3	9	2	6	4	5	7	1
6	4	8	3	9	7	1	5	2
5	7	1	6	8	2	9	4	3
2	9	3	1	4	5	7	6	8

250

6	8	7	2	9	4	5	3	1
9	1	4	6	5	3	2	8	7
3	5	2	7	1	8	4	6	9
8	3	9	1	4	5	6	7	2
7	4	5	9	6	2	8	1	3
2	6	1	3	8	7	9	5	4
4	2	6	5	7	1	3	9	8
1	9	3	8	2	6	7	4	5
5	7	8	4	3	9	1	2	6

251

8	7	2	9	3	6	1	5	4
9	6	4	8	1	5	7	3	2
5	3	1	7	4	2	9	8	6
1	5	9	2	8	4	6	7	3
2	4	7	1	6	3	8	9	5
6	8	3	5	7	9	2	4	1
3	1	8	4	2	7	5	6	9
4	2	5	6	9	8	3	1	7
7	9	6	3	5	1	4	2	8

252

7	5	1	8	4	3	6	2	9
9	3	2	5	7	6	8	4	1
4	8	6	1	2	9	5	3	7
6	1	4	7	3	8	9	5	2
2	9	5	6	1	4	3	7	8
8	7	3	9	5	2	1	6	4
1	4	7	3	8	5	2	9	6
5	6	8	2	9	7	4	1	3
3	2	9	4	6	1	7	8	5

253

9	3	1	6	8	4	7	5	2
5	8	4	2	1	7	9	6	3
7	2	6	3	5	9	4	1	8
6	9	2	8	4	3	5	7	1
1	5	8	9	7	2	3	4	6
4	7	3	5	6	1	2	8	9
8	4	9	1	2	5	6	3	7
2	1	5	7	3	6	8	9	4
3	6	7	4	9	8	1	2	5

254

4	1	8	3	9	7	2	6	5
2	9	7	6	5	8	1	4	3
6	5	3	2	4	1	7	9	8
3	8	9	7	2	5	4	1	6
1	7	2	8	6	4	5	3	9
5	4	6	1	3	9	8	2	7
8	2	5	9	1	6	3	7	4
9	3	4	5	7	2	6	8	1
7	6	1	4	8	3	9	5	2

255

2	3	6	5	8	1	4	7	9
8	7	5	9	4	2	6	3	1
4	1	9	7	3	6	8	5	2
3	5	7	4	2	8	1	9	6
1	9	4	3	6	5	2	8	7
6	2	8	1	7	9	5	4	3
7	4	2	8	1	3	9	6	5
9	8	1	6	5	7	3	2	4
5	6	3	2	9	4	7	1	8

256

Solutions

Expert

3	6	8	9	1	4	2	5	7
1	2	9	3	7	5	4	8	6
4	7	5	2	6	8	3	1	9
2	9	1	7	3	6	8	4	5
5	3	4	1	8	9	6	7	2
7	8	6	5	4	2	9	3	1
6	5	7	8	2	3	1	9	4
8	1	2	4	9	7	5	6	3
9	4	3	6	5	1	7	2	8

257

7	6	4	9	5	1	8	3	2
3	8	9	2	6	7	5	1	4
1	2	5	8	4	3	7	9	6
5	3	7	6	8	9	2	4	1
9	1	6	4	7	2	3	8	5
8	4	2	1	3	5	6	7	9
6	7	1	3	2	4	9	5	8
2	9	3	5	1	8	4	6	7
4	5	8	7	9	6	1	2	3

258

2	8	5	7	1	6	9	3	4
3	6	9	5	8	4	7	1	2
1	7	4	3	2	9	5	6	8
9	3	6	2	5	7	4	8	1
4	5	1	8	6	3	2	9	7
8	2	7	9	4	1	3	5	6
6	4	2	1	9	5	8	7	3
5	1	3	4	7	8	6	2	9
7	9	8	6	3	2	1	4	5

259

3	1	4	2	5	6	9	8	7
8	9	6	7	4	3	1	5	2
7	2	5	8	9	1	3	6	4
2	4	7	9	6	8	5	1	3
6	3	1	4	2	5	7	9	8
5	8	9	3	1	7	4	2	6
9	6	8	1	7	4	2	3	5
4	5	2	6	3	9	8	7	1
1	7	3	5	8	2	6	4	9

260

5	6	7	2	8	9	4	3	1
8	9	2	4	3	1	5	7	6
4	1	3	7	5	6	2	8	9
7	2	1	3	9	8	6	5	4
3	4	9	5	6	2	8	1	7
6	8	5	1	4	7	3	9	2
9	5	8	6	7	4	1	2	3
2	3	4	9	1	5	7	6	8
1	7	6	8	2	3	9	4	5

261

7	2	3	1	9	6	4	5	8
5	4	1	8	3	2	6	9	7
6	8	9	5	7	4	2	1	3
8	3	6	7	4	1	9	2	5
9	5	4	3	2	8	7	6	1
1	7	2	6	5	9	8	3	4
3	9	5	2	8	7	1	4	6
2	6	8	4	1	5	3	7	9
4	1	7	9	6	3	5	8	2

262

6	2	4	1	7	8	3	5	9
7	3	5	2	6	9	8	1	4
8	9	1	4	5	3	6	2	7
9	5	8	6	4	7	2	3	1
4	1	3	8	9	2	7	6	5
2	6	7	3	1	5	9	4	8
1	7	6	9	2	4	5	8	3
5	8	2	7	3	1	4	9	6
3	4	9	5	8	6	1	7	2

263

5	6	3	7	9	2	4	8	1
8	9	4	5	6	1	2	7	3
1	2	7	3	4	8	5	9	6
9	4	6	8	5	3	7	1	2
3	1	2	6	7	9	8	4	5
7	5	8	2	1	4	6	3	9
4	7	9	1	2	5	3	6	8
6	8	5	9	3	7	1	2	4
2	3	1	4	8	6	9	5	7

264

3	2	8	4	7	6	9	1	5
6	4	7	9	1	5	2	3	8
9	1	5	3	8	2	6	4	7
7	5	6	8	3	9	4	2	1
4	9	1	5	2	7	3	8	6
8	3	2	1	6	4	5	7	9
5	8	4	7	9	3	1	6	2
1	6	3	2	5	8	7	9	4
2	7	9	6	4	1	8	5	3

265

1	2	3	9	4	8	5	6	7
6	9	5	7	1	2	3	4	8
7	8	4	6	3	5	9	2	1
5	1	6	2	8	3	7	9	4
2	3	9	5	7	4	8	1	6
8	4	7	1	6	9	2	5	3
4	6	2	3	9	7	1	8	5
3	5	1	8	2	6	4	7	9
9	7	8	4	5	1	6	3	2

266

9	5	6	8	7	1	4	2	3
1	2	8	4	9	3	7	6	5
4	3	7	6	5	2	9	8	1
6	9	2	7	1	8	5	3	4
8	7	3	5	4	6	1	9	2
5	1	4	2	3	9	8	7	6
2	6	5	9	8	4	3	1	7
7	8	1	3	2	5	6	4	9
3	4	9	1	6	7	2	5	8

267

4	9	7	1	8	5	3	2	6
6	3	8	4	9	2	1	5	7
1	2	5	7	6	3	8	4	9
9	7	6	3	1	4	2	8	5
8	4	2	6	5	9	7	1	3
3	5	1	2	7	8	9	6	4
2	6	3	9	4	1	5	7	8
7	8	9	5	2	6	4	3	1
5	1	4	8	3	7	6	9	2

268

9	7	1	6	2	3	5	4	8
5	3	6	8	1	4	2	9	7
8	4	2	9	5	7	3	1	6
2	6	4	7	8	1	9	5	3
7	1	5	3	6	9	4	8	2
3	9	8	2	4	5	7	6	1
6	2	9	5	3	8	1	7	4
4	8	7	1	9	2	6	3	5
1	5	3	4	7	6	8	2	9

269

8	6	3	9	2	7	4	5	1
2	5	4	3	8	1	9	7	6
1	9	7	4	6	5	3	2	8
9	7	1	8	4	3	5	6	2
6	8	2	5	7	9	1	3	4
3	4	5	6	1	2	8	9	7
7	3	8	2	5	4	6	1	9
4	2	9	1	3	6	7	8	5
5	1	6	7	9	8	2	4	3

270

6	2	3	9	7	8	4	5	1
5	8	1	6	4	3	2	9	7
4	9	7	2	1	5	6	8	3
7	6	9	5	2	1	3	4	8
1	5	4	8	3	6	7	2	9
2	3	8	4	9	7	1	6	5
9	1	6	3	5	2	8	7	4
8	7	5	1	6	4	9	3	2
3	4	2	7	8	9	5	1	6

271

3	8	5	1	4	7	2	9	6
2	4	6	9	3	5	1	8	7
9	7	1	2	8	6	3	5	4
6	1	8	7	9	4	5	2	3
7	9	3	8	5	2	6	4	1
5	2	4	3	6	1	9	7	8
1	6	7	4	2	9	8	3	5
8	5	9	6	7	3	4	1	2
4	3	2	5	1	8	7	6	9

272

Solutions

Expert

8	1	5	9	2	3	7	6	4
6	9	7	8	4	5	1	3	2
3	4	2	1	7	6	5	8	9
9	2	8	7	6	1	3	4	5
5	6	3	4	9	8	2	7	1
4	7	1	3	5	2	6	9	8
2	3	9	6	1	4	8	5	7
7	5	6	2	8	9	4	1	3
1	8	4	5	3	7	9	2	6

273

1	4	6	9	2	5	7	8	3
3	7	5	6	4	8	2	9	1
8	9	2	1	7	3	4	5	6
7	2	8	5	3	9	6	1	4
9	5	3	4	6	1	8	2	7
4	6	1	2	8	7	5	3	9
6	1	9	8	5	4	3	7	2
5	3	4	7	1	2	9	6	8
2	8	7	3	9	6	1	4	5

274

8	7	9	5	2	6	4	1	3
3	1	4	7	9	8	5	6	2
6	5	2	3	1	4	7	8	9
7	8	5	9	4	2	1	3	6
2	4	1	6	3	5	9	7	8
9	3	6	1	8	7	2	4	5
1	9	8	2	7	3	6	5	4
5	2	3	4	6	1	8	9	7
4	6	7	8	5	9	3	2	1

275

1	8	4	3	5	7	9	6	2
9	2	6	1	8	4	5	3	7
7	3	5	6	2	9	1	8	4
2	4	8	5	3	6	7	1	9
6	1	9	4	7	8	3	2	5
5	7	3	9	1	2	6	4	8
8	9	1	7	4	3	2	5	6
3	6	2	8	9	5	4	7	1
4	5	7	2	6	1	8	9	3

276

5	8	4	1	7	9	6	3	2
6	9	7	5	3	2	1	4	8
1	2	3	8	4	6	5	9	7
4	6	1	3	5	8	7	2	9
3	7	2	6	9	4	8	5	1
9	5	8	7	2	1	3	6	4
2	3	6	9	8	7	4	1	5
8	4	5	2	1	3	9	7	6
7	1	9	4	6	5	2	8	3

277

3	7	1	9	2	6	4	5	8
2	4	9	3	8	5	6	7	1
5	6	8	1	7	4	9	2	3
7	9	4	8	3	2	1	6	5
1	2	6	7	5	9	8	3	4
8	5	3	6	4	1	2	9	7
4	8	7	2	6	3	5	1	9
6	1	5	4	9	7	3	8	2
9	3	2	5	1	8	7	4	6

278

6	8	7	4	3	2	5	9	1
3	5	4	6	9	1	2	7	8
9	2	1	8	7	5	3	6	4
5	4	3	1	2	9	6	8	7
7	6	9	5	8	3	4	1	2
8	1	2	7	6	4	9	5	3
2	9	6	3	1	7	8	4	5
1	3	5	9	4	8	7	2	6
4	7	8	2	5	6	1	3	9

279

5	9	6	2	4	1	3	7	8
3	2	8	6	5	7	9	1	4
1	7	4	9	3	8	5	2	6
8	3	9	5	6	2	1	4	7
2	4	7	8	1	3	6	5	9
6	1	5	7	9	4	8	3	2
9	6	1	4	7	5	2	8	3
7	8	3	1	2	9	4	6	5
4	5	2	3	8	6	7	9	1

280

6	8	2	9	3	7	4	5	1
7	3	5	1	6	4	9	8	2
1	4	9	2	5	8	7	6	3
9	1	7	5	4	2	8	3	6
8	6	3	7	1	9	5	2	4
5	2	4	3	8	6	1	9	7
4	9	8	6	7	3	2	1	5
2	5	6	4	9	1	3	7	8
3	7	1	8	2	5	6	4	9

281

3	9	6	1	8	4	5	7	2
4	5	2	9	6	7	8	1	3
7	1	8	2	5	3	4	6	9
1	6	5	8	7	9	2	3	4
9	4	7	5	3	2	6	8	1
2	8	3	4	1	6	9	5	7
6	2	1	3	4	5	7	9	8
8	7	4	6	9	1	3	2	5
5	3	9	7	2	8	1	4	6

282

3	2	7	4	1	9	6	8	5
6	5	4	8	2	3	1	7	9
9	8	1	7	6	5	3	4	2
1	6	8	2	7	4	9	5	3
2	7	9	3	5	8	4	6	1
4	3	5	1	9	6	7	2	8
7	9	2	5	4	1	8	3	6
5	1	3	6	8	7	2	9	4
8	4	6	9	3	2	5	1	7

283

7	2	1	3	4	5	6	8	9
3	4	8	7	6	9	1	2	5
5	6	9	1	2	8	7	4	3
4	8	3	2	7	1	5	9	6
6	1	5	9	8	4	2	3	7
2	9	7	5	3	6	8	1	4
1	3	6	8	9	7	4	5	2
8	7	2	4	5	3	9	6	1
9	5	4	6	1	2	3	7	8

284

6	3	2	9	8	4	1	7	5
9	8	1	6	5	7	4	2	3
7	4	5	3	2	1	9	8	6
5	6	3	2	4	9	7	1	8
4	1	7	8	3	5	6	9	2
2	9	8	7	1	6	3	5	4
1	5	9	4	6	2	8	3	7
3	2	6	1	7	8	5	4	9
8	7	4	5	9	3	2	6	1

285

9	8	7	5	6	1	2	4	3
5	2	3	9	7	4	1	6	8
1	4	6	8	2	3	5	7	9
6	5	8	2	3	9	7	1	4
7	1	4	6	8	5	9	3	2
2	3	9	1	4	7	6	8	5
8	6	1	3	9	2	4	5	7
4	9	5	7	1	8	3	2	6
3	7	2	4	5	6	8	9	1

286

6	4	1	3	2	8	7	9	5
7	9	5	4	6	1	3	8	2
8	3	2	5	9	7	6	1	4
4	6	9	7	1	5	8	2	3
1	8	7	2	4	3	5	6	9
2	5	3	9	8	6	4	7	1
3	1	6	8	5	2	9	4	7
5	2	4	6	7	9	1	3	8
9	7	8	1	3	4	2	5	6

287

1	4	6	3	5	2	9	7	8
7	9	5	6	4	8	2	3	1
8	3	2	1	9	7	5	4	6
3	2	8	4	7	9	6	1	5
4	6	9	5	1	3	7	8	2
5	7	1	2	8	6	3	9	4
9	5	3	8	2	1	4	6	7
6	1	4	7	3	5	8	2	9
2	8	7	9	6	4	1	5	3

288

Solutions

Expert

9	2	1	7	4	3	8	6	5
5	4	8	6	1	2	9	3	7
7	3	6	9	5	8	1	2	4
6	1	9	2	7	4	5	8	3
4	8	7	1	3	5	2	9	6
3	5	2	8	6	9	7	4	1
2	6	4	5	8	7	3	1	9
8	7	3	4	9	1	6	5	2
1	9	5	3	2	6	4	7	8

289

9	4	6	1	7	2	3	8	5
5	2	8	3	4	9	6	1	7
7	3	1	5	8	6	2	9	4
4	7	2	8	6	1	9	5	3
8	5	9	2	3	7	1	4	6
6	1	3	4	9	5	7	2	8
1	6	5	7	2	4	8	3	9
2	8	7	9	5	3	4	6	1
3	9	4	6	1	8	5	7	2

290

1	3	2	6	7	8	9	5	4
6	9	4	5	2	1	8	3	7
8	7	5	3	9	4	1	2	6
3	5	8	1	4	7	2	6	9
4	6	7	9	5	2	3	1	8
9	2	1	8	3	6	4	7	5
5	1	6	2	8	9	7	4	3
7	8	3	4	1	5	6	9	2
2	4	9	7	6	3	5	8	1

291

2	4	1	8	7	9	5	3	6
9	3	6	4	5	2	8	1	7
5	8	7	1	3	6	2	4	9
6	1	8	2	9	5	4	7	3
4	9	3	6	8	7	1	5	2
7	2	5	3	4	1	6	9	8
8	7	2	9	1	4	3	6	5
3	5	4	7	6	8	9	2	1
1	6	9	5	2	3	7	8	4

292

8	3	4	9	1	6	5	2	7
7	9	2	8	3	5	4	1	6
6	5	1	7	4	2	9	3	8
9	7	5	1	2	3	6	8	4
2	8	6	4	7	9	3	5	1
4	1	3	6	5	8	7	9	2
1	6	9	3	8	4	2	7	5
3	2	7	5	6	1	8	4	9
5	4	8	2	9	7	1	6	3

293

6	1	2	5	8	3	7	4	9
5	9	7	4	2	6	1	3	8
4	3	8	9	7	1	5	2	6
2	6	1	8	3	5	9	7	4
3	4	9	1	6	7	2	8	5
8	7	5	2	9	4	3	6	1
7	5	6	3	1	8	4	9	2
1	2	3	6	4	9	8	5	7
9	8	4	7	5	2	6	1	3

294

7	9	5	3	2	8	6	1	4
6	8	2	4	5	1	7	3	9
4	3	1	7	9	6	2	5	8
9	2	7	6	1	5	8	4	3
3	1	8	9	4	2	5	7	6
5	4	6	8	7	3	1	9	2
1	6	4	5	8	9	3	2	7
2	7	3	1	6	4	9	8	5
8	5	9	2	3	7	4	6	1

295

2	6	5	8	4	1	3	9	7
3	9	8	7	6	5	1	4	2
4	7	1	2	3	9	6	8	5
6	2	4	5	1	8	7	3	9
9	5	3	4	7	6	2	1	8
8	1	7	9	2	3	4	5	6
1	3	9	6	5	2	8	7	4
5	4	6	3	8	7	9	2	1
7	8	2	1	9	4	5	6	3

296

4	5	8	9	3	7	1	6	2
6	9	7	4	2	1	3	8	5
1	2	3	5	8	6	9	4	7
9	3	4	8	5	2	6	7	1
8	7	5	1	6	3	4	2	9
2	6	1	7	4	9	5	3	8
7	4	6	2	1	5	8	9	3
5	8	9	3	7	4	2	1	6
3	1	2	6	9	8	7	5	4

297

6	2	7	1	5	3	8	4	9
4	8	3	2	9	7	6	1	5
5	1	9	8	4	6	7	3	2
7	6	8	3	2	5	4	9	1
9	5	1	6	8	4	2	7	3
3	4	2	9	7	1	5	8	6
1	7	4	5	3	2	9	6	8
2	9	6	4	1	8	3	5	7
8	3	5	7	6	9	1	2	4

298

2	5	3	1	7	4	9	6	8
7	4	9	8	3	6	2	1	5
1	8	6	9	5	2	7	4	3
4	9	5	3	8	7	6	2	1
3	7	1	6	2	9	8	5	4
8	6	2	5	4	1	3	7	9
9	1	4	7	6	3	5	8	2
5	3	7	2	1	8	4	9	6
6	2	8	4	9	5	1	3	7

299

8	5	7	1	3	6	2	9	4
6	2	3	9	8	4	7	1	5
4	9	1	5	2	7	8	6	3
1	8	2	3	7	5	6	4	9
9	6	4	2	1	8	5	3	7
3	7	5	6	4	9	1	2	8
2	1	9	7	5	3	4	8	6
5	3	8	4	6	2	9	7	1
7	4	6	8	9	1	3	5	2

300

5	9	4	1	6	3	7	8	2
2	6	3	5	8	7	4	1	9
8	7	1	9	4	2	3	6	5
4	8	9	6	7	5	2	3	1
3	1	5	2	9	4	8	7	6
6	2	7	8	3	1	5	9	4
9	4	2	7	1	8	6	5	3
7	3	6	4	5	9	1	2	8
1	5	8	3	2	6	9	4	7

301

5	2	4	9	7	3	1	8	6
8	1	3	5	4	6	9	2	7
9	6	7	8	1	2	3	4	5
2	3	1	6	5	8	7	9	4
7	5	9	4	3	1	8	6	2
6	4	8	7	2	9	5	3	1
3	8	5	2	6	7	4	1	9
1	7	2	3	9	4	6	5	8
4	9	6	1	8	5	2	7	3

302

2	3	6	8	7	4	5	9	1
8	1	5	6	3	9	2	4	7
4	9	7	1	5	2	3	8	6
9	6	4	7	8	5	1	3	2
5	2	3	4	9	1	7	6	8
7	8	1	2	6	3	9	5	4
3	4	2	5	1	6	8	7	9
1	7	9	3	4	8	6	2	5
6	5	8	9	2	7	4	1	3

303

6	9	1	2	3	5	7	4	8
5	7	4	1	6	8	2	3	9
3	2	8	4	9	7	5	6	1
9	4	6	3	1	2	8	5	7
2	3	7	8	5	9	4	1	6
8	1	5	6	7	4	3	9	2
1	8	2	5	4	6	9	7	3
7	5	3	9	8	1	6	2	4
4	6	9	7	2	3	1	8	5

304

Solutions

Expert

9	6	3	8	1	5	7	4	2
1	4	2	3	9	7	5	6	8
5	8	7	2	6	4	1	9	3
6	2	1	4	3	9	8	5	7
3	7	8	6	5	2	4	1	9
4	9	5	1	7	8	2	3	6
2	1	9	7	4	6	3	8	5
7	3	6	5	8	1	9	2	4
8	5	4	9	2	3	6	7	1

305

8	7	9	5	6	4	3	1	2
6	2	1	7	8	3	9	5	4
5	4	3	1	2	9	6	8	7
4	9	6	8	3	1	2	7	5
7	1	2	6	4	5	8	9	3
3	8	5	2	9	7	4	6	1
9	5	8	4	7	2	1	3	6
2	6	7	3	1	8	5	4	9
1	3	4	9	5	6	7	2	8

306

4	3	1	8	9	5	6	7	2
2	9	6	3	1	7	5	8	4
7	5	8	4	2	6	1	9	3
9	1	7	6	3	8	4	2	5
5	2	3	1	4	9	8	6	7
8	6	4	5	7	2	3	1	9
3	8	2	7	5	1	9	4	6
6	7	5	9	8	4	2	3	1
1	4	9	2	6	3	7	5	8

307

1	3	9	2	7	8	5	6	4
2	7	8	5	6	4	9	1	3
5	6	4	1	9	3	7	8	2
6	8	1	3	5	9	2	4	7
7	9	3	6	4	2	8	5	1
4	2	5	7	8	1	3	9	6
9	4	2	8	1	7	6	3	5
3	1	6	9	2	5	4	7	8
8	5	7	4	3	6	1	2	9

308

5	2	4	6	9	1	3	8	7
3	1	6	4	8	7	5	9	2
7	9	8	2	5	3	6	4	1
1	5	7	3	2	8	4	6	9
6	3	9	7	4	5	2	1	8
8	4	2	1	6	9	7	3	5
2	7	3	8	1	4	9	5	6
9	6	1	5	3	2	8	7	4
4	8	5	9	7	6	1	2	3

309

9	1	8	7	2	3	6	5	4
2	3	4	6	8	5	9	1	7
6	5	7	9	4	1	3	8	2
4	6	3	2	5	9	8	7	1
5	2	9	1	7	8	4	3	6
7	8	1	4	3	6	2	9	5
1	4	2	3	9	7	5	6	8
8	9	6	5	1	4	7	2	3
3	7	5	8	6	2	1	4	9

310

1	3	2	4	6	9	7	8	5
5	4	8	3	1	7	6	9	2
6	7	9	2	5	8	3	1	4
8	9	4	6	7	2	1	5	3
7	5	1	8	4	3	2	6	9
3	2	6	1	9	5	4	7	8
9	1	7	5	2	4	8	3	6
4	8	5	7	3	6	9	2	1
2	6	3	9	8	1	5	4	7

311

7	6	5	9	3	4	2	8	1
2	4	1	8	7	6	3	5	9
8	9	3	2	1	5	7	4	6
3	1	4	5	9	7	8	6	2
6	7	2	4	8	3	1	9	5
5	8	9	1	6	2	4	3	7
1	2	6	3	4	9	5	7	8
4	5	7	6	2	8	9	1	3
9	3	8	7	5	1	6	2	4

312

2	4	3	1	9	7	5	8	6
9	5	1	3	8	6	7	2	4
7	8	6	2	4	5	3	1	9
8	3	5	9	7	2	4	6	1
4	1	2	6	3	8	9	7	5
6	7	9	4	5	1	8	3	2
1	9	4	8	2	3	6	5	7
3	2	7	5	6	9	1	4	8
5	6	8	7	1	4	2	9	3

313

9	6	7	2	8	5	4	1	3
5	1	8	6	3	4	2	9	7
4	2	3	9	1	7	6	8	5
8	7	4	3	6	2	9	5	1
6	5	1	8	4	9	7	3	2
2	3	9	7	5	1	8	4	6
3	9	2	1	7	8	5	6	4
7	4	6	5	9	3	1	2	8
1	8	5	4	2	6	3	7	9

314

5	6	8	2	1	4	7	3	9
1	3	7	6	5	9	4	8	2
2	9	4	3	7	8	5	1	6
3	2	6	1	9	5	8	4	7
4	8	9	7	6	3	2	5	1
7	1	5	8	4	2	9	6	3
9	4	2	5	3	6	1	7	8
8	7	3	4	2	1	6	9	5
6	5	1	9	8	7	3	2	4

315

9	1	6	8	2	4	3	7	5
5	8	2	3	1	7	6	9	4
4	3	7	6	5	9	8	1	2
3	4	1	7	8	6	5	2	9
7	9	5	2	3	1	4	6	8
6	2	8	4	9	5	7	3	1
2	5	3	1	6	8	9	4	7
1	7	9	5	4	3	2	8	6
8	6	4	9	7	2	1	5	3

316

1	8	7	9	5	3	4	6	2
5	3	2	7	6	4	9	1	8
4	6	9	2	1	8	7	5	3
9	2	1	5	3	7	8	4	6
8	4	3	1	2	6	5	9	7
6	7	5	8	4	9	2	3	1
2	5	4	6	7	1	3	8	9
3	9	6	4	8	2	1	7	5
7	1	8	3	9	5	6	2	4

317

9	1	2	8	4	3	6	7	5
4	8	6	1	5	7	3	9	2
3	5	7	9	6	2	4	1	8
5	4	1	3	7	8	9	2	6
7	2	8	6	1	9	5	3	4
6	3	9	4	2	5	1	8	7
1	9	4	2	8	6	7	5	3
2	7	3	5	9	4	8	6	1
8	6	5	7	3	1	2	4	9

318

2	4	1	9	6	3	5	8	7
8	7	9	2	5	4	3	6	1
6	3	5	7	8	1	2	4	9
1	6	8	4	7	2	9	3	5
4	5	7	8	3	9	1	2	6
3	9	2	5	1	6	8	7	4
5	2	6	3	9	7	4	1	8
7	8	3	1	4	5	6	9	2
9	1	4	6	2	8	7	5	3

319

9	3	8	5	4	1	2	7	6
7	5	6	3	9	2	4	8	1
2	1	4	7	8	6	3	5	9
1	2	5	6	3	7	8	9	4
8	7	3	9	5	4	1	6	2
4	6	9	2	1	8	5	3	7
6	8	2	1	7	3	9	4	5
3	9	7	4	2	5	6	1	8
5	4	1	8	6	9	7	2	3

320

Solutions

Expert

4	9	7	3	5	1	2	8	6
6	8	5	7	2	4	1	9	3
1	3	2	6	8	9	4	5	7
9	7	1	5	4	6	3	2	8
5	2	8	1	7	3	6	4	9
3	4	6	2	9	8	7	1	5
7	6	4	9	1	5	8	3	2
8	5	3	4	6	2	9	7	1
2	1	9	8	3	7	5	6	4

321

6	9	3	1	7	4	5	8	2
1	5	8	3	6	2	4	7	9
2	7	4	9	5	8	1	6	3
9	6	5	2	8	3	7	1	4
3	1	2	7	4	5	8	9	6
8	4	7	6	9	1	2	3	5
5	2	9	8	3	7	6	4	1
7	3	1	4	2	6	9	5	8
4	8	6	5	1	9	3	2	7

322

4	5	8	9	3	7	1	6	2
6	9	7	4	2	1	3	8	5
1	2	3	5	8	6	9	4	7
9	3	4	8	5	2	6	7	1
8	7	5	1	6	3	4	2	9
2	6	1	7	4	9	5	3	8
7	4	6	2	1	5	8	9	3
5	8	9	3	7	4	2	1	6
3	1	2	6	9	8	7	5	4

323

6	2	7	1	5	3	8	4	9
4	8	3	2	9	7	6	1	5
5	1	9	8	4	6	7	3	2
7	6	8	3	2	5	4	9	1
9	5	1	6	8	4	2	7	3
3	4	2	9	7	1	5	8	6
1	7	4	5	3	2	9	6	8
2	9	6	4	1	8	3	5	7
8	3	5	7	6	9	1	2	4

324

2	5	3	1	7	4	9	6	8
7	4	9	8	3	6	2	1	5
1	8	6	9	5	2	7	4	3
4	9	5	3	8	7	6	2	1
3	7	1	6	2	9	8	5	4
8	6	2	5	4	1	3	7	9
9	1	4	7	6	3	5	8	2
5	3	7	2	1	8	4	9	6
6	2	8	4	9	5	1	3	7

325

8	5	7	1	3	6	2	9	4
6	2	3	9	8	4	7	1	5
4	9	1	5	2	7	8	6	3
1	8	2	3	7	5	6	4	9
9	6	4	2	1	8	5	3	7
3	7	5	6	4	9	1	2	8
2	1	9	7	5	3	4	8	6
5	3	8	4	6	2	9	7	1
7	4	6	8	9	1	3	5	2

326

7	1	5	2	3	8	4	9	6
6	2	3	1	9	4	7	8	5
9	4	8	6	7	5	1	3	2
5	8	7	4	6	3	2	1	9
4	3	2	9	5	1	8	6	7
1	6	9	7	8	2	5	4	3
8	5	1	3	2	6	9	7	4
2	9	6	8	4	7	3	5	1
3	7	4	5	1	9	6	2	8

327

2	7	4	8	6	9	3	5	1
8	3	5	1	4	2	9	7	6
9	1	6	5	7	3	4	8	2
1	2	3	6	5	8	7	4	9
5	8	9	7	2	4	6	1	3
4	6	7	9	3	1	8	2	5
3	5	2	4	9	7	1	6	8
6	4	1	3	8	5	2	9	7
7	9	8	2	1	6	5	3	4

328

4	6	1	7	3	5	9	8	2
2	7	9	4	6	8	3	5	1
5	8	3	2	1	9	6	7	4
6	2	8	5	4	1	7	9	3
7	1	5	3	9	2	4	6	8
3	9	4	8	7	6	2	1	5
8	3	2	6	5	7	1	4	9
1	5	6	9	2	4	8	3	7
9	4	7	1	8	3	5	2	6

329

7	6	9	2	3	4	1	8	5
3	4	5	7	1	8	2	6	9
2	8	1	6	9	5	3	4	7
9	7	2	3	8	1	4	5	6
4	5	3	9	7	6	8	1	2
6	1	8	5	4	2	9	7	3
1	3	6	4	2	7	5	9	8
5	2	4	8	6	9	7	3	1
8	9	7	1	5	3	6	2	4

330

5	2	9	6	1	3	4	8	7
1	4	8	9	2	7	6	3	5
3	7	6	5	4	8	1	9	2
4	9	2	3	6	1	5	7	8
8	3	7	2	5	4	9	6	1
6	1	5	8	7	9	3	2	4
7	8	1	4	3	6	2	5	9
9	5	3	1	8	2	7	4	6
2	6	4	7	9	5	8	1	3

331

1	8	7	6	3	9	2	5	4
3	2	6	4	1	5	8	9	7
5	9	4	7	8	2	6	3	1
4	3	1	5	7	8	9	6	2
7	6	9	1	2	3	5	4	8
2	5	8	9	6	4	7	1	3
6	7	5	8	4	1	3	2	9
8	4	2	3	9	6	1	7	5
9	1	3	2	5	7	4	8	6

332

6	9	3	1	7	4	2	8	5
2	1	5	6	3	8	7	4	9
4	7	8	5	9	2	1	6	3
3	2	1	4	5	7	6	9	8
9	4	6	2	8	1	3	5	7
8	5	7	9	6	3	4	1	2
1	3	2	8	4	9	5	7	6
5	8	4	7	2	6	9	3	1
7	6	9	3	1	5	8	2	4

333

8	5	3	6	7	1	9	2	4
6	2	1	8	4	9	7	3	5
4	9	7	5	2	3	8	6	1
5	3	4	9	1	7	6	8	2
2	8	9	3	6	4	1	5	7
7	1	6	2	5	8	3	4	9
1	6	2	7	8	5	4	9	3
3	4	5	1	9	6	2	7	8
9	7	8	4	3	2	5	1	6

334

3	2	7	5	1	9	4	6	8
1	8	5	3	6	4	9	7	2
4	6	9	8	7	2	1	5	3
5	9	3	2	4	6	8	1	7
6	4	1	7	8	3	5	2	9
2	7	8	9	5	1	3	4	6
7	1	4	6	3	8	2	9	5
9	3	6	4	2	5	7	8	1
8	5	2	1	9	7	6	3	4

335

5	3	1	6	7	9	8	4	2
4	9	7	2	8	1	6	5	3
2	8	6	3	5	4	1	7	9
8	2	3	5	1	7	9	6	4
1	7	9	4	2	6	3	8	5
6	5	4	9	3	8	7	2	1
7	4	5	1	6	3	2	9	8
9	1	8	7	4	2	5	3	6
3	6	2	8	9	5	4	1	7

336

Solutions

Expert

9	5	7	2	1	3	4	8	6
8	2	6	5	4	9	1	7	3
3	4	1	6	8	7	9	2	5
4	8	9	3	7	5	2	6	1
7	3	2	1	9	6	5	4	8
6	1	5	4	2	8	3	9	7
2	6	4	7	5	1	8	3	9
5	9	3	8	6	4	7	1	2
1	7	8	9	3	2	6	5	4

337

7	4	1	8	3	9	2	5	6
2	6	9	4	5	7	1	3	8
8	5	3	1	6	2	7	4	9
6	9	2	7	8	5	4	1	3
1	8	4	6	2	3	9	7	5
5	3	7	9	1	4	8	6	2
9	7	5	3	4	8	6	2	1
4	2	6	5	9	1	3	8	7
3	1	8	2	7	6	5	9	4

338

4	9	2	5	3	6	1	7	8
8	7	5	4	9	1	3	2	6
3	1	6	8	7	2	4	9	5
9	5	3	1	4	8	7	6	2
7	8	1	6	2	3	9	5	4
6	2	4	9	5	7	8	1	3
5	6	8	3	1	9	2	4	7
1	4	7	2	8	5	6	3	9
2	3	9	7	6	4	5	8	1

339

6	3	7	4	5	1	2	9	8
9	1	8	3	2	6	7	4	5
2	4	5	9	8	7	3	1	6
1	7	9	2	6	3	8	5	4
5	2	3	8	9	4	1	6	7
8	6	4	1	7	5	9	3	2
3	5	1	7	4	8	6	2	9
4	8	2	6	3	9	5	7	1
7	9	6	5	1	2	4	8	3

340

5	8	7	4	1	9	3	6	2
2	1	9	3	5	6	8	7	4
4	6	3	2	8	7	9	5	1
7	2	1	9	6	8	5	4	3
6	5	8	7	3	4	1	2	9
9	3	4	1	2	5	7	8	6
3	7	5	6	4	1	2	9	8
8	4	2	5	9	3	6	1	7
1	9	6	8	7	2	4	3	5

341

2	9	6	4	5	1	3	8	7
4	7	5	9	8	3	1	2	6
8	1	3	7	6	2	4	9	5
1	8	4	3	9	5	7	6	2
9	3	2	1	7	6	5	4	8
6	5	7	2	4	8	9	3	1
7	2	9	6	1	4	8	5	3
5	6	1	8	3	9	2	7	4
3	4	8	5	2	7	6	1	9

342

6	7	5	2	1	3	9	8	4
8	9	4	6	7	5	1	2	3
3	2	1	4	8	9	5	6	7
7	3	6	9	4	1	2	5	8
1	5	9	7	2	8	4	3	6
4	8	2	5	3	6	7	1	9
5	1	3	8	9	7	6	4	2
2	6	7	3	5	4	8	9	1
9	4	8	1	6	2	3	7	5

343

5	2	9	1	3	7	4	8	6
3	7	8	5	6	4	9	1	2
6	1	4	9	2	8	5	7	3
4	9	3	2	5	1	8	6	7
1	6	7	8	9	3	2	4	5
8	5	2	7	4	6	1	3	9
9	8	6	4	7	2	3	5	1
2	3	1	6	8	5	7	9	4
7	4	5	3	1	9	6	2	8

344

3	9	8	7	1	4	6	5	2
7	5	2	6	3	8	4	1	9
6	1	4	9	2	5	3	8	7
9	2	7	4	6	1	8	3	5
8	6	5	2	9	3	1	7	4
4	3	1	5	8	7	2	9	6
1	4	6	8	7	9	5	2	3
5	7	3	1	4	2	9	6	8
2	8	9	3	5	6	7	4	1

345

8	2	1	3	4	9	7	5	6
6	7	5	8	2	1	4	9	3
3	4	9	5	6	7	2	1	8
5	1	4	2	3	8	9	6	7
2	8	7	6	9	4	5	3	1
9	3	6	1	7	5	8	2	4
1	9	3	7	8	2	6	4	5
7	5	2	4	1	6	3	8	9
4	6	8	9	5	3	1	7	2

346

4	8	9	5	7	3	2	6	1
7	1	2	6	4	8	9	5	3
5	3	6	2	9	1	4	8	7
2	4	7	9	1	6	8	3	5
6	5	3	8	2	7	1	4	9
1	9	8	3	5	4	7	2	6
8	2	1	7	3	5	6	9	4
3	6	4	1	8	9	5	7	2
9	7	5	4	6	2	3	1	8

347

9	7	1	8	3	6	4	5	2
5	3	8	2	7	4	6	9	1
4	2	6	1	9	5	3	7	8
6	5	4	3	2	8	7	1	9
7	8	2	4	1	9	5	3	6
3	1	9	6	5	7	8	2	4
8	9	3	5	4	1	2	6	7
2	6	7	9	8	3	1	4	5
1	4	5	7	6	2	9	8	3

348

5	2	9	7	1	3	8	6	4
8	7	3	4	6	5	1	9	2
1	6	4	8	2	9	3	5	7
7	3	1	9	5	2	6	4	8
6	5	2	1	4	8	9	7	3
9	4	8	6	3	7	2	1	5
4	8	5	3	9	1	7	2	6
2	1	7	5	8	6	4	3	9
3	9	6	2	7	4	5	8	1

349

7	6	3	1	5	2	4	8	9
4	9	5	7	6	8	3	2	1
2	1	8	4	3	9	5	6	7
3	5	9	8	7	6	2	1	4
8	7	1	2	9	4	6	3	5
6	2	4	3	1	5	9	7	8
1	8	2	5	4	3	7	9	6
9	4	7	6	2	1	8	5	3
5	3	6	9	8	7	1	4	2

350

7	1	2	9	4	8	6	5	3
6	3	9	7	2	5	4	1	8
8	5	4	3	6	1	7	2	9
5	7	6	2	3	4	9	8	1
3	9	8	6	1	7	2	4	5
2	4	1	5	8	9	3	6	7
4	6	7	1	5	3	8	9	2
1	2	3	8	9	6	5	7	4
9	8	5	4	7	2	1	3	6

351

3	4	8	6	7	1	5	2	9
7	6	9	3	5	2	8	4	1
1	2	5	4	8	9	6	3	7
8	1	4	7	2	3	9	5	6
5	9	2	8	4	6	1	7	3
6	3	7	1	9	5	4	8	2
4	5	3	9	1	7	2	6	8
2	7	1	5	6	8	3	9	4
9	8	6	2	3	4	7	1	5

352

Solutions

Expert

7	9	6	3	5	1	2	8	4
8	2	1	6	7	4	9	3	5
4	5	3	9	2	8	7	6	1
5	1	9	4	3	6	8	7	2
2	6	7	1	8	5	3	4	9
3	4	8	7	9	2	5	1	6
6	7	5	8	1	9	4	2	3
9	3	4	2	6	7	1	5	8
1	8	2	5	4	3	6	9	7

353

2	7	1	3	9	4	6	8	5
3	6	9	7	8	5	1	2	4
5	4	8	1	2	6	3	9	7
1	2	6	9	3	7	5	4	8
9	3	5	2	4	8	7	1	6
7	8	4	5	6	1	9	3	2
8	9	7	6	1	2	4	5	3
6	1	2	4	5	3	8	7	9
4	5	3	8	7	9	2	6	1

354

2	9	1	5	4	7	3	8	6
7	6	4	9	8	3	5	1	2
8	3	5	6	2	1	4	9	7
3	2	7	4	6	8	9	5	1
1	5	8	7	9	2	6	3	4
9	4	6	1	3	5	7	2	8
5	7	2	3	1	4	8	6	9
6	8	3	2	7	9	1	4	5
4	1	9	8	5	6	2	7	3

355

7	3	9	6	1	4	5	2	8
5	6	8	9	3	2	4	1	7
2	1	4	5	8	7	3	9	6
3	9	6	7	5	1	2	8	4
8	2	5	3	4	6	1	7	9
1	4	7	8	2	9	6	3	5
6	7	1	2	9	5	8	4	3
9	8	2	4	6	3	7	5	1
4	5	3	1	7	8	9	6	2

356

7	8	1	5	4	2	3	6	9
9	6	5	7	3	1	4	2	8
4	2	3	8	9	6	5	7	1
3	7	9	4	8	5	2	1	6
5	4	2	1	6	9	8	3	7
6	1	8	3	2	7	9	4	5
8	5	4	6	1	3	7	9	2
1	9	7	2	5	4	6	8	3
2	3	6	9	7	8	1	5	4

357

7	1	9	5	6	8	3	2	4
4	6	3	9	2	7	8	1	5
8	2	5	3	4	1	9	6	7
1	3	6	4	8	2	7	5	9
5	8	4	6	7	9	2	3	1
2	9	7	1	5	3	6	4	8
3	7	1	2	9	5	4	8	6
6	5	8	7	3	4	1	9	2
9	4	2	8	1	6	5	7	3

358

5	7	3	6	2	8	4	1	9
8	1	4	9	3	7	6	2	5
2	6	9	4	1	5	7	3	8
1	9	8	7	6	3	2	5	4
3	5	2	8	9	4	1	6	7
6	4	7	1	5	2	8	9	3
4	3	5	2	8	1	9	7	6
9	8	1	5	7	6	3	4	2
7	2	6	3	4	9	5	8	1

359

5	3	8	2	6	4	9	1	7
4	1	2	5	9	7	6	8	3
9	7	6	8	3	1	2	4	5
1	8	5	7	2	9	3	6	4
2	4	7	3	8	6	5	9	1
3	6	9	1	4	5	7	2	8
8	5	1	6	7	2	4	3	9
6	9	3	4	5	8	1	7	2
7	2	4	9	1	3	8	5	6

360

7	8	9	2	6	5	4	1	3
2	1	3	8	9	4	5	6	7
6	5	4	1	7	3	9	8	2
3	9	8	5	2	6	7	4	1
1	7	5	4	3	8	6	2	9
4	2	6	9	1	7	3	5	8
8	3	7	6	5	1	2	9	4
5	4	2	3	8	9	1	7	6
9	6	1	7	4	2	8	3	5

361

8	2	3	5	1	9	7	4	6
4	5	9	7	3	6	2	1	8
1	6	7	2	8	4	9	3	5
6	8	5	9	2	3	1	7	4
3	1	4	6	7	5	8	9	2
9	7	2	1	4	8	5	6	3
7	4	1	8	6	2	3	5	9
2	9	6	3	5	1	4	8	7
5	3	8	4	9	7	6	2	1

362

2	8	6	4	7	1	9	5	3
4	3	1	2	9	5	7	8	6
7	9	5	6	3	8	2	4	1
3	6	2	7	8	4	5	1	9
1	4	8	3	5	9	6	7	2
5	7	9	1	6	2	4	3	8
9	2	7	8	4	3	1	6	5
8	1	4	5	2	6	3	9	7
6	5	3	9	1	7	8	2	4

363

2	7	5	1	3	6	4	8	9
3	9	6	2	4	8	5	1	7
1	8	4	9	7	5	6	2	3
4	6	7	5	2	9	1	3	8
5	2	1	3	8	7	9	6	4
9	3	8	4	6	1	7	5	2
8	1	2	7	5	4	3	9	6
7	5	3	6	9	2	8	4	1
6	4	9	8	1	3	2	7	5

364

1	3	2	8	5	4	7	6	9
6	4	5	1	7	9	8	2	3
8	7	9	2	3	6	4	1	5
4	2	6	9	8	7	3	5	1
7	8	1	3	2	5	9	4	6
9	5	3	4	6	1	2	8	7
3	1	7	6	4	2	5	9	8
2	6	8	5	9	3	1	7	4
5	9	4	7	1	8	6	3	2

365

2	7	8	6	9	3	5	1	4
9	5	3	7	1	4	6	8	2
6	1	4	8	2	5	3	9	7
1	4	2	9	8	6	7	5	3
5	3	9	4	7	2	8	6	1
8	6	7	3	5	1	4	2	9
7	8	5	2	3	9	1	4	6
3	9	6	1	4	8	2	7	5
4	2	1	5	6	7	9	3	8

366

1	4	3	8	7	6	5	9	2
2	8	5	4	1	9	3	7	6
9	6	7	2	3	5	4	1	8
6	2	4	1	8	3	7	5	9
7	1	8	5	9	2	6	3	4
3	5	9	6	4	7	8	2	1
8	7	6	9	5	1	2	4	3
4	3	1	7	2	8	9	6	5
5	9	2	3	6	4	1	8	7

367

2	7	8	4	6	1	3	9	5
6	1	5	2	3	9	4	7	8
9	4	3	5	7	8	1	2	6
5	8	9	1	4	6	7	3	2
7	6	2	9	8	3	5	4	1
4	3	1	7	2	5	6	8	9
3	9	4	6	5	2	8	1	7
8	2	6	3	1	7	9	5	4
1	5	7	8	9	4	2	6	3

368

Solutions

Expert

4	9	7	3	5	1	2	8	6
6	8	5	7	2	4	1	9	3
1	3	2	6	8	9	4	5	7
9	7	1	5	4	6	3	2	8
5	2	8	1	7	3	6	4	9
3	4	6	2	9	8	7	1	5
7	6	4	9	1	5	8	3	2
8	5	3	4	6	2	9	7	1
2	1	9	8	3	7	5	6	4

369

6	9	3	1	7	4	5	8	2
1	5	8	3	6	2	4	7	9
2	7	4	9	5	8	1	6	3
9	6	5	2	8	3	7	1	4
3	1	2	7	4	5	8	9	6
8	4	7	6	9	1	2	3	5
5	2	9	8	3	7	6	4	1
7	3	1	4	2	6	9	5	8
4	8	6	5	1	9	3	2	7

370

4	5	8	9	3	7	1	6	2
6	9	7	4	2	1	3	8	5
1	2	3	5	8	6	9	4	7
9	3	4	8	5	2	6	7	1
8	7	5	1	6	3	4	2	9
2	6	1	7	4	9	5	3	8
7	4	6	2	1	5	8	9	3
5	8	9	3	7	4	2	1	6
3	1	2	6	9	8	7	5	4

371

6	2	7	1	5	3	8	4	9
4	8	3	2	9	7	6	1	5
5	1	9	8	4	6	7	3	2
7	6	8	3	2	5	4	9	1
9	5	1	6	8	4	2	7	3
3	4	2	9	7	1	5	8	6
1	7	4	5	3	2	9	6	8
2	9	6	4	1	8	3	5	7
8	3	5	7	6	9	1	2	4

372

2	5	3	1	7	4	9	6	8
7	4	9	8	3	6	2	1	5
1	8	6	9	5	2	7	4	3
4	9	5	3	8	7	6	2	1
3	7	1	6	2	9	8	5	4
8	6	2	5	4	1	3	7	9
9	1	4	7	6	3	5	8	2
5	3	7	2	1	8	4	9	6
6	2	8	4	9	5	1	3	7

373

8	5	7	1	3	6	2	9	4
6	2	3	9	8	4	7	1	5
4	9	1	5	2	7	8	6	3
1	8	2	3	7	5	6	4	9
9	6	4	2	1	8	5	3	7
3	7	5	6	4	9	1	2	8
2	1	9	7	5	3	4	8	6
5	3	8	4	6	2	9	7	1
7	4	6	8	9	1	3	5	2

374

7	1	5	2	3	8	4	9	6
6	2	3	1	9	4	7	8	5
9	4	8	6	7	5	1	3	2
5	8	7	4	6	3	2	1	9
4	3	2	9	5	1	8	6	7
1	6	9	7	8	2	5	4	3
8	5	1	3	2	6	9	7	4
2	9	6	8	4	7	3	5	1
3	7	4	5	1	9	6	2	8

375

2	7	4	8	6	9	3	5	1
8	3	5	1	4	2	9	7	6
9	1	6	5	7	3	4	8	2
1	2	3	6	5	8	7	4	9
5	8	9	7	2	4	6	1	3
4	6	7	9	3	1	8	2	5
3	5	2	4	9	7	1	6	8
6	4	1	3	8	5	2	9	7
7	9	8	2	1	6	5	3	4

376

www.ingramcontent.com/pod-product-compliance
Lightning Source LLC
Chambersburg PA
CBHW080825220526
45467CB00008B/2198

* 9 7 9 8 7 0 0 6 8 0 7 8 3 *